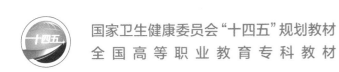

国家卫生健康委员会"十四五"规划教材

全国高等职业教育专科教材

U0292372

供护理、助产专业用

儿童护理学

第4版

主　编　徐利云　杜　清

副主编　王香菊　张　淼　刘　宇

编　者（以姓氏笔画为序）

丁晓霜（江苏护理职业学院）　　　　张　淼（咸阳职业技术学院）

王香菊（河南护理职业学院）　　　　张思宇（哈尔滨医科大学大庆校区）

成豆豆（山西医科大学汾阳学院）　　徐利云（江苏护理职业学院）

刘　宇（南阳医学高等专科学校）　　焦　健（承德护理职业学院）

杜　清（山东医学高等专科学校）　　曾建芳（赣南卫生健康职业学院）

杨　凡（中国医科大学附属盛京医院）　蔡　健（永州职业技术学院）

张　菲（襄阳职业技术学院）　　　　潘　秀（江苏护理职业学院）

新形态教材

人民卫生出版社

·北　京·

图书在版编目（CIP）数据

儿童护理学 / 徐利云，杜清主编. -- 4 版. -- 北京：
人民卫生出版社，2025. 2. --（高等职业教育专科护理类
专业教材）. -- ISBN 978-7-117-37560-3

Ⅰ. R473. 72

中国国家版本馆 CIP 数据核字第 2025J7D524 号

人卫智网	www.ipmph.com	医学教育、学术、考试、健康，
		购书智慧智能综合服务平台
人卫官网	www.pmph.com	人卫官方资讯发布平台

儿童护理学
Ertong Hulixue
第 4 版

主　　编：徐利云　　杜　清
出版发行：人民卫生出版社（中继线 010-59780011）
地　　址：北京市朝阳区潘家园南里 19 号
邮　　编：100021
E - mail：pmph @ pmph.com
购书热线：010-59787592　010-59787584　010-65264830
印　　刷：人卫印务（北京）有限公司
经　　销：新华书店
开　　本：850 × 1168　1/16　　印张：16
字　　数：452 千字
版　　次：2005 年 9 月第 1 版　　2025 年 2 月第 4 版
印　　次：2025 年 3 月第 1 次印刷
标准书号：ISBN 978-7-117-37560-3
定　　价：55.00 元
打击盗版举报电话：010-59787491　E-mail：WQ @ pmph.com
质量问题联系电话：010-59787234　E-mail：zhiliang @ pmph.com
数字融合服务电话：4001118166　E-mail：zengzhi @ pmph.com

高等职业教育专科护理类专业教材是由原卫生部教材办公室依据原国家教育委员会"面向 21 世纪高等教育教学内容和课程体系改革"课题研究成果规划并组织全国高等医药院校专家编写的"面向 21 世纪课程教材"。本套教材是我国高等职业教育专科护理类专业的第一套规划教材,于 1999 年出版后,分别于 2005 年、2012 年和 2017 年进行了修订。

随着《国家职业教育改革实施方案》《关于深化现代职业教育体系建设改革的意见》《关于加快医学教育创新发展的指导意见》等文件的实施,我国卫生健康职业教育迈入高质量发展的新阶段。为更好地发挥教材作为新时代护理类专业技术技能人才培养的重要支撑作用,在全国卫生健康职业教育教学指导委员会指导下,经广泛调研启动了第五轮修订工作。

第五轮修订以习近平新时代中国特色社会主义思想为指导,全面落实党的二十大精神,紧紧围绕立德树人根本任务,以打造"培根铸魂、启智增慧"的精品教材为目标,满足服务健康中国和积极应对人口老龄化国家战略对高素质护理类专业技术技能人才的培养需求。本轮修订重点:

1. 强化全流程管理。履行"尺寸教材、国之大者"职责,成立由行业、院校等参与的第五届教材建设评审委员会,在加强顶层设计的同时,积极协同和发挥多方面力量。严格执行人民卫生出版社关于医学教材修订编写的系列管理规定,加强编写人员资质审核,强化编写人员培训和编写全流程管理。

2. 秉承三基五性。本轮修订秉承医学教材编写的优良传统,以专业教学标准等为依据,基于护理类专业学生需要掌握的基本理论、基本知识和基本技能精选素材,体现思想性、科学性、先进性、启发性和适用性,注重理论与实践相结合,适应"三教"改革的需要。各教材传承白求恩精神、红医精神、伟大抗疫精神等,弘扬"敬佑生命、救死扶伤、甘于奉献、大爱无疆"的崇高精神,契合以人的健康为中心的优质护理服务理念,强调团队合作和个性化服务,注重人文关怀。

3. 顺应数字化转型。进入数字时代,国家大力推进教育数字化转型,探索智慧教育。近年来,医学技术飞速发展,包括电子病历、远程监护、智能医疗设备等的普及,护理在技术、理念、模式等方面发生了显著的变化。本轮修订整合优质数字资源,形成更多可听、可视、可练、可互动的数字资源,通过教学课件、思维导图、线上练习等引导学生主动学习和思考,提升护理类专业师生的数字化技能和数字素养。

第五轮教材全部为新形态教材,探索开发了活页式教材《助产综合实训》,供高等职业教育专科护理类专业选用。

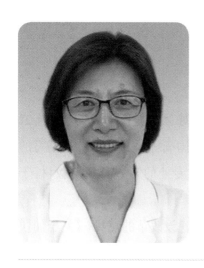

徐利云

副教授

　　江苏护理职业学院儿科护理课程负责人、高级育婴师、国家职业技能鉴定育婴师考评员、国家母乳喂养咨询师。从事护理、助产专业教学及儿科临床工作 34 年，主要研究方向为护理职业教育、儿童卫生和保健。主编《儿科护理学》《儿童护理学》等教材 8 部，发表相关学术论文 10 余篇，主持省市级和院级多项课题。

　　不鬶微茫、造炬成阳。希望本教材给同学们带来一份长知识、促技能、能启迪、可增智的礼物。期待你们打开它，从中感悟生命成长的奥秘、收获儿童护理的新知、提升临床工作的能力。希望你们热爱学习、主动思考、认真钻研，不负青衿志、扬帆再远航。让我们一路同行！

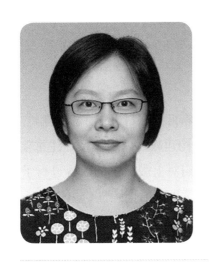

杜 清

教授

山东医学高等专科学校儿科护理学课程负责人、婴幼儿托育服务与管理专业带头人。长期从事儿科护理学、儿科学、健康评估等课程教学及临床工作。主要研究方向为护理职业教育、儿童卫生与保健、儿童营养与膳食管理等。主编《儿科护理学》《健康评估》等教材十余部。主持多项省厅级课题，发表学术论文 20 余篇，以第一完成人获得省级教学成果奖二等奖 1 项。

志存高远，以专注和爱心为基石，用科学与人文知识助力每个孩子健康成长。亲爱的同学们，未来你们将担负儿童护理的重任，需努力培养爱心、耐心和责任心，并在儿科护理工作中保持热情，坚持专业精神，给每一个需要我们护理的孩子带去关爱。

本教材根据高等职业教育专科护理类专业学生的培养目标修订，全面落实党的二十大精神进教材相关要求，坚持以"德育为先、能力为重"的教育理念构建教材内容体系。注重整体护理观，将政治素养和医德培养贯穿修订编写全过程。本次修订我们对上版教材的内容进行了修改、增新和扩展，力求以知识的实用性作为取舍材料的依据，体现儿童护理的连续性、整体性、系统性，使学生能够树立"以儿童及其家庭为中心"的护理理念，会运用护理程序对患儿实施整体护理，能熟练掌握儿童护理常用操作技能和危重患儿的监护，能对个体、家庭及社区开展健康教育。

本教材共十七章，第一至四章为儿童身心健康的基础知识及相关技能，第五至十六章为儿童常见疾病的护理，第十七章为儿童护理实训。教材中所列出的药物及剂量仅供参考。以人的生命周期为主线，本教材的内容与《母婴护理》《成人护理》《老年护理》相承接。为了实现全套教材的整体优化，本教材在第3版基础上增加了新生儿疾病、儿童保健、儿童急诊护理等内容和部分实训指导（婴儿抚触、气道异物梗阻的处理），删去了本教材与本套其他教材重复的内容以及常见皮肤病患儿的护理。呼吸系统疾病中的气管异物内容调整至实训。编写团队增加了临床一线护理专家，注重护理行业发展的新知识、新技术、新方法以及产教融合新成果，以满足护士职业标准和岗位要求，丰富了实践教学内容，增强了教材的指导性。

本教材融入丰富的数字内容，体现岗课赛证融合。在每章（第十七章除外）的章首都设置了教学课件、思维导图的二维码，便于学生预习和复习。为教师组织教学和学生参与教学提供支持。本次修订注重学生职业素养和职业精神的培养，为学生今后从事儿科临床护理及儿童保健工作奠定基础。突出"以儿童及其家庭为中心，以问题为引导，以护理程序为框架"的模式，引导学生建立整体护理思维。对各系统重点疾病的护理采用情境导入并提出互动问题，插入典型临床案例。在内容上注重循序渐进、深入浅出、图文并茂，并以"知识拓展"的形式扩充相关知识，以利于学生在学习护理专业知识的同时，提高人文素养。

教学大纲（参考）

本教材的适用对象为高等职业教育专科护理、助产专业学生，也可作为其他相关专业人员的教学、参考用书。

本教材在编写过程中，得到各位编委所在院校领导和同道的大力支持与帮助，在此一并表示感谢。由于编者水平有限，难免有不当之处，恳请广大师生批评、指正。

徐利云 杜 清

2025 年 2 月

第一章 | 绪 论

教学课件

思维导图

学习目标

1. 掌握儿童年龄分期及特点。
2. 熟悉儿童护理的任务和范围。
3. 了解儿童护理的一般原则；儿科护士的角色与素质要求。
4. 学会观察分析儿童各年龄时期的特点。
5. 具备良好的爱婴观念，关心、爱护和尊重儿童，拥有童心、共情心；具备细致、耐心、慎独、严谨的工作态度，能够胜任儿童保健护理工作。

第一节 儿童护理学概述

儿童护理学是研究儿童生长发育规律及其影响因素、儿童保健、疾病防治与护理，培养学生运用现代护理理论和技术对儿童进行整体护理，以保护和促进儿童健康，提高其生命质量的一门专科护理学。

一、儿童护理学的任务和范畴

儿童护理学的任务是从体格、智能、行为和社会等各方面来研究和保护儿童，充分利用先进的医学、护理学及相关学科的理论和技术，提供"以儿童及其家庭为中心"的全方位整体护理，以增强儿童体质，维护和改善儿童心理发展和社会适应能力，降低儿童发病率和死亡率，提高疾病的治愈率，保护和促进儿童健康，提高儿童生命质量和人类整体健康素质。

一切涉及儿童时期健康保健和疾病防护的问题都属于儿童护理学研究和实践的范畴。我国规定，从出生至满14周岁的儿童为医院儿科临床服务对象，而儿童护理学研究的对象范畴更广，是从精卵细胞结合至青春期结束（18~20周岁）。随着医学模式的转变，儿童护理学的范围已由单纯的疾病护理转变为"以儿童及其家庭为中心"的全方位整体护理；由单纯对患病儿童的护理扩展为对所有儿童提供有关生长发育、疾病防治和促进身心健康的全面服务；由单纯的医疗保健机构承担任务逐渐发展为由护理人员带动的整个社会共同参与并承担儿童预防保健和护理工作。护理时间和空间也由单纯的住院期间拓展为整个儿童发展阶段。因此，儿童护理学与儿科学、基础医学、心理学、社会学、教育学等多学科都有着广泛的联系，并需要政府的支持和整个社会所有群体的通力协作，才能实现其目标。

知识拓展

儿童疾病的三级预防

Ⅰ级预防：也称基础预防，是疾病发生前的干预、促进性措施，如健康教育、营养指导、心理支持、预防接种、环境保护等。

Ⅱ级预防：是疾病症状前的干预措施，即早发现、早诊断、早干预和早治疗，避免严重后果，包括定期体格检查、生长监测、疾病早期筛查、产前检查等。

Ⅲ级预防：即疾病期的彻底治疗，防止并发症和后遗症，争取全面康复，包括家庭护理、心理治疗、促进身体功能恢复等。

二、儿童护理的一般原则

1. 以儿童及其家庭为中心，提供家庭支持服务　家庭是儿童生活的中心，是儿童心理依赖的重要支托。儿童患病后更需要父母、家长的照顾，而且父母也特别期望自己能参与照顾患病的孩子。因此，必须支持、尊重、鼓励并提高家庭的功能，建立儿童及其家庭独特的自理形式。以家庭为中心的护理服务包括两个方面：①为满足儿童和家庭的需要，护理人员应尽量为儿童家长创造机会和途径，使他们获得照顾和护理患儿的能力；②护理人员和儿童家长之间建立的一种互动关系，使家庭成员获得对家庭生活的把握感，提高家庭的护理能力，激励家庭的行为向积极的方向转变。

2. 遵守法律和伦理道德规范，实施身心整体护理　儿童工作者应自觉遵守法律和伦理道德规范，尊重儿童的人格和尊严，保障儿童的权利，促进儿童身心的健康成长。既要满足儿童的生理需要和维护已有的发育状况，又要维护和促进儿童心理行为的发展和精神心理健康；关心儿童机体各系统器官功能的协调平衡，还应使儿童的生理心理活动状态与社会环境相适应，并重视环境带给儿童的影响。

3. 尽可能提供无创性照护，减少创伤和疼痛　儿童护理进展迅速，但目前大多治疗措施是有创的、致痛的，常给儿童带来很大的心理和身体压力，有可能引起儿童焦虑、害怕、愤怒、失望、羞愧等心理压力以及失眠、疼痛、体温变化等身体不适。如何减少医疗措施的损伤性，尽量避免儿童护理操作和程序对儿童身心的伤害，这是儿科护士所面对的问题，必须充分认识并积极采取措施，安全有效地减少或控制压力源，尽可能提供无创性照护。无创性照护包括三个主要的原则：防止或减少儿童与家庭分离；帮助儿童建立把握感和控制感；防止或减少身体的伤害和疼痛。

4. 对儿童负责，进行危险管理和质量保证　儿童及家长希望能得到较好的医疗和护理，护士有责任提高自身知识水平，以识别干预需求，并采取护理措施保护儿童。具体措施：①通过危险管理，使卫生保健机构识别、评估、减少对儿童和护理人员及其他相关人员造成的伤害。②通过质量保证，将护理过程、护理结果与护理标准对照，以监控护理质量。③通过质量促进，检查护理服务的结构和过程，持续研究和改进护理过程和护理结果以提高护理质量，满足儿童及家长需求。对护理文件的管理是进行危险管理和质量保证的核心部分。一旦出现医护纠纷，护理文件记录是重要的法律依据。应准确、全面、有序地记录护理评估的内容、护理计划、儿童对治疗的反应等，还必须记录治疗和护理过程中所有可能影响儿童康复的意外事件。

5. 多学科协同护理　儿童护理涉及多个学科，需要多个学科的协同来实现保护和促进儿童健康的目标。

第二节　儿童健康及疾病照护的特点

一、儿童身心发育特点

1. 解剖特点　外观上看，儿童身材大小、身体各部分的比例、头面比例等与成人明显不同，如体重、身高、头围、胸围等的增长以及骨骼的发育、牙齿的萌出等都在不断地发生变化。熟悉儿童的正常发育规律，才能更好地做好护理保健工作。例如：出生后儿童大脑发育得最早、最快，新生儿和小婴儿头部相对较重,颈部肌肉和颈椎发育相对滞后,抱婴儿时应注意保护头部;婴儿胃呈水平位,贲门括约肌较松弛,易发生吐奶;儿童髋关节附近的韧带较松,臼窝较浅,容易发生脱臼及损伤。

2. 生理特点 随着儿童年龄的增长,其神经、消化、呼吸、心、肝、肾等各系统器官的功能也逐渐完善。当其功能尚未成熟时,易发生功能紊乱。如儿童年龄越小,生长越快,需要摄入的热量与液体相对比成人多,但由于消化吸收功能尚未成熟,极易出现消化不良、腹泻、呕吐等;不同年龄的儿童有不同的生理生化正常值,如心率、血压、呼吸、血清生化检验值等,熟悉这些特点对收集护理资料、进行护理评估有着重要的意义。

3. 免疫特点 儿童对疾病的防御能力差,对一些病原菌具有易感性。新生儿可从母体通过胎盘和乳汁获得特异性抗体 IgG,暂时形成被动免疫,因此在最初的几个月中很少患麻疹、腺病毒感染等传染病;6 个月以后来自母体的 IgG 浓度下降,而自行合成 IgG 的能力一般要到 6~7 岁时才能达到成人水平。母体 IgM 不能透过胎盘,儿童易患革兰氏阴性杆菌感染;婴幼儿期缺乏 SIgA,易患呼吸道和胃肠道感染,故护理中应特别注意消毒隔离,并按时预防接种。

4. 心理－社会特点 儿童身心发育尚未成熟,适应能力及满足需要的能力较弱,依赖性强,需要特别的保护和照顾。小儿好奇、好动、缺乏经验,容易发生各种意外。同时,儿童时期是心理行为发育和个性发展的重要时期,可塑性大,也是受教育的最佳时期。儿童心理行为发育过程受家庭、学校、社区的深刻影响,在护理中应以儿童及其家庭为中心,与儿童父母、幼教工作者、学校教师等共同配合,根据不同年龄阶段儿童的心理发育特征和心理需求,采取相应的护理措施。

二、儿童疾病特点

1. 疾病特点 儿童疾病种类与成人有很大不同,婴幼儿以先天性、遗传性和感染性疾病为多见。由于儿童对于疾病的局限能力弱,所以患急性传染病或感染性疾病时往往起病急,易并发败血症,常伴有呼吸衰竭、循环衰竭和水电解质紊乱。此外,儿童病情发展过程易反复、波动,故应密切观察才能及时发现问题并处理。

2. 病理特点 对同一致病因素,儿童与成人的病理反应和疾病过程会有相当大的差异,不同年龄的儿童之间也会出现这种差异,如由肺炎球菌所致的肺炎,婴儿常表现为支气管肺炎,而成人和年长儿则引起大叶性肺炎病变;当维生素 D 缺乏时,婴儿易出现佝偻病,而成人则出现骨软化病。

3. 临床表现特点 不同年龄阶段的儿童,机体的调节与适应能力亦不同,发生疾病的临床表现也不尽相同。如颅内压增高时,年长儿症状较为典型,表现为头痛、喷射性呕吐、惊厥等;小婴儿则出现脑性尖叫、前囟饱满隆起、颅缝增宽等不典型症状。儿童惊厥在新生儿期大多与产伤、颅内出血有关;在婴幼儿,无发热首先应考虑有无手足搐搦症,有发热则以高热惊厥或中枢神经系统感染为多见;发生在 3 岁以上则以中枢神经系统感染、癫痫可能性大。此外,儿童病情变化多端,应密切观察病情并结合必要的辅助检查,才能及时发现问题,及早做出确切诊断,并给予及时细致的护理。

4. 预后特点 儿童处于生长发育期,各器官组织修复再生能力较强,发生疾病时经过适当的治疗和护理,往往能迅速痊愈,如骨折后儿童比成人易于矫正和恢复,脑炎恢复期较短,后遗症比成人少;但儿童危重病症的病情变化快,可未见明显临床症状而猝死,如儿童败血症、重症肺炎等。因此,临床的早期诊断和治疗显得特别重要,适时正确的处理、细致耐心的护理有助于患儿转危为安,有益于疾病的转归预后。

5. 预防特点 由于儿童的免疫力低下,预防在整个儿童时期显得尤为重要。如及早筛查和发现先天性、遗传性疾病以及视觉、听觉障碍和智力异常,并加以干预和矫治,可防止发展为严重伤残;在儿童时期注意合理营养,积极进行体育锻炼,可防止儿童肥胖症,并可对成年后出现的高血压、动脉粥样硬化引起的冠心病起到预防作用;及时诊治儿童尿路感染,可防止延至成人时发展为晚期慢性肾炎甚至肾衰竭;由于人们普遍重视儿童保健工作,也使营养不良、肺炎、腹泻等多发病、常见病的发病率和病死率明显降低。预防措施包括计划免疫和传染病管理、生长发育的监测、新生儿先天性和遗传性疾病的筛查和干预、重视儿童保健、加强卫生宣教等。

三、儿童护理的特点

由于儿童处于不断的生长发育之中,无论在解剖、生理、免疫等身体功能方面,还是在患儿、家长的心理及社会方面,或是在疾病的发生、发展、转归和预防等方面,都有与成人护理不同的特征和特殊需要,因此,儿童护理具有自身的特点。

1. 护理评估难度较大

(1) **健康史采集困难**:因婴幼儿不会诉说病情,多由家长或其他照顾者代述,其可靠性与代述者的既往经验、与其接触的密切程度有关;学龄前期的儿童虽然能够进行简单的陈述,但其时间和空间知觉尚未发育完善,陈述健康史的可靠性也较低;有些年长儿因害怕吃药、打针而隐瞒病情,还有为逃避上学而假报或夸大病情,使健康史的可靠性受到干扰。

(2) **身体状况检查困难**:做体格检查及相应的辅助检查时大多数儿童不会主动配合,影响护理体检的进行,可致检查不全面、检查结果不满意。

(3) **标本采集困难**:如留取婴幼儿尿液、粪便、血液等标本,均较成人困难。

2. 病情观察任务较重 由于儿童不能及时、准确地表达自己的痛苦,出现健康问题时大多需要护士认真、细致地观察。而且儿童患病时病情变化快,也常缺乏典型的症状和体征,更需要对病情进行仔细地、系统地观察与分析,能及时处理且措施得当,病情可迅速好转,如不能及时发现处理易恶化甚至死亡。因此,儿科护士病情观察任务重,不仅要有高度责任心和敬业精神,更要有敏锐的观察力、对疾病的正确判断和及时处理的能力。

3. 护理项目繁杂琐碎 由于儿童生活自理能力不成熟,护士除针对疾病进行护理外,还要承担大量的日常生活照顾及教养工作,如饮食、睡眠、排便、保暖及个人卫生等。同时,儿童好奇、好动,但缺乏经验,需特别注意安全管理,防止发生意外伤害。

4. 操作技术要求较高 由于儿童发育尚未成熟,认知水平有限,对他们实施护理操作时多不配合,增加了操作难度,这对护士的操作技术提出了更高的要求。如常用的头皮静脉穿刺的难度比成人大;在口服给药时常需要护士喂服,喂服方法不当时易引起呛咳、呕吐等,甚至误吸而引起窒息等。

5. 心理护理责任重大 儿童时期是人格形成的重要时期,具有很大的可塑性,生活中的任何经历包括生病住院,对儿童的心理发展都会造成影响。由于患儿年龄及所患疾病不同,住院时可有不同的身心反应,护士要掌握这些特点和规律,注意评估不同年龄、不同患儿特有的个性心理反应,采用相应合适的护理措施,尽可能减少对患儿心理的负面影响,促进患儿心理健康发展。

> **知识拓展**
>
> ### 以家庭为中心的护理
>
> 随着护理学的发展,护理模式不断发生变化,从一般护理、专科护理到系统化整体护理,进而发展为以家庭为中心的护理(family-centered care,FCC)。最早于 1972 年在美国由丰德(Fond)及卢西亚诺(Luciano)提出 FCC 理念。1993 年在美国儿科健康护理联合会及各界人士的努力下,美国 FCC 研究所成立。2003 年在亚洲儿科护理学术会议上,有学者提出 FCC 理念,并就此在亚洲推广开来。我国中华护理学会儿科护理专业委员会于 2010 年提出在儿科医院开展"以家庭为中心的护理(FCC)"的优质护理服务,努力为患儿提供安全、优质、满意的服务,保障医疗安全。FCC 强调护理需要重视家庭的作用,而不是单纯依靠医护人员进行管理

和护理,是由医护人员把健康信息与护理经验传授给患儿的父母与家庭,指导他们妥善护理照顾患儿,满足家长和患儿的需要。

第三节　儿童年龄分期及各期特点

儿童处于不断生长发育的动态变化过程中,不同年龄阶段儿童解剖、生理、病理等的特点也不相同。为更好地评估儿童生长发育,准确掌握儿童保健、疾病防治及护理工作的重点,根据儿童生长发育不同阶段的特点,将儿童划分为7个年龄期。

一、胎儿期

从受精卵形成至胎儿出生前为胎儿期(fetal period),共40周(40周±2周),临床将胎儿期分为3阶段。

1. 妊娠早期　此期共12周,受精卵从输卵管移行到宫腔着床,细胞不断分裂增长,迅速完成各系统组织器官的分化。此期是生长发育十分重要的时期,如受感染、放射线、化学物质、遗传等不利因素影响,胚胎发育受阻,可导致流产或各种先天畸形,甚至夭折。

2. 妊娠中期　第13~28周,共16周。此期胎儿各器官迅速增长,功能逐渐成熟,至第28周时,胎儿肺泡发育基本完善,已具有气体交换功能,在此胎龄以后出生者存活希望较大。

3. 妊娠后期　第29~40周,共12周。此期胎儿以肌肉发育和脂肪积累为主,体重增加快,出生后大多能存活。

在胎儿期,胎儿完全依靠母体生存,孕妇的健康、营养、情绪等状况对胎儿的生长发育影响极大,因此护理要点应加强孕妇保健和胎儿保健,避免一切不利因素的影响。

二、新生儿期

从胎儿娩出、脐带结扎至出生后满28d为新生儿期(neonatal period)。此期由于新生儿刚脱离母体开始独立生活,身体的内外环境都发生了巨大变化,生理调节和适应能力还不够成熟,抵抗能力差,其生长发育和所患疾病方面都有非常明显的特殊性,发病率和死亡率较高。此期应加强保健工作,如保暖、合理喂养、预防感染等。

知识拓展

围　生　期

自胎龄满28周至出生后7d称为围生期。此期包括妊娠后期、分娩过程和新生儿早期3个阶段,是小儿经历巨大变化和生命遭到最大危险的时期,也是儿童死亡率最高的时期。这一时期妇产科与儿科尤其需要密切配合,应加强孕期和新生儿早期的保健,做好高危新生儿的病情监测和护理;重视优生优育,抓好围生期保健。

三、婴儿期

从出生至满1周岁为婴儿期(infancy)。此期是儿童体格生长、动作和认知能力发育最迅速的阶段,是儿童时期的第一个生长高峰。快速的生长发育需要热量和营养素相对较多,而消化功能尚未完善,易患消化功能紊乱、营养不良等疾病;出生后6个月内,因从母体获得特异性抗体IgG,暂时形成被动免疫，很少感染麻疹等传染病。但从母体获得的抗体逐渐消失，自身免疫功能尚未成熟，故易发生感染性疾病。此期重点是提倡母乳喂养，及时合理地进行食物转换，实施计划免疫，预防感染，并重视养成良好的生活习惯。

四、幼儿期

从1周岁后至满3周岁为幼儿期（infancy）。此期体格生长速度较前减慢，但随着能走会跑，活动范围增大，接触周围事物增多，智能发育增快，语言、思维和交往能力增强；但儿童对各种危险的识别能力和自我保护能力都有限，最易发生意外伤害和传染性疾病；因乳牙逐渐出齐，消化功能逐渐增强，饮食已从乳汁逐渐过渡到成人饮食。此期应注意加强早期教育，培养良好的饮食习惯和心理素质；注意预防意外伤害，防止各种感染；注意合理喂养，防止营养缺乏和消化功能紊乱。

五、学龄前期

从3周岁后至入小学前（6~7岁）为学龄前期。此期儿童的体格发育速度进一步减慢，智能发育增快，自我观念开始形成，求知欲、理解力增强，语言和思维能力进一步发展，好奇、好问、喜欢模仿；防病能力有所增强，感染性疾病减少，但急性肾小球肾炎等自身免疫性疾病开始出现并逐渐增多。由于此期儿童具有较大的可塑性，因此要加强学前教育，培养良好的思想品德及行为习惯；预防自身免疫性疾病，防止意外伤害。

六、学龄期

从入小学（6~7岁）开始至进入青春期前为学龄期。此期体格生长相对稳定，除生殖系统外，各器官发育已近成人水平；智能发育进一步成熟，是增长知识、接受科学文化教育的重要时期。此期重点应加强教育，安排有规律的学习生活，保证充足的营养和睡眠，进行适当的体格锻炼，端正坐、立、行姿势，保护视力，预防近视和龋齿。

七、青春期

从第二性征出现至生殖功能基本发育成熟为青春期（adolescence）。女孩青春期开始和结束年龄都比男孩早2年左右，女孩从11~12周岁开始到17~18周岁，男孩从13~14周岁开始到18~20周岁。此期由于性激素的作用使生长发育速度明显加快，出现第二个生长高峰；生殖系统发育加速并趋于成熟，出现第二性征，性别差异显著；由于神经内分泌调节不够稳定，可出现良性甲状腺肿、痤疮、月经失调等，在心理、行为、精神方面也出现许多问题。此期是学习科学文化知识的最好时期，应加强生理、心理卫生教育和性知识教育，培养良好的道德品质，并供给足够的营养以满足生长发育的需要，加强体格锻炼，以保障和增进身心健康。

第四节　儿科护士的角色和素质要求

一、儿科护士的角色

儿童的身心发展有一定的过程，他们是通过与他人交往，并经过系统的学习，逐渐掌握知识、技能和积累社会经验。儿科护士接触的是正在长身体、长知识的儿童，不仅肩负着保护和促进儿童健康的重任，还肩负着儿童教育的使命。因此，儿科护士被赋予多元化角色。

1. 护理任务的执行者　儿童处于生长发育阶段，各系统功能尚未成熟，生活自理能力不足，儿科护士最重要的角色就是提供各种护理照顾，如合理喂养、游戏教育、预防感染、心理支持等，帮助儿童保持或恢复健康。

2. 护理计划的制订者　为促进儿童身心健康发展，护士必须运用护理专业知识和技能，收集儿童的生理、心理、社会等方面资料，全面评估儿童的健康状况，找出影响其健康的问题，并制订全面的、切实可行的护理计划，采取有效的护理措施，尽快减轻患儿的痛苦。

3. 健康教育者　在护理儿童的过程中，要根据各年龄阶段儿童的智力发展水平，用他们能够接受的方式，向他们传授有关的健康知识，帮助他们树立自我保健意识，培养良好的生活卫生习惯，纠正不良行为。同时对家长进行健康教育，宣传科学的育儿知识，以达到预防疾病、促进健康的目的。

4. 健康协调者　儿科护士应与医生、营养师等专业人员和医院相关部门、社区家庭等机构进行相互联系，维持一个有效的沟通网，如需要可与医生讨论有关治疗和护理方案，与营养师讨论有关膳食安排，使诊断、治疗、救助以及相关的儿童保健工作能互相协调、配合，保证儿童得到最适宜的整体性医护照顾。护士还需要与儿童及其家长进行有效的沟通，让家庭、社区共同参与儿童护理过程，以保证护理计划的贯彻执行。

5. 心理咨询者　当患儿及其家长对疾病及与健康有关的问题出现疑惑时，护士需认真倾听他们的询问，解答他们的问题，提供有关的医疗信息，并给予健康指导，以澄清儿童及家长对有关健康问题的模糊认识，解除疑惑，使他们能找到满足生理、心理及社会需要的最适宜的办法，以积极有效的方式应对压力。

6. 儿童代言人　儿科护士是儿童权益的维护者，作为患儿及家庭的代言人，在儿童不会表达或表达不清自己的要求和意愿时，护士有责任解释并维护儿童的权益不受侵犯。护士还需评估有碍儿童健康的问题和事件，向有关行政部门提出改进意见和建议。同时，护士还应保护儿童和家庭免受不恰当、不道德或违法医疗活动的伤害。

7. 护理研究者　儿科护士应积极进行护理研究工作，探讨在儿童症状及表面行为下的真正问题，以便更实际、更深入地帮助他们。同时，通过研究来验证、扩展护理理论知识，发展护理新技术，指导和改进护理工作，提高儿童护理质量，促进护理专业发展。

二、儿科护士的素质要求

1. 道德品行素质

（1）**热爱儿童护理事业，具有敬业奉献精神**：儿童护理工作项目多、工作量大，除对疾病的护理外，还要承担大量的生活护理和教养工作。因此，儿科护士必须热爱儿童护理事业，正视现实、面向未来，追求崇高理想，具有为儿童健康服务的敬业奉献精神。

（2）**尊重并爱护儿童，具有高度的责任感**：儿童的健康成长不但需要物质营养，也需要精神哺育，这就要求儿科护士应具有诚实的品格、高尚的道德情操，要发自内心地尊重儿童、爱护儿童，与儿童建立平等友好的关系，使其具有安全感、信任感、满足感；同时儿科护士应具有高度的责任感，工作要细心、耐心，态度要和蔼、亲切，护理操作要轻柔、敏捷，观察病情要认真、仔细。

（3）**为人师表，具有良好的文明修养**：好模仿是儿童年龄阶段的特点，护士的言谈举止、行为作风都对儿童有着潜移默化的影响。因此儿科护士必须具有较高的慎独修养，善于营造适合儿童特点的环境与氛围，注意在儿童面前的仪表和谈话内容，严于律己，以身作则。

2. 科学文化素质　儿科护士不但要掌握护理学科的理论和技能，还要掌握其他学科如营养学、预防保健学、儿童心理学、儿童教育学，以及自然科学、社会科学、人文科学等多学科知识，以及基本的计算机应用技术和一门外语，及时了解现代科学发展的最新信息，不断提高自己的文化修养，以满足儿童对知识的好奇和渴求，寓教育于护理之中。

3. 专业素质

（1）**具备合理的专业知识结构**：儿科护士必须具有系统完整的专业理论知识，熟悉儿童生长发育过程中的变化及生理、心理和社会的需要，从而全面地护理儿童。

（2）**具有精湛的护理实践技能**：儿科护士必须熟练掌握临床护理技术、抢救技术及协助检查治疗技术，操作准确，动作规范，以减轻患儿的痛苦，从而取得最佳的护理效果。

（3）具有敏锐的观察能力、综合分析的判断能力、快速敏捷的反应能力，能及时有效地解决问题。

（4）**具有实施整体护理的能力**：儿科护士必须树立整体护理的理念，具有熟练运用护理程序实施整体护理的能力，解决患儿的健康问题。

（5）**具有开展护理科研的意识**：能了解一定的护理科研方法，积极开展护理教育和科学研究，勇于创新进取。

4. 身体心理素质

（1）**具有健康的心理和身体**：儿童护理工作任务繁重，护士应有健康的身体、乐观开朗的性格、平和稳定的心态、宽容豁达的胸怀，以及与同仁团结协作的精神。

（2）**具有有效的人际沟通技巧**：婴幼儿大多通过表情、哭声、手势及动作等表达痛苦和需要，不能或不完全能用言语与成人交流，因此儿科护士必须善于观察、了解他们不同需求的表达方式，与家长建立良好的人际关系，掌握与儿童及家长有效沟通的技巧，同时还要与同事相互尊重、团结协作。

三、儿科护理学的发展与展望

祖国医学在儿科疾病的防治与护理方面有着丰富的经验，在最早的《黄帝内经》、唐代孙思邈的《备急千金要方》、宋代钱乙的《小儿药证直诀》中都可见到有关儿童保健、儿童疾病预防等记载。20世纪40年代，我国儿科临床医疗初具规模，在防治各种传染病和营养不良方面做出了重大贡献。

新中国成立以后，党和政府高度重视儿童健康事业，制定并实施了《中华人民共和国母婴保健法》《中国儿童发展纲要（2021—2030年）》，将保障儿童健康作为重大战略和重点任务，努力维护儿童健康。儿科护理工作不断发展，从加强孕产期保健、广泛推行科学接生、实行计划免疫、大力开展城乡儿童保健、提倡科学育儿、推广普及妇幼卫生适宜技术，直至形成和发展了儿科监护病房（PICU）和新生儿监护病房（NICU）等专科护理。儿科护理范围、护理水平有了很大的拓展和提高。儿童传染病发病率大幅度下降，儿童常见病、多发病的发病率、病死率亦迅速降低，儿童死亡率持续显著降低，儿童体格发育水平不断提高，儿童健康状况显著改善，儿童生命质量不断提高。

知识拓展

《中国儿童发展纲要（2021—2030年）》

2021年国务院颁布的《中国儿童发展纲要（2021—2030年）》指出，党的十八大以来，以习近平同志为核心的党中央把培养好少年儿童作为一项战略性、基础性工作，坚持儿童优先原则，大力发展儿童事业，保障儿童权利的法律法规政策体系进一步完善，党委领导、政府主责、妇女儿童工作委员会（以下简称妇儿工委）协调、多部门合作、全社会参与的儿童工作机制进一步巩固，儿童发展环境进一步优化。截至2020年底，婴儿、5岁以下儿童死亡率分别从2010年的13.1‰、16.4‰下降到5.4‰、7.5‰；学前教育毛入园率从2010年的56.6%上升到85.2%，九年义务教育巩固率从2010年的91.1%上升到95.2%，高中阶段毛入学率从2010年的82.5%上升到91.2%；农村留守儿童、困境儿童等弱势群体得到更多关爱和保护。儿童发展和儿童事业取得了历史性新成就。

为适应儿科护理工作的发展需要，儿科护理教育体系日趋完善，培养了大批高级儿科护理专业人才，使儿科护理队伍向高层次、高素质发展，儿科护理水平也有了更大提高，儿科护理学逐渐发

展成为具有独特功能的专门学科。

21世纪是生命科学的时代，科学技术的进步将继续揭示人类健康和疾病的本质，儿童疾病谱也将发生变化，儿科护理学也将面临新的机遇和挑战。感染性疾病仍然是威胁儿童健康的主要问题；儿科疾病基因诊断和治疗亟待发展和普及。另外，儿童精神卫生、意外伤害、成人疾病的儿童期预防以及环境污染对儿童健康的危害等，都是儿科护理学将要面临并亟待解决的问题。作为儿科护理人员，一定要适应儿科护理学的发展，不断学习先进的科学技术和最新的护理理念，不断学习，勇于创新，为提高小儿的健康水平和中华民族的整体素质做出更大的贡献。

（徐利云）

思考题

宝宝6个月，体重7.2kg，母乳喂养，已添加鱼肝油、蛋黄等辅食，能独坐，能辨别人声、发出单词。

ER 1-3
练习题

请思考：
（1）宝宝现在是处于哪一个年龄期？此期的主要特点是什么？
（2）如何根据此期的主要特点对家长进行健康指导？

第二章 | 儿童生长发育

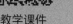

教学课件　　思维导图

> **学习目标**
>
> 1. 掌握儿童生长发育一般规律及体格生长发育的常用指标。
> 2. 熟悉影响儿童生长发育的因素、儿童神经心理行为发育的特点。
> 3. 了解儿童发展中常见的心理行为问题。
> 4. 学会体格生长发育的测量技术，能对儿童生长发育进行正确评估并制订干预措施。
> 5. 具备严谨慎独的工作态度、团队协作精神及良好的沟通能力。

　　生长发育（growth and development）是指从受精卵到成人的整个成熟过程，是儿童区别于成人的重要特点。生长（growth）是指儿童身体各器官、系统的增长，主要表现为形态改变，是"量"的变化；发育（development）是指细胞、组织、器官功能上的分化及逐渐成熟，是"质"的变化，包括情感-心理的发育成熟过程。生长和发育两者紧密相关，在形态增长的同时，也必然伴随着功能的成熟。临床工作中常习惯用"发育"一词来概括生长和发育两方面。

第一节　生长发育规律及其影响因素

一、生长发育规律

　　生长发育不论在总的速度上或各器官、系统的发育顺序等方面都遵循一定的规律。认识儿童生长发育规律有助于对儿童生长发育状况进行正确的评价与指导。

　　（一）生长发育的连续性和阶段性

　　生长发育是一个连续不断的过程，贯穿于整个儿童时期，但其各年龄阶段各有其特点，不同年龄阶段生长速度不同。例如，出生后第一年，体重和身长增长很快，尤其是前3个月最快，出生后第一年为第一个生长高峰；第二年以后逐渐减慢，至青春期再次加快，出现第二个生长高峰。

　　（二）生长发育的顺序性

　　生长发育遵循由上到下、由近到远、由粗到细、由简单到复杂、由低级到高级的规律。例如，先抬头，后抬胸，再会坐、立、行（从上到下）；先会伸臂，再双手握物（由近到远）；先会用手掌抓握物体，后能用手指捏取（由粗到细）；先会画直线，后会画圆、图形（由简单到复杂）；先会看、听等感觉，再发展到记忆、思维、分析和判断（由低级到高级）。

　　（三）生长发育的不平衡性

　　人体各器官系统的发育在不同年龄阶段各有先后，例如，神经系统发育较早，大脑在出生后2年内发育较快；生殖系统发育较晚，青春期才开始发育；淋巴系统在儿童期发育迅速，于青春期前达高峰，以后逐渐衰退降至成人水平；皮下脂肪在幼年时较发达；肌肉组织到学龄期发育才加速；其他如心、肝、肾等的增长基本与体格生长平行（图2-1）。

（四）生长发育的个体差异

儿童生长发育遵循一定规律，但由于受机体内外因素（遗传、营养、教养及环境等）的影响，存在较大的个体差异，每个人生长的"轨道"不会完全相同。因此，生长发育的正常值不是绝对的，要充分考虑各种因素对个体发育的影响，做出较正确的评价。

二、影响生长发育的因素

遗传因素和环境因素是影响儿童生长发育的两个最基本因素，遗传决定机体发育的可能范围，环境决定发育的速度及最终达到的程度。生长发育水平是遗传与环境共同作用的结果。

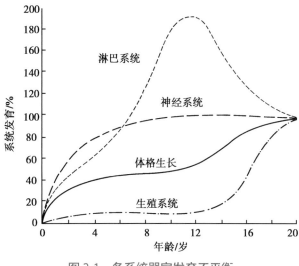

图 2-1　各系统器官发育不平衡

（一）遗传因素

1. 父母家族等因素　儿童生长发育受父母双方遗传因素的影响，种族和家族间的差异影响着个体特征，同时也决定了儿童性格、气质和学习方式等方面的特点。

2. 性别　性别影响儿童的生长发育。女孩的青春期比男孩早约 2 年，但男孩青春期持续的时间长，所以在青春期末男孩的身高、体重高于同龄女孩。因此在评价儿童生长发育时应按性别不同进行评价。

3. 遗传性疾病　一些遗传性的疾病也会对生长发育造成影响，无论是染色体畸变或代谢缺陷对生长发育均有显著影响。

（二）环境因素

1. 营养　充分和合理的营养是儿童生长发育的物质基础，是保证儿童健康成长极为重要的因素。出生后营养不良，特别是第 1~2 年的严重营养不良，会影响生长发育，并造成身体免疫、内分泌、神经调节等功能的低下。

2. 孕妇状况　胎儿的发育受孕妇的营养、疾病、情绪、劳动和生活环境等多种因素的影响。妊娠早期孕妇感染风疹病毒、柯萨奇病毒或接触放射线、服用某些药物、抽烟、酗酒等可导致胎儿先天畸形或生长发育受阻；孕妇严重营养不良可以导致流产或发育迟缓、先天性疾病。

3. 家庭经济、社会背景与文化状况　家庭社会经济水平对儿童的生长起着显著作用。良好的居住环境和生活习惯以及完善的医疗护理服务等都是促进儿童生长发育达到最佳的有利条件。和谐的家庭气氛、父母的爱抚以及良好的学校和社会环境对儿童身心各方面的生长发育也有着深远影响。

4. 疾病　疾病对儿童生长发育的影响十分明显。例如，急性感染常使儿童体重减轻；内分泌系统疾病常引起骨骼生长和神经系统发育迟缓；长期慢性疾病会影响体重和身高的发育；先天性疾病如先天性心脏病等对生长发育可造成生长迟缓。

第二节　儿童体格生长发育与评价

> **情境导入**
>
> 王宝宝，女，4 个月，医院儿童保健门诊体检。该婴儿出生体重 3kg，身长 50cm，头围 34cm。今门诊体检：体重 6kg，身长 64cm，头围 41cm。

一、体格生长发育的指标

(一) 体重

体重是身体器官、系统、体液的总重量。体重是反映体格生长尤其是营养状况的最易获得的重要指标,也是儿科临床计算药量、输液量等的重要依据。

我国 2022 年发布的《7 岁以下儿童生长标准》显示,平均男婴出生体重为 (3.38 ± 0.40) kg,女婴为 (3.26 ± 0.40) kg。与世界卫生组织(WHO)的参考值相近(男 3.3kg,女 3.2kg)。出生后体重增长应为胎儿宫内体重生长的延续。出生后一周内因奶量摄入不足,加之水分丢失、胎粪排出,可出现暂时性体重下降或称生理性体重下降,约在出生后 3~4d 达最低点,下降范围为 3%~9%,以后逐渐回升,至出生后第 7~10 日应恢复到出生时的体重。如果体重下降超过 10% 或至第 10 日还未恢复到出生时的体重,则为病理状态,应分析其原因。如出生后及时合理喂哺,可减轻或避免生理性体重下降的发生。

随年龄的增加儿童体重的增长逐渐减慢。我国儿童体格调查资料显示,正常足月婴儿出生后第 1 个月体重增加可达 1~1.7kg,出生后 3~4 个月体重约等于出生时的体重的 2 倍;出生后前 3 个月体重的增加值约等于后 9 个月内体重的增加值,即 12 月龄时婴儿体重约为出生时的 3 倍(10kg),是出生后体重增长最快的时期,系第一个生长高峰。

出生后第 2 年体重增加 2.5~3.0kg;2 岁至青春前期体重增长减慢,年增长值约 2~3kg。进入青春期后体格生长再次加快,系第二个生长高峰。

儿童体重的增长为非等速的增加,进行评价时应以个体儿童自己体重增长的变化为依据,不可用"公式"计算来评价,也不宜以人群均数(所谓"正常值")当作"标准"看待。当无条件测量体重时,为便于医务人员计算儿童用药量和液体量,可用以下公式估计体重。

3~12 个月的体重 =[年龄(月)+9]/2(kg)。

1~6 岁的体重 = 年龄(岁)×2+8(kg)。

7~12 岁的体重 =[年龄(岁)×7-5]/2(kg)。

儿童进入青春期后,由于性激素和生长激素的协同作用,体格发育又加快,体重增长迅速,故不能再按以上公式推算。

(二) 身高(长)

身高是指从头顶到足底的全身长度,是头部、躯干(脊柱)与下肢长度的总和。身高是反映骨骼发育的重要指标。多数 3 岁以下儿童立位测量不准确,应仰卧位测量,称为身长;立位测量,称为身高。身高(长)的增长规律与体重相似,年龄越小增长速度越快,也出现婴儿期和青春期两个生长高峰。正常新生儿出生时平均身长为 50cm,出生后第 1 年身长增长最快,约为 25cm,其中前3 个月增长 11~13cm,与后 9 个月的增长量相同,6 个月时约 65cm,1 周岁时约 75cm,第 2 年增长速度减慢,平均为 10~12cm,到 2 岁时身长 85~87cm。2 岁以后稳步增长,平均每年增长 6~8cm。2 岁以后每年身高增长低于 5cm,为生长速度下降。儿童身高可按下列公式估计:

2~6 岁的身高(长)= 年龄(岁)×7+75(cm)。

7~10 岁的身高 = 年龄(岁)×6+80(cm)。

儿童进入青春期后,其增长速度加快,故不能用此公式估计。

身高(长)的增长受遗传、内分泌、宫内生长水平的影响较明显,短期的疾病和营养不会影响身高(长)的生长。

由于头部、脊柱、下肢三部分的发育速度并不一致，出生后第一年头部生长最快，脊柱次之，学龄期下肢生长加快。故各年龄期儿童头、躯干和下肢所占身高比例在生长进程中发生变化，头占身高（长）的比例从婴幼儿的1/4减为成人的1/8（图2-2）。

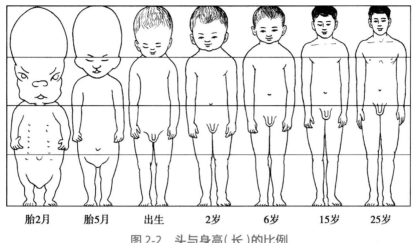

胎2月　　胎5月　　出生　　2岁　　6岁　　15岁　　25岁

图 2-2　头与身高（长）的比例

（三）坐高（顶臀长）

由头顶至坐骨结节的长度称坐高。3岁以下仰卧测量称顶臀长。3岁后采用坐位测量，称坐高。坐高代表头颅与脊柱的发育。由于下肢增长速度随年龄增长而加快，坐高占身高的百分数则随年龄的增长而下降，出生时坐高为身高的67%，4岁时坐高为身高的60%，6~7岁时小于60%，14岁时坐高为身高的53%。

（四）头围

自眉弓上缘、枕骨结节绕头一周的长度为头围。头围的增长与脑和颅骨的发育有关。出生时头围平均为34~35cm，3个月时约为40cm，1岁时为45~47cm，2岁时为47~49cm，5岁时为50~51cm，15岁时接近成人，为54~58cm。头围过小常提示脑发育不良；头围增长过快往往提示脑积水、脑肿瘤的可能。在2岁内连续监测头围最有价值。

（五）胸围

自乳头下缘水平经肩胛角下缘绕胸一周的长度为胸围。胸围反映胸廓、胸背肌肉、皮下脂肪及肺的发育程度。出生时平均为32~33cm，较头围小1~2cm，1岁时胸围与头围大致相等，1岁以后胸围超过头围，其差数（cm）约等于其周岁数减1。

（六）骨骼发育

1. 颅骨　颅骨的发育可根据头围大小、骨缝及前、后囟闭合迟早来衡量（图2-3）。颅骨缝（两块颅骨之间的缝隙）出生时尚未闭合，于3~4月龄时闭合。后囟（两顶骨与枕骨交界处形成的三角形间隙）出生时部分婴儿已闭合或很小，一般于出生后6~8周闭合。前囟（两额骨与两顶骨交界处形成的菱形间隙）出生时为1.5~2.0cm（两对边中点连线的长度），以后随颅骨生长而增大，6个月左右随颅骨逐渐骨化而变小，在1~1.5岁时闭合，最迟于2岁闭合。

检查前囟在儿科临床很重要，大小及张力的变化常提示某些疾病的可能。前囟迟闭或过大见

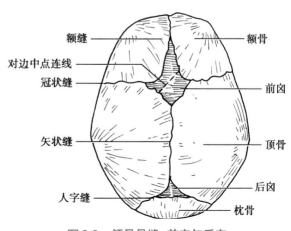

额缝　　　　　　　　　额骨
对边中点连线
冠状缝　　　　　　　　前囟
矢状缝　　　　　　　　顶骨
人字缝　　　　　　　　后囟
　　　　　　　　　　　枕骨

图 2-3　颅骨骨缝、前囟与后囟

于佝偻病、甲状腺功能减退症等；前囟早闭或过小提示脑发育不良、小头畸形；前囟饱满常提示颅内压增高，多见于脑膜炎、脑炎、脑积水、脑脓肿等；前囟凹陷多见于脱水或重度营养不良。

2. 脊柱 脊柱的增长反映椎骨的发育程度。出生后第一年脊柱增长快于四肢，1岁以后四肢增长快于脊柱。新生儿时脊柱仅轻微后凸。3个月左右抬头动作的出现使颈椎前凸，形成颈曲；6个月后会坐时出现胸椎后凸，形成胸曲；1岁左右开始行走时出现腰椎前凸，形成腰曲，脊柱形成类似于S形的弯曲。6~7岁时这3个生理弯曲逐渐被韧带固定。生理弯曲的形成与儿童坐、立、行姿势有关，是人类的特征，有利于身体保持韧性和平衡。

（七）牙齿

牙齿的发育与骨骼发育有一定的关系，但因胚胎来源不完全相同，故牙齿与骨骼的生长速度也不平衡。人一生有2副牙齿，即乳牙（共20颗）和恒牙（共28~32颗）。一般于出生后4~10个月乳牙开始萌出，12个月尚未出牙者可视为异常。乳牙于3岁前出齐。2岁以内儿童的牙齿数目约等于月龄减去4~6。乳牙萌出顺序一般为下颌先于上颌、自前向后进行，即下正中切牙—上正中切牙—上下侧切牙—第一乳磨牙—尖牙—第二乳磨牙（图2-4）。6岁左右开始萌出第一颗恒牙即第一磨牙，于第二乳磨牙后方萌出，又称6龄牙。然后，乳牙开始按萌出顺序逐个脱落代替同位恒牙，其中第一、二前磨牙代替第一、二乳磨牙，12岁左右出第二恒磨牙，18岁以后出第三恒磨牙（智齿），但也有人终身不出第三恒磨牙。一般恒牙在20~30岁出齐。

出牙为生理现象，出牙时个别儿童会有低热、唾液增多、流涎及睡眠不安、烦躁等症状。食物的咀嚼有利于牙齿生长。牙齿的发育异常包括萌芽延长、排列紊乱、缺牙、牙釉质异常等。

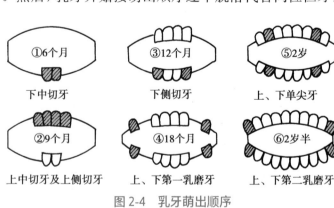

图2-4 乳牙萌出顺序

（八）生殖系统发育

1. 女性生殖系统的发育 包括生殖器官的形态、功能发育和第二性征发育。第二性征发育为乳房、阴毛、腋毛发育。乳房发育是第二性征中出现最早的征象，为青春期始动标志，女孩多在9~11岁，继而阴毛和外生殖器发育，出现月经来潮及腋毛发育。月经初潮来临，标志女性生殖功能发育成熟。

2. 男性生殖系统的发育 包括生殖器官的形态、功能发育和第二性征发育。第二性征发育为睾丸、阴茎、阴囊、阴毛、腋毛、变声、胡须和喉结。新生儿出生时睾丸大多已降至阴囊，约10%还位于下降途中某一部位，一般于 1 岁内都会下降到阴囊，少数未降者即为隐睾。进入青春前期后，睾丸进一步发育，睾丸增大是男性青春期的第一征象，其分泌的雄激素促进第二性征的出现。

青春期开始、持续时间及第二性征出现顺序有很大的个体差异。女孩在 8 岁以前，男孩在 9 岁以前出现第二性征，为性早熟；女孩 14 岁、男孩 16 岁后仍无出现第二性征出现，为发育延迟。

二、体格生长发育的测量

（一）体重测量

婴儿用盘式体重秤测量；1~3 岁幼儿用坐式体重秤测量；3 岁以上用站立式体重秤测量（见第十七章实训一 生长发育测量技术）。

（二）身高（长）测量

3 岁以下儿童用身长测量板卧位测量，3 岁以上儿童用身高仪测量（见第十七章实训一 生长发育测量技术）。

（三）头围测量

测量时让儿童取坐位、立位或仰卧位（图 2-5）。测量者将软尺"0"点固定于儿童头部右侧眉弓上缘，软尺紧贴头皮枕骨结节最高点和左侧眉弓上缘回至"0"点，记录读数至 0.1cm。

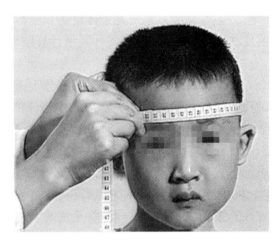

图 2-5　头围测量

（四）胸围测量

测量时儿童取卧位或立位（图 2-6），双手自然下垂或平放，测量者将软尺"0"点固定于儿童一侧乳头下缘（乳腺已发育的女孩，固定于胸骨中线第四肋间），软尺紧贴皮肤绕至背部两侧肩胛骨下角下缘，再经另一乳头下缘回至"0"点，取平静呼吸时的中间读数，记录读数至 0.1cm。

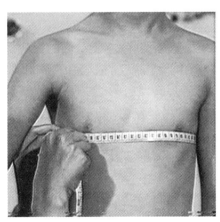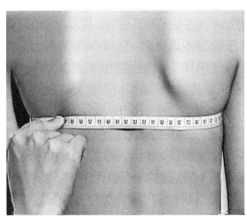

图 2-6　胸围测量

三、体格生长发育的水平评价

根据各阶段儿童的生长发育规律及特点，正确评价其生长发育状况，及时给予科学的指导和干预，对促进儿童的健康成长十分重要。

（一）评价内容

1. 发育水平　将特定时间某一个体的各单项体格生长指标如体重、身高（长）、头围、胸围等，与同性别、同年龄人群相应参数进行横向比较，得出该个体该项体格生长指标在此年龄的生长水平,通常以等级表示其结果。

此方法简单、易于掌握与应用,可用于个体或群体儿童的评价。对群体儿童体格发育水平评价可了解该群体儿童的体格状况;对个体儿童评价仅表示该儿童现在的水平,不能预示其生长趋势。

2. 生长速度 定期连续测量某一单项体格生长指标(纵向观察)即得到该儿童该项指标的生长速度。以生长曲线表示生长速度最简单、直观。定期体检是生长速度评价的关键,体检间隔时间不宜过长。通过这种动态纵向观察个体儿童生长规律的方法,可发现每个儿童的生长轨迹,体现个体差异,能真实了解儿童生长状况。

3. 匀称程度 是对儿童体格生长指标之间关系的评价。如以坐高(顶臀长)/身高(身长)的比值反映下肢发育状况,按实际测量计算结果与参照人群的数值比较,结果以匀称、不匀称表示。

(二)评价方法

1. 均值离差法(标准差法) 适合于正态分布状况,按年龄的体重或按年龄的身高标准差评估,是我国目前儿童保健领域常用的体格评估方法。此法优点是简单易行,缺点是只能用单项指标评估,不能对儿童整体进行评价,也不能对生长动态进行评价。

2. 百分位法 按年龄的体重,按年龄的身高百分位评估法是近年来世界上常用的方法。适合用正态或非正态分布的状况。以第 50 百分位(P_{50})为中位数,其余百分位数为离散距,常用 P_3、P_{10}、P_{25}、P_{50}、P_{75}、P_{97}。一般认为在第 P_3~P_{97} 百分位(含94%的总体)范围内被检儿童可视为正常儿。

3. 生长曲线评价法 是将儿童的生长发育数值(体重、身高、头围等)作为纵坐标,以年龄为横坐标绘制成的曲线图。对个体儿童从出生至青春期进行全程动态监测,将定期、连续的测量结果每月或每年标记于曲线图上进行比较,以了解儿童的发育趋势及生长速度。此法的优点是方法简便,直观性强,结果明确,能准确、动态地说明儿童的发育水平,及时发现生长偏离的现象,以便及早发现原因并采取措施。

4. 指数法 用两项指标间相互关系做比较。

(1)身体质量指数,即体重(kg)/身高(cm)^2×10^4,其含义为单位面积的体重值,主要反映体格发育水平及营养状况,尤其适用于婴幼儿。15~19 为正常,13~15 为消瘦,19~22 为优良,>22 表示肥胖。

(2)体重指数为体重(kg)/身高(m)^2,它能较敏感地反映体型胖瘦,受身高的影响较小,与皮脂厚度、上臂围等反映体脂累积程度指标的相关性较高,常用于区别正常或肥胖和评价肥胖程度。

5. 体格生长偏离 儿童在体格生长过程中,由于受到营养、疾病、遗传、内分泌及神经心理等因素的影响,可出现体格生长偏离,故应通过定期纵向观察尽早发现,并积极寻找原因予以干预护理。常见的体格生长偏离有:

(1)体重增长的偏离:体重过重如肥胖症、水肿患儿及因肾脏等其他疾病所致者;低体重如营养不良、家族性矮小等。

(2)身高(长)增长的偏离:高身材如家族性高身材、垂体性肢端肥大症等;矮身材如严重营养不良、家族性矮小、内分泌疾病所致的甲状腺功能减退症、生长激素缺乏症、骨代谢疾病所致的软骨发育不良和21-三体综合征等。

第三节　儿童神经心理及运动功能的发育

情境导入

乐乐今年5岁,已经上幼儿园了。今天早晨因为天冷妈妈给他加厚衣服,他坚持要穿昨天穿的薄衣服,在妈妈没有满足他的意愿时,突然头部猛烈撞击床头、大哭大叫,妈妈惊慌失措,不知所措,特到门诊咨询。在和妈妈交谈中发现乐乐平时喜欢自己玩耍,无意间经常弹弄手指,不愿跟人说话,记忆不如同龄小朋友。

工作任务:
1. 乐乐出现了什么问题?
2. 如何为乐乐妈妈提供教育与训练的建议?

在成长过程中,儿童神经心理的正常发育与体格生长具有同等重要的意义。神经心理发育包括感知、运动、语言、情感、思维、判断和意志性格等方面,以神经系统的发育和成熟为物质基础。和体格生长一样,神经心理发育的异常可能是某些系统疾病的早期表现,因此,了解儿童心理发育规律对疾病的早期诊断很有帮助。除先天性遗传因素外,神经、心理的发育与环境、教养以及某些疾病密切相关。儿童神经、心理发育反映在日常行为中。

一、神经系统的发育

神经系统的发育见第十二章第一节 儿童神经系统解剖生理特点。

二、感觉、知觉的发育

(一)视感知的发育

新生儿已有视觉感应功能,但此时不能根据物体远近及时调节晶状体的厚度,故只能看清15~20cm 距离内的事物;1 个月时可凝视光源;2 个月起可协调注视物体,初步有头眼协调,头可随移动物体在水平方向上转动;3~4 个月时头眼协调较好,可追寻活动的物体或人所在的方位;4~5 个月时开始认识母亲或奶瓶;5~6 个月时可以注视远距离的物体,如街上的汽车、行人等;18 个月时已能区别各种形状;2 岁时能区别垂线与横线;5 岁时区别各种颜色。

(二)听感知的发育

新生儿出生时中耳内有羊水,听力差;出生后 3~7d 听觉已相当好;1 个月时能分辨"吧"和"啪"的声音;3~4 个月时可有定向反应(头转向声源),听到悦耳声音时会微笑;6 个月时能区别父母的声音;7~9 个月时能确定声源,区别语气及言语的意义;1 岁时能叫出物品名字;2 岁时能听懂简单的命令;4 岁时听觉发育完善。听感知发育和儿童的语言发育直接相关,听力障碍如果不能在语言发育的关键期内(6 个月内)或之前得到确诊和干预,则可因聋致哑。新生儿听力筛查是早期发现听力障碍的有效办法,我国逐步将其纳入常规新生儿筛查内容。

(三)味觉的发育

出生时味觉发育已很完善,新生儿对不同味道如酸、甜、苦、咸等可产生不同的面部表情。4~5个月的婴儿对食物味道的轻微改变已很敏感,喜欢原味食物,是味觉发育的关键期,应适时添加各类转乳期食物。

(四)嗅觉的发育

出生时嗅觉已发育完善,出生后 1~2 周的新生儿可辨别母亲和他人的气味,3~4 个月能区别愉快和不愉快的气味,7~8 个月开始对芳香气味有反应。

(五)皮肤感觉的发育

皮肤感觉包括触觉、痛觉、温度觉等。新生儿触觉很敏感,其敏感部位包括口唇、口周、手掌及足底等,可引出先天的反射动作,6 个月皮肤有定位能力。新生儿已有痛觉,但反应迟钝,2 个月后才逐渐完善。新生儿温度觉很灵敏,环境温度骤降时即啼哭,保暖后即安静。

(六)知觉的发育

知觉的发育与上述各种感觉的发育密切相关。儿童在 6 个月以前,主要是通过感觉认识事物;

6个月后随着运动能力的发育及手眼动作的协调，通过看、咬、摸、闻、敲击等活动，逐步了解物体各方面的属性，对物体的形状、大小、质地及颜色等产生初步的综合性知觉。1岁以后随着言语的发展，儿童的物体知觉开始在言语的调节下发育，一般儿童3岁能辨别上、下，4岁能辨别前、后，5岁能辨别左、右。儿童的时间知觉发育较晚，一般4~5岁时有早上、晚上、白天、明天、昨天的时间概念；5~6岁时能区别前天、后天、大后天；6~8岁时对与学习、生活密切相关的时间概念能较好地掌握；一般10岁时能掌握秒、分、时、月、年等概念。

三、运动的发育

运动的发育可分为大运动的发育和精细运动的发育两大类（图2-7）。

（一）大运动的发育

1. 抬头 新生儿俯卧时能抬头1~2s，3个月时抬头较稳，4个月时抬头很稳并能自由转动。

2. 坐 婴儿6个月时能双手向前撑住独坐，8个月时能爬，能自己坐起来、躺下去，能扶栏杆站起来，会拍手。

3. 翻身 婴儿4个月时可由仰卧位翻身至侧卧位。4~7个月可有意转动上下肢，继而躯干、上下肢分段转动，可从仰卧位翻至俯卧位，然后从俯卧位翻至仰卧位。

4. 爬 婴儿7~8个月时已能用手支撑胸腹，使上身离开床面或桌面，有时能在原地转动身体；8~9个月时可用上肢向前爬，但上、下肢的协调性不够好；12个月时可手膝并用爬行；15个月后能爬楼梯。学习爬的动作有助于胸部及智力的发育，促进神经系统的发育。

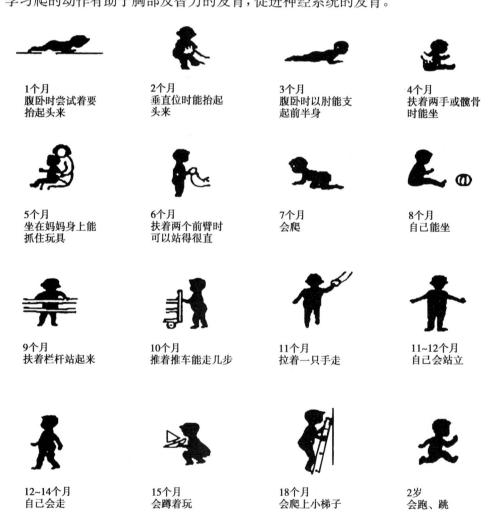

1个月
腹卧时尝试着要抬起头来

2个月
垂直位时能抬起头来

3个月
腹卧时以肘能支起前半身

4个月
扶着两手或髋骨时能坐

5个月
坐在妈妈身上能抓住玩具

6个月
扶着两个前臂时可以站得很直

7个月
会爬

8个月
自己能坐

9个月
扶着栏杆站起来

10个月
推着推车能走几步

11个月
拉着一只手走

11~12个月
自己会站立

12~14个月
自己会走

15个月
会蹲着玩

18个月
会爬上小梯子

2岁
会跑、跳

图2-7 儿童期运动发育图

5. 站、走、跳　婴儿5~6个月扶立时双下肢可负重,并上、下跳动;9个月时可自己扶物站立;11个月时可独自站立片刻;15个月可独立走稳;18个月时能跑动及倒退行走;2岁时能双足跳;2岁半能单足跳1~2下。

大运动发育过程可归纳为"二抬四翻六会坐,七滚八爬周会走"(数字代表月龄)。

(二)精细运动

婴儿3个月握持反射消失后,试用全手掌抓握物体;5~6个月时主动伸手抓物;6~8个月能独自摇摆或玩弄小物体,出现换手及捏、敲等探索性动作;9~10个月可用拇指、示指取物,喜撕纸;12~18个月能拿笔乱画,几页、几页地翻书;18个月能叠3~4块方积木,拉脱手套或袜子;2岁能叠纸、叠6~8块方积木,一页一页翻书,模仿画直线和圆,拿住杯子喝水;2~2.5岁用积木搭桥;3~4岁会使用一些"工具性"玩具;4~5岁穿鞋带、剪纸;5~6岁时能学习写字、折纸、剪复杂图形。

四、言语的发育

儿童言语的发育除受语言中枢控制外,还需要正常的听觉和发音器官,周围人群经常与儿童的言语交流是促进言语发育的重要条件。一般言语发育的重要时期是在出生后9个月至4岁,此时应有目的地对儿童进行言语训练,提供适于言语发育的环境。

言语发育必须听觉、发音器官和大脑功能正常并须经过发音、理解和表达三个阶段。①发音阶段是从婴儿出生会哭叫到7~8个月能发"爸爸""妈妈"等语音,但没有词语的真正意义,也称前言语阶段。②言语理解阶段是婴儿在发音的过程中逐渐理解语音。6~7个月时婴儿能听懂自己的名字,9个月左右已能听懂几个较复杂的词句,能够按照成人的言语吩咐去做相应的动作,如"再见""欢迎""谢谢"等。亲人对婴儿发音及时、恰当的应答,多次反复,可促进儿童逐渐理解这些语音的特定含义。10个月左右的婴儿已能有意识地叫"爸爸""妈妈"。③言语表达阶段是在理解的基础上,儿童学会语音表达。一般12个月能说出有特定意义的词语,如"再见""没了";10个月左右能有意识地喊"爸爸""妈妈""走""不"等;1岁时能叫出物品的名称;2岁时能说出自己身体各部分,如手、脚等,能讲2~3个字的词组;3~4岁时能说短小的歌谣,会唱歌,5~6岁能讲完整的故事,以后不断发展、完善。

五、儿童心理发展

脑发育的水平及其功能是儿童心理发育的物质基础,生活环境和教养则是对心理发育起决定性作用的外界因素。儿童出生时不具有心理现象,待条件反射形成时开始有心理活动,随着生长发育而逐步发展。

(一)注意的发展

注意是人对某人或某物选择性警觉,或对某一刺激选择性反应,是认识过程的开始。注意可分无意注意和有意注意,前者为自然发生的,不需要如何努力;后者为自觉的、有目的的行为。在一定条件下两者可以互相转换。强烈的刺激能让小婴儿产生无意注意,3个月时开始能短暂地注意人脸和声音,但稳定性比较差。随着年龄的增长、活动范围的扩大、生活内容的丰富、动作语言的发育,儿童逐渐出现有意注意,到5~6岁以后能较好地控制自己的注意力,注意时间逐渐增长,注意范围也逐渐扩大。

(二)记忆的发展

记忆是将获得的信息"储存"和"读出"的神经活动过程,可分为感觉、短暂记忆和长久记忆3个阶段。长久记忆又分为再认和重现两种,1岁内婴儿只有再认,比如看到妈妈的脸知道之前见过她,她是自己的妈妈;1岁以后才有重现,比如妈妈不在,脑海中出现妈妈的脸。随着年龄增长,重现能力逐渐增强。幼儿只按事物的表面性质记忆信息,即以机械记忆为主。随着年龄增长和思维、理解、分析能力的发展,儿童有意识的逻辑记忆逐渐发展,记忆内容也越来越广泛,记忆的时间也越来越长。

(三) 思维的发展

思维是人运用理解、记忆和综合分析能力来认识事物的本质和掌握其发展规律的一种精神活动,是心理活动的高级活动形式。1岁以后儿童开始产生的思维为直觉活动思维,不能脱离人物和行动来主动思考;3岁以后开始有了初步的抽象思维,尚不能考虑事物间的逻辑关系和进行演绎推理。以后随着年龄增长,6~11岁以后逐渐学会综合分析、分类比较等抽象思维方法,使思维具有目的性、灵活性和判断性,在此基础上进一步发展独立思考的能力。

(四) 想象的发展

想象是人感知客观事物后在脑中进行加工、改组,创造出新的思维活动,常常通过讲述、画图等表达出来。新生儿无想象能力;1~2岁儿童仅有无意想象的萌芽,以模仿生活中成人的某些动作为主;3岁以后想象的内容逐渐增多,已有初步的有意想象;学龄期儿童有意想象和创造性想象开始迅速发展。

(五) 情绪、情感的发展

情绪是人们对事物情景或观念所产生的主观体验和表达。新生儿情绪反应都与生理需要是否得到满足直接相关,可表现出不安、啼哭,而哺乳、抚摸等则可使其情绪愉快;婴儿可出现愤怒、悲伤、惧怕,以后伴随自我意识和认知的发展,逐步产生羞愧、自豪、骄傲、内疚、同情、嫉妒等。情感是在情绪的基础上产生对人、对物关系的体验,属于较高级且复杂的情绪。幼儿已初步发展情感,可区分好与不好、喜欢与不喜欢,随着年龄的增长和与周围人交往的增加,儿童对客观事物的认识逐步深化,情绪趋向稳定,情感日益增加、分化和完善,从而产生信任感、安全感、同情感、友谊感和荣誉感等。

(六) 意志的发展

意志是自觉地、有目的地调节自己的行为,克服困难以达到预期目的或完成任务的心理过程。新生儿没有意志,婴幼儿开始有了意志的萌芽,如能克制自己"不要别人东西",但克制时间不长。此后,随着年龄的增长、言语思维的发展、社会交往增多,在成人教育的影响下,儿童的意志逐步形成和发展,有的表现为自觉、坚持、自制等,也有的表现为依赖、任性、冲动等。因此要注意培养儿童积极的意志品质。

(七) 个性和性格的发展

个性是个人所表现出来的与他人不同的习惯行为和倾向性。性格是在人的内动力与外环境产生矛盾和解决矛盾的过程中发展起来的,具有阶段性。婴儿期由于一切生理需要均依赖成人,逐渐建立对照顾者的依赖;幼儿期已能独立行走,并能说出自己的需要,故有一定的自主感,但又未脱离对亲人的依赖,常出现违拗言行与依赖行为相互交替的现象;学龄前期生活基本能自理,主动性增强,但容易失败,易出现失望和内疚;学龄期开始了正规学习生活,重视自己勤奋学习的成就,遇困难易产生自卑;青春期体格生长和性发育开始成熟,社交增多,心理适应能力增强,但容易波动,如遇问题处理不当易发生性格变化。

(八) 社会行为的发展

儿童的社会行为是各年龄阶段相应心理功能发展的综合表现。儿童情绪的社会化是在人际交往中逐渐实现的,如新生儿对成人的声音、触摸等可产生愉快反应;6~7个月时形成母婴依赖,同时可产生"分离性焦虑",害怕陌生人;8~18个月时能分辨他人的情绪、表情,并做出相应的情绪和行为反应,特别是母亲的情绪、表情对婴儿有很重要的影响。儿童的社会性交往对其心理和社会性发展有着重大影响,如与母亲的交往影响着儿童认知、言语、情感、个性品质、社会性行为等方面的健康发展;与同伴交往在学习社交技能、情绪情感及认知能力的发展、儿童个性和自我概念的形成及发展等方面有着重要意义。在 2 岁左右时社会性游戏超过单独游戏,与母亲的交往呈明显下降趋势;3 岁后人际交往更广泛,与他人同玩游戏时能遵守游戏规则,以后随接触面的不断扩大,对周围人和环境的反应能力更趋完善。儿童神经心理发育进程见表 2-1。

表 2-1　儿童神经心理发育进程

年龄	粗、细动作	语言	适应周围人和物的能力与行为
新生儿	无规律、不协调动作、紧握拳	能哭叫	铃声使全身活动减少;或哭声渐止,有握持反射
2个月	直立或俯卧位时能抬头	能发和谐的喉音	能微笑,有面部表情,眼随物转动
3个月	仰卧位变为侧卧位、用手摸东西	咿呀发音	头可随看到的物品或听到的声音转动180°,可注意自己的手
4个月	扶着髋部时能坐,可在仰卧位时用两手支持抬起胸部,手能握持玩具	笑出声	抓面前物体,自己玩弄手,见食物表示喜悦,较有意识地哭闹
5个月	扶着腋下能站得直,两手各握一玩具	能喃喃地发出单音节	伸手取物,能辨别人声;望镜中人笑
6个月	能独坐一会儿,用手摇玩具	能听懂自己的名字	能认识熟人和陌生人、自拉衣服、自握足玩
7个月	会翻身,自己独坐很久,将玩具从一手换入另一手	能发"爸爸""妈妈"等复音,但无意识	能听懂自己的名字;自握饼干吃
8个月	会爬,能自己坐起来、躺下去,能扶栏杆站起来,会拍手	重复大人所发的简单音节	能注意观察大人的行动;开始认识物体;两手会传递玩具
9个月	试独站,能从抽屉里取出玩具	能听懂几个较复杂的词句,如"再见"等	看见熟人会伸手要人抱;或与人合作游戏
10~11个月	能独站片刻,扶椅或推车能走几步,拇指、示指对指拿东西	开始用单词,一个单词表示很多意义	能模仿成人的动作,招手、再见,抱奶瓶自食
12个月	独走,弯腰拾东西,会将圆圈套在木棍上	能叫出物品的名字,如灯、碗;指出自己的手、眼	对人和事物有喜憎之分,穿衣合作,用杯喝水
15个月	走得好,能蹲着玩,能叠一块方木	能说出几个词和自己的名字	能表示同意、不同意
18个月	会爬台阶,有目标地扔皮球	能认识和指出身体各部分	会表示大小便,懂命令,会自己进食
2岁	能双脚跳,手的动作更准确,能用勺子吃饭	会说 2~3 个字构成的句子	能完成简单的动作,如拾起地上的物品;表达喜、怒、怕、懂
3岁	能跑,会骑三轮车,会洗手、脸,脱、穿简单的衣服	能说短歌谣、数几个数	能认识画上的东西,认识男、女,自称"我",表现自尊心、同情心、害羞
4岁	能爬梯子,会穿鞋	能唱歌	能画人像,能初步思考问题;记忆力强、好发问
5岁	能单脚跳,会系鞋带	开始识字	能分辨颜色,数 10 个数,知物品用途及性能
6~7岁	参加简单劳动,如扫地、擦桌子、剪纸、泥塑、结绳等	能讲故事、开始写字	能数几十个数,可简单加减,喜独立自主

六、神经心理发育水平评价

儿童神经心理发育的水平表现在感知、运动、言语和心理过程等各种能力及性格方面,对这些能力和特征的检查称为心理测验。婴幼儿期心理测验或发展评估。采用的儿童心理测验方法有发育量表、智能测试、适应行为等多种类型,依据其作用和目的又可分为筛查性测验和诊断性测验两大类(表2-2)。

表2-2　儿童智能(发育)筛查性测验与诊断性测验的区别

鉴别要点	筛查性测验	诊断性测验
测验目的	了解被测儿童发育程度,将智力发育可疑有问题的儿童筛查出来	对智力发育有问题的儿童做全面评估
量表特点	方法简单	设计严谨,方法复杂
测试时间	10~15min	1~2h
结果判断	正常或可疑、异常	智商或发育商
适用对象	正常儿童、高危儿以及可能有问题的儿童	筛查结果有问题的儿童、需要早期干预的对象

(一)筛查性测验

1. 丹佛发育筛查测验(Denver development screen test,DDST)　是测量儿童心理发育最常用的方法,适用于2个月~6岁儿童的智能筛查,共105个项目,分为个人-社交、精细动作-适应性、语言、大运动4个方面。最后评定结果为正常、可疑、异常及无法测定4个类别。初测结果为后3项,2~3周后复试,可疑或异常者应进一步做诊断性检查。

2. 绘人测验(drawn-a-person test,GDPT)　是一种简便快速的智力测试,不需要特殊培训,适用于5~12岁儿童。要求儿童根据自己想象在一张白纸上用铅笔画一全身正面人像,然后根据人像身体部位、各部比例和表达方式的合理性等进行评分。绘图结构不良、细节变形等,都是提示可能存在认知水平、手眼协调以及情绪方面的问题。此法不需言语交流,可用于不同语言地区。

3. 皮博迪图片词汇测验(Peabody picture vocabulary test,PPVT)　适用于2.5~18岁儿童。该测验共有120张图片,每张图片上有4个图画,其中一个图画与某一词的词义相符合。测试者说出一个词语,要求儿童指出其中相应的一幅画。此测验现已广泛地用于研究正常的、智力落后的、情绪失调的或生理上有障碍的儿童的智力。

4. 0~6岁儿童智能发育筛查测验(developmental screening test for child under six,DST)　由复旦大学附属儿科医院编制,特别针对DDST对4岁以上项目较少及文化差异等问题做了改进。量表测验内容分为运动、社会适应、智力3个领域,共120个项目。

(二)诊断性测验

1. 盖塞尔发育量表(Gesell developmental schedules,GDS)　适用于4~6周岁儿童。评价和诊断儿童神经系统发育及功能成熟情况。从适应性行为、大运动、精细运动、语言、个人-社会5个方面进行检查,并把4周、16周、28周、40周、52周、18个月、2岁、3岁、4岁、5岁、6岁作为关键年龄(key-age),即在这些阶段显示出飞跃进展,测得结果以发育商(developmental quotient,DQ)表示。

2. 韦氏学前儿童智力量表(Wechsler preschool and primary scale of intelligence,WPPSI)**和韦氏儿童智力量表**(Wechsler intelligence scale for children,WISC)　WPPSI适用于4~6.5岁儿童,WISC适用于6~16岁儿童。测试内容包括词语类及操作类两大部分,测查一般智力水平、言语和操作水平,以及各种具体能力,如知识、计算、记忆、抽象思维等,是智力评估和智力低下诊断的重要方法之一。

3. 斯坦福-比奈智力量表(Standford-Binet intelligence scale,S-B)　适用于2~18岁的儿童青少年。测评一般智力水平或用于对精神发育迟滞做出诊断和程度分类。测试内容包括幼儿的具体智能如感知、认知和记忆,以及年长儿的抽象智能如思维、逻辑、数量和词汇等。结果以智商(IQ)表示。

4. 格里菲斯精神发育量表（Griffiths mental development scales，GMDS） 适用于 0~8 岁儿童，评估内容包含运动、个人 - 社会、语言、手眼协调、行为表现和实际推理 6 个领域，通过各个测试以此尽可能早期发现是否存在行为发育落后。

七、常见的心理行为问题

心理行为问题在儿童生长发育过程中较为常见，对儿童身心健康的影响较大。调查显示，我国儿童行为问题检出率为 13.97%~19.57%。儿童行为问题多表现在儿童日常生活中，容易被家长忽略。因此，区别正常或异常的儿童行为非常必要。

（一）孤独症

孤独症（autism）又称自闭症，是一种广泛性发育障碍。原因至今尚未明了，是以社交障碍、语音交流障碍、兴趣和活动范围狭窄以及重复刻板行为为主要特征的神经发育性障碍。有人提出与遗传因素、围生期脑器质性损伤、免疫系统异常或多种神经内分泌和神经递质功能失调有关。流行病学调查证明，其发生率与家庭经济条件和父母的教育程度无关。孤独症的表现差异很大，轻者常认为是性格问题，重者常有以下五种表现：

1. 语言沟通障碍 语言与交流障碍是大多孤独症儿童就诊的主要原因。通常在 2~3 岁时仍不会说话，或出现倒退现象，有言语能力者也不会与人交谈，常有模仿言语、代名词用法错误，或用只有患儿自己能懂的某一词汇表达，语调平板，语速节奏不当。对非语言性交流理解表达也有障碍，患儿常用手势、姿态及表情表达自己的感受和需求，如想要自己够不着的玩具时，只是拉着母亲到玩具旁边，既无言语表达，也无表达性手势。

2. 社会交往障碍 婴儿期缺乏情感联系，对家人亲情淡漠，与人无目光对视，不会对亲人笑，即使对父母也不依恋，很难有满足的表现；幼儿期对言语及非言语表达理解能力仍有障碍，不能领会别人的感情，不会表达自己的情感，即使自己遭到打击也不会寻求别人的同情；学龄前期对集体游戏缺乏兴趣，喜欢独处，常自娱自乐，在与人交往过程中，不看对方的脸，回避目光的接触，不帮助别人也不让别人帮助。随年龄增长，几乎没有社交行为，对他人的感受没有反应，对机械性事物的兴趣远大于对人的兴趣，不能与他人建立正常的人际关系。

3. 兴趣局限、行为刻板 对于正常儿童所热衷的游戏、玩具都不感兴趣，常出现刻板的重复性活动，如反复给玩具排队、反复转动汽车轮子等；日常生活模式化，如吃饭时坐的位置及碗筷的位置、平时走的路线等都不能改变，若模式被打乱会引起情绪变化，甚至出现反抗行为；患儿常有自我刺激行为，如摇摆、旋转、在眼前弹弄手指、摩擦皮肤、旋转桌上物体等，有些可有自伤行为，如咬手、撞头等；有的对某一物品产生强烈的依恋，每时每刻都带着它，如果被拿走就会大发脾气。

4. 感觉 - 知觉障碍 表现对某一刺激反应过弱或过强，有时对某些声音感觉过敏；也有对别人的抚摸感觉为疼痛而不愉快；有时对环境中有些部分选择性关注，而忽略其他重要部分，使他们的视觉或听觉范围狭窄，在认识世界方面出现困难。

5. 智力异常 智力水平表现很不一致，大多有不同程度的智力障碍。但有些儿童在某些方面智力超常，如音乐、绘画、算术、日期计算等方面具有较强的能力，尤其是机械记忆较好。本症的预后与智力水平有关，智力正常者在年长后能适应社会生活，智力障碍严重者大多数预后不良，不能独立生活。

因此，对孤独症患儿应早期给予干预。目前的干预方法很多，但尚无最优的治疗方案。主要采用的最佳方法是个体化的治疗，其中教育和训练是最有效、最主要的治疗方法，目标是促进患儿语言发育，提高社会交往能力，掌握基本生活技能和学习技能。患儿在学龄前一般因不能适应普通幼儿园生活，而在家庭、特殊教育学校、医疗机构中接受教育和训练。学龄期以后语言能力和社交能力会有所提高，部分可到普通小学与同龄儿童一起接受教育，还有部分可能仍然留在特殊教育学校。药物治疗尚无法改变孤独症的病程,也缺乏特异性药物,但药物可以改善患儿的一些情绪和行为症状,有利于维护患儿自身或他人安全,顺利实施教育训练及心理治疗。

(二) 多动症

多动症(hyperactivity disorder)又称注意缺陷多动障碍,可由生物因素、环境因素、社会心理因素等多种因素引起,是儿童时期常见的一种行为障碍。主要表现出与年龄不符的注意力不集中、不分场合的过度活动或情绪冲动,常伴有学习困难、品行障碍及情绪障碍等心理问题,大多出现于7岁以前,男童多于女童。

1. 注意障碍　主要是注意力集中困难、持续时间短暂,其特点是主动注意明显减弱而被动注意亢进,往往对无关的刺激给予过多的注意,具体表现为学习时容易分心,周围有一点动静都要关注,常东张西望或凝神发呆;经常记错或漏记老师布置的作业,做作业也马马虎虎、差错百出;做事常有始无终,即使是自己喜欢的活动专注的时间也短,不能很好地完成父母和老师分配的任务。

2. 活动过度　大多自婴幼儿起就易兴奋,好哭好动,喜欢在户外活动,到处跳跃、乱跑。在需要保持安静的环境中表现更突出,上课时坐立不安,好讲话、做小动作,打扰邻座的同学,甚至离位走动、喧闹;下课时总是在教室里追追打打,高声喊叫;做作业时双手不停地把书页边卷来卷去,或咬铅笔、手指和指甲,或摸摸这、动动那,一会儿喝水、一会儿上厕所;在家里翻箱倒柜,爬上跳下,常弄坏物品;言语过多,爱插嘴、好争吵,好出风头。

3. 冲动任性　开始主要表现为耐心差,不能等待,常对别人的话没听完就插嘴,在集体游戏或比赛中不能遵守游戏规则,轮流活动时迫不及待,经常与同伴发生冲突,遭到周围人的反感和歧视。由于缺乏控制能力,遇事易冲动,不考虑后果,同时由于他们的行为不能符合大人的要求,难于接受社会性规范的约束,经常违反校规校纪,而外界环境又给他们过高的压力与批评指责,从而产生情绪问题,出现烦躁不安、发脾气等,甚至出现逃学、说谎、偷窃、打架、纵火、虐待动物及破坏性行为,甚至伤人。而且这些错误经常重复发生,难以纠正。

4. 学习困难　患儿智力水平大多都正常或接近正常,但由于注意力不集中,学习时容易分心而且兴奋好动,甚至逃学,给学习带来一定的困难,学习成绩大多较差。

因此,应提高对多动症的早期识别水平和诊治水平,尽早给予干预,实施教育引导、心理治疗、行为治疗和药物治疗。药物治疗能改善患儿的注意缺陷,降低活动水平,可在一定程度上提高学习成绩,改善与家庭成员的关系,但必须与教育、行为指导相结合,不可忽视家庭和学校方面的适当教育和管理。对患儿要有耐心,给予关怀和爱护,多启发和鼓励,避免家庭、学校或社会对患儿的歧视、惩罚和责骂。对患儿的不良行为及违法举动要给予正面的纪律教育,当行为治疗有成绩时应及时给予奖励;对有不良习惯和学习困难的患儿,应多给具体指导,帮助他们克服学习的困难,不断增强信心。部分患儿成年后仍有症状,明显影响学业、身心健康以及成年后的家庭生活和社交能力。

(三) 感觉统合失调

感觉统合是指大脑的各种感觉刺激信息(如视觉、听觉、触觉、本体感觉、平衡觉等),在中枢神经形成有效组合的过程,即大脑对身体内外的感知觉进行组合分析,综合处理,最后形成有意识的协调行动。统合正确,身体的不同部位就能一起和谐有效的运作,使人得以顺利地完成学习和活动,如手、眼配合完成写字、绘画,耳、眼配合完成看书听讲等。当大脑对感觉信息的统合发生问题时,就会使机体不能有效运作,称为感觉统合失调,一般表现为:

1. 对自己身体的知觉能力差　对自己身体各部分的位置和动作把握不准,如虽看到了桌椅或旁人却仍常常撞击桌椅、撞击旁人,或手脚笨拙、容易跌倒等。

2. 身体双侧协调能力差　一只手配合另一只手做附属动作时不协调,如吃饭、敲鼓、画画时双手协调不良。

3. 精细运动协调能力差　如手的准确性差,扣扣子、系鞋带等动作笨拙。

4. 构音、言语器官协调性差 表现为言语不清，发音不佳，上学后常出现阅读漏字、抄写漏字、跳行、写字笔画颠倒等。

5. 视觉－空间知觉障碍 不能由视觉正确判断距离和高低，手眼协调能力差，常将水注入杯子以外，将文字写于格子外等。

6. 前庭平衡功能障碍 手脚笨拙，平衡反应过强或迟钝，反应过强者对任何高度都害怕，旋转、摇晃易头晕；反应迟钝者，强烈旋转或摇晃也不害怕、不头晕，喜欢爬高。

7. 触觉防御障碍 是触觉神经和外界环境协调不足，触觉敏感者，讨厌或者害怕别人接触，喜欢熟悉的事物和感觉，排斥新信息；触觉迟钝者动作不灵活，小肌肉运动笨拙，自我意识差，缺乏自信，学习能力很难发展。

感觉统合失调的儿童智力一般在平均水平以下，但由于上述现象的存在，他们的智力水平没有得到充分的发展，出现"高智商，低成就"的现象。明显异常的儿童，不仅学习成绩差，而且易出现一系列心理问题乃至社会问题，甚至影响到一辈子的生活。故应加强感觉统合训练，由于儿童大脑正在发育，可塑性强，通过训练可获较好效果。

（四）遗尿症

正常儿童在 2~3 岁时已能控制排尿，如在 5 岁后仍发生不随意排尿即为遗尿症。原发性遗尿症较多见，无神经系统或泌尿生殖系统器质性疾病，多因控制排尿的能力迟滞所致，可能与遗传因素、发育迟缓、尿流动力学因素或心理因素有关；继发性遗尿症大多由于全身性或泌尿系统疾病如糖尿病、尿崩症等引起。目前认为遗尿症的发病机制可能是膀胱逼尿肌与括约肌之间神经调节功能不平衡造成，当逼尿肌强烈的收缩力超过括约肌阻力时可出现遗尿现象。

遗尿多在夜间发生，偶见白天午睡时。自每周 1~2 次至每夜 1 次或一夜数次不等。其健康状况欠佳、疲倦、过度兴奋、紧张、情绪波动等都可使症状加重，有时会自动减轻或消失，亦可复发。约 50% 的患儿可于 3~4 年内发作次数逐渐减少而自愈，也有一部分患儿持续遗尿直至青春期，往往造成严重的心理负担，影响正常生活与学习。继发性遗尿症在处理原发性疾病后症状即可消失。

原发性遗尿症的治疗首先要取得家长和患儿的合作，避免在儿童发生遗尿时加以责骂、讽刺、处罚等，否则会加重患儿心理负担。应从小为儿童建立良好的作息制度和卫生习惯，掌握夜间排尿规律，定时唤醒或使用闹钟，使儿童逐渐形成时间性的条件反射，并培养儿童生活自理能力。在训练儿童排尿时，要先让其懂得"尿意"后有排尿的意愿，在尿湿后有不快的感觉。训练患儿将排尿间隔逐渐延长，每次排尿务必排尽；晚餐后应控制入水量，不宜过度兴奋；睡前排尿，睡熟后父母可在其经常遗尿时间之前唤醒，使其习惯于觉醒时主动排尿。此外，应提供良好的生活环境，避免不良的环境刺激。儿童的排尿训练要与其发育水平相协调，指导父母注意儿童对排尿训练的反应，如儿童拒绝，父母不要强制性地干预，应适当推迟训练时间。当儿童面临挫折和意外时，家长应善于疏导，帮助儿童消除心理紧张，并积极寻找原因，对症治疗。

（成豆豆）

思考题

男婴，10 个月，体重 9.8kg，身长 73cm，头围 46cm，胸围 45cm，前囟 0.5cm×0.5cm，出牙 4 颗，扶着栏杆能站稳，能用拇指、示指拿取小球。

请思考：

（1）该男婴体格生长发育是否正常？

（2）10 个月婴儿语言发育可达到怎样的水平？

ER2-3

练习题

第三章 | 儿童保健

教学课件

思维导图

学习目标

1. 掌握计划免疫的程序、预防接种的反应及处理方法；儿童常见意外事故的种类及预防措施。

2. 熟悉各年龄期的保健重点、儿童体格锻炼的方法、预防接种的注意事项及禁忌证、近视和弱视的预防。

3. 了解计划免疫方式及常用制剂；近视及弱视的常见原因、治疗与护理。

4. 学会对儿童进行预防接种及体格锻炼。

5. 具备高尚的职业道德，良好的沟通交流技巧和自主学习能力。

儿童保健（child health care）是儿科学、儿童营养学与预防医学的交叉学科，主要任务是研究儿童各年龄时期生长发育的规律及其影响因素。以预防为主，防治结合，采取有效的干预措施，保障儿童健康成长。

第一节　各年龄期儿童的保健重点

情境导入

王女士 3d 前顺产产下一足月男婴，生命体征正常，已注射了卡介苗和乙型肝炎疫苗，现回家休养。

工作任务：

1. 请你针对新生儿期保健重点，指导家长进行居家保健。

2. 如何进行家庭访视？

一、胎儿期保健

胎儿的发育与孕妇的身体健康、心理健康、营养状况和生活环境等密切相关，因此胎儿期保健重点是孕妇的保健，通过产前保健促进胎儿健康成长。

1. 预防遗传性疾病与先天性畸形　大力提倡和普及婚前遗传咨询，禁止近亲结婚，有遗传病家族史者应做好疾病风险率预测和产前诊断。孕妇早期应预防弓形虫、风疹病毒、巨细胞病毒及单纯疱疹病毒的感染，避免放射线照射和铅、苯、汞、有机磷农药等化学毒物，勿吸烟酗酒等，以免造成胎儿畸形及宫内发育不良；患有严重慢性疾病者应在医生指导下决定是否怀孕以及用药。

2. 保证充足营养　胎儿的营养物质完全依靠孕妇供给，如果孕妇出现营养不良，胎儿的生长发育就会受到影响。胎儿最后 3 个月生长发育迅速，在妊娠后期应加强铁、锌、钙及维生素 D 等重要营养素的补充。与此同时,也要防止营养摄入过多而导致胎儿体重过重,影响分娩和健康。

3. 保证良好的生活环境 孕妇的生活环境要避免环境污染,注意生活规律、劳逸结合,保持愉快、轻松的心情。

4. 高危妊娠管理 重视产前检查,对高危产妇应加强随访,一旦出现异常情况,应及时就诊。

5. 预防产伤及产时感染 帮助孕妇选择正确的分娩方式,权衡各种助产方式的利弊,合理使用器械助产。凡有胎膜早破、羊水污染、宫内窒息、胎粪吸入、脐带脱垂以及产程延长及难产等情况,胎儿感染的机会明显增加,应加强监护和积极处理。

二、新生儿期保健

新生儿期是适应宫外环境的过渡时期,特别是出生后 1 周内的新生儿发病率和死亡率极高,占新生儿死亡数的 70% 左右,婴儿死亡中约 2/3 是新生儿,故新生儿保健是儿童保健的重点。

1. 产后保健

(1)新生儿娩出后应迅速清理口、鼻腔内黏液,保持呼吸道通畅;严格消毒、结扎脐带,记录出生时阿普加(Apgar)评分、生命体征、体重与身长。

(2)产房温度应保持在 25~28℃,娩出后擦干全身皮肤,用柔软的包被包裹,注意保暖。

(3)新生儿及母亲状况良好者,保持母婴皮肤接触至少 90min,尽早母乳喂养;早产儿、低出生体重儿及产时异常等高危儿送入新生儿重症监护室;预防并及时处理新生儿缺氧、窒息、低体温、低血糖、低血钙和颅内出血等。

(4)注意观察有无黄疸,常规给予维生素 K_1,接种卡介苗和乙型肝炎疫苗,进行遗传代谢病(先天性甲状腺功能减退症和苯丙酮尿症)、先天性心脏病和听力筛查。

2. 居家保健

(1)**保持环境适宜**:新生儿房间应空气新鲜、阳光充足、通风良好、清洁卫生,减少亲友探视。室内温度保持在 22~24℃,相对湿度保持在 55%~65%。

(2)**提倡母乳喂养**:指导母亲正确的哺乳方法,无法进行母乳喂养的,应指导家长采用科学的人工喂养方法。

(3)**日常护理**:新生儿皮肤娇嫩,新陈代谢旺盛,应每日沐浴。脐带未脱落前确保脐部清洁干燥。及时更换尿布,每次大便后用温水清洗臀部,保持臀部皮肤清洁干燥,以防尿布性皮炎。保持用具清洁卫生,接触新生儿前应洗手避免交叉感染。根据季节和气温变化增减衣被,保持体温正常。

(4)**预防疾病和事故**:出生后应及时补充维生素 D,有一定的户外活动,预防佝偻病的发生。注意防止意外事故,如包被蒙头过严、哺乳时堵塞新生儿口鼻等造成窒息。

(5)**早期教养**:鼓励父母多与婴儿交流,对其抚摸、拥抱有利于早期的情感交流,促进情感连接以及神经系统发育。亦可通过反复的视觉和听觉训练,建立各种条件反射。

3. 家庭访视

(1)**访视时间**:至少 2 次,分别是出院后 7d 内和出生后 28d。高危儿或检查有异常的新生儿应增加访视次数,建立新生儿健康管理卡和预防接种卡。

(2)**访视内容**:了解出生情况及生活状态,如喂养、睡眠及排泄等,进行全面的体格检查,指导家长日常护理。及时发现异常情况,早期诊断,早期治疗。

三、婴儿期保健

婴儿期是儿童生长发育最迅速的时期,从母体获得的免疫物质逐渐消失,须注意合理喂养,保证足够的营养,预防感染。

1. **合理喂养** WHO 推荐纯母乳喂养至 6 个月,人工喂养则应选择合适的配方奶粉。6 个月以上婴儿要及时引入其他食品,由以奶类为主要食物逐渐向固体食物转换,同时应注意训练婴儿的独立抓取食物、用勺进食能力,培养良好的进食习惯。

2. **睡眠和活动** 婴儿的睡眠习惯有个体差异,6 个月内每日睡 15~20h,到 1 岁每日睡 15~16h,应保证儿童睡眠时间,养成单独入睡的习惯,入睡前不要逗乐,以免过度兴奋影响睡眠,4~6 个月后逐渐停止夜间哺乳,任其熟睡。每日最少户外活动 1h,呼吸新鲜空气和接触阳光,以增强体质和预防佝偻病。

3. **日常护理** 4~10 个月乳牙开始萌出,会吮指、流涎、咬东西,甚至出现烦躁不安、拒食等表现,每日可用湿润的纱布擦洗牙齿和牙龈,并教育家长不要让婴儿含着奶头入睡,以免发生龋齿。每日早晚应给婴儿擦洗或沐浴,沐浴后注意皮肤护理。婴儿衣服应简单、宽松,选用柔软、吸水透气性好的棉布制作,不宜穿着过多,以两足温暖为宜,最好穿连衣裤或背带裤,以利于胸廓发育。衣服上不应有纽扣,防止误吸。

4. **早期教育** 婴儿期是感知觉发展的快速时期。3 个月内的婴儿床上可悬吊颜色鲜艳、能发声转动的玩具,吸引婴儿注意,每日定时放悦耳的音乐,经常面对婴儿说话、唱歌。3~6 个月婴儿可逗引其看、摸和听这些玩具,培养婴儿分辨声调、好坏的能力,如用温柔的声音表示赞许、鼓励,用严厉的声音表示禁止、批评。6~12 个月的婴儿应培养稍长时间的注意力,引导其观察周围事物,逐渐认识和熟悉常见的事物,可以询问方式让其看、指、找、摸,从而使视觉、听觉与心理活动紧密联系起来。

5. **预防疾病和事故** 婴儿对传染性疾病普遍易感,应按计划免疫程序完成基础免疫。并坚持户外活动,定期体格检查,6 个月前每个月 1 次,7~12 个月每 2~3 个月 1 次,尽早发现健康问题,及时干预。常见的意外事故包括窒息、烫伤、跌落、中毒等,应加强防范措施,防止跌落,远离药品,远离火源、电源、热源。

四、幼儿期保健

幼儿期是社会心理发育最为迅速的时期,应加强早期教育,培养良好的行为方式和生活自理能力。此期儿童对周围环境产生好奇,乐于模仿。

1. **合理膳食** 幼儿期儿童的生长速度减慢,能量需求相对下降,以及受外界环境的吸引,18 个月左右可能出现生理性厌食。应帮助家长了解儿童进食特点,指导家长掌握合理的喂养方法和技巧。幼儿营养要均衡,食物细软、易于消化吸收,注意食物的色香味,同时还要鼓励孩子自己进食,培养良好的就餐习惯和就餐礼仪。成人要树立榜样,不挑食、不偏食,不吃零食,不要在吃饭时惩罚、责骂儿童。还要注意培养幼儿的就餐礼仪。

2. **睡眠和活动** 保证儿童的睡眠时间,每日的睡眠时间为 12~14h,其中白天为 1~2h。睡前可陪伴,读童话书,或抱玩具入睡,但不要给孩子阅读紧张的故事书或玩激烈的游戏。可根据不同的年龄选择合适的玩具,成人可引导或帮助幼儿玩耍,鼓励其独自活动,以促进动作的协调发展。

3. **日常护理** 鼓励幼儿自己进食、洗手、穿脱衣服、系鞋带;指导其早晚刷牙、饭后漱口,避免喝完牛奶、果汁后立刻入睡,以防龋齿;训练大小便时应选择合适的坐便器,穿着易脱卸或穿开裆裤,并让他们观察他人的大小便行为等,训练时要以鼓励安慰为主,训练失败时不要表示失望或责备幼儿。

4. **早期教育** 幼儿期是语言发育的关键时期,应经常与其交谈,鼓励多说话交流,通过游戏、讲故事、唱歌等促进语言发育和动作发展,并借助于动画片等电视节目扩大词汇量,纠正其发音。

5. **预防疾病和事故** 坚持户外活动,继续按程序计划免疫,定期进行生长发育监测,每 3~6 个月健康检查 1 次,检查听力、视力和牙齿。此期儿童具有一定的活动能力,但对危险事物识别能力差,玩耍时家长要注意看护,远离火源、电源、热源和药品。门窗、阳台、床都要牢固且有栏杆,同时应注意防治常见的心理行为问题,如违逆、发脾气和破坏性行为等。

五、学龄前期保健

学龄前期儿童体格增长速度相对较慢,智力发育增快,是性格形成的关键时期。防病能力虽然有所增强,但仍易患感染性疾病,且因接触面广,乐于模仿易发生各种事故。

1. 日常护理 合理安排膳食,保证充足营养,食物应多样化、粗细荤素搭配合理,注意色、香、味、形,以引起孩子对食物的兴趣。学龄前儿童喜欢参与食品制作和餐桌的布置,家长可利用此机会进行营养知识、食品卫生知识的健康教育,并注意培养饭前便后洗手的卫生习惯。保证良好的睡眠环境和睡眠质量,每日睡眠时间为11~12h。

2. 学前教育 学龄前儿童智力发展快、独立活动范围大,是性格形成的关键时期。应加强学前教育,通过讲故事、做游戏、绘画、欣赏音乐、郊游等方法,培养儿童的学习习惯及学习能力,激发儿童的好奇心和求知欲,使之具有良好的心理素质和品格毅力。学龄前儿童已有部分自理能力,如进食、洗脸、刷牙、穿衣、如厕等,但动作缓慢不协调,常需要成人花费更多的时间和精力。可有意识地引导儿童进行较复杂的智力游戏,增强其思维能力和动手能力,鼓励儿童自理。

3. 预防疾病和事故 每年应进行1~2次体格检查,进行视力、龋齿、缺铁性贫血等常见病的筛查与矫治,同时注意防治常见的心理行为问题,如咬手指、遗尿、攻击性或破坏性行为。学龄前儿童意外事故发生率较高,应开展安全教育,预防溺水、外伤、误服药物、食物中毒及交通事故等。

六、学龄期保健

学龄期儿童认知和心理发育迅速,脑的发育基本完成,是接受科学文化教育的重要时期。此期应进一步加强素质教育,提供适宜的学习条件,培养良好的学习习惯。

1. 生活护理 合理安排生活,重视早餐和课间加餐,注意营养充分而均衡,以保证体格生长发育,要特别重视补充强化铁食品,以降低贫血发病率。每日需要进行户外活动和体格锻炼,系统的体育锻炼能促进儿童体力、耐力的发展。

2. 预防近视和龋齿 此期应注意保持正确的坐、立、行及看书写字的姿势,避免写字时弯腰、歪头、扭身,站立和行走时斜肩、驼背等。每年进行体格检查1次,继续按时预防接种。

3. 防止意外事故 学龄期儿童常发生的意外事故有溺水、活动时的外伤、骨折、车祸等,必须学习交通规则和意外事故的防范知识,以减少意外伤害的发生。

4. 防治心理行为问题 学龄儿童对学校不适应是比较常见的问题,可表现为焦虑、恐惧或拒绝上学。其原因较多,如不愿意与父母分离,容易产生分离性焦虑;不喜欢学校的环境,害怕某位老师,与同伴关系紧张或害怕考试等。家长首先要查明原因,采取相应措施。同时,需要学校和家长的相互配合,帮助儿童尽快适应学校生活。

我，提高心理健康水平，增强发展自我的能力；面对教师和家长开展心理健康教育工作，推进学校素质教育全面实施，有利于实现教育目标、减轻学习负担、实施创新教育；同时优化社会心理环境，推动社会文明与进步，有利于社会主义精神文明建设和社会局面的安定与和谐。

七、青春期保健

青春期是儿童生长发育的最后阶段，也是人的性格、体质、心理、智力发育和发展的关键时期。

1. 供给充足营养 此期青少年体格增长迅速，食欲旺盛，需要充足的营养，但易受大众传媒的鼓动和同伴的影响，还有女孩对摄入的饮食影响体重、脂肪增加有疑虑，容易形成偏食、挑食和厌食，所以要指导青少年保持良好的饮食习惯，选择适当的食物，以满足营养的需要。

2. 性教育及卫生指导 青少年生殖系统开始发育且逐渐成熟，开始有了身体变化及对异性产生好奇。因此，性教育是青春期健康教育的一个重要内容。此期应结合生理卫生课，举办青春期卫生专题讲座，进行正确的性教育，使其了解青春期特点及第二性征发育的规律，提供正常的男女同学之间交往，并自觉远离黄色书刊、录像等。加强少女经期的卫生指导，避免受凉、剧烈活动和重体力劳动，注意会阴部卫生。

3. 加强心理健康教育 青少年思想尚未稳定，容易出现心理矛盾和冲突，要进行系统的法制教育和品德教育，告知这些不良行为的危害，树立正确的人生观、价值观，形成健康向上的生活方式。青少年最常见的心理行为问题（如出走、网瘾及对自我形象不满等）是由多种原因引起的，家庭及社会应给予重视，并采取积极的干预措施。

4. 预防疾病和事故 由于内分泌调节不稳定，会有痤疮、甲状腺肿、痛经等。男孩还容易出现运动创伤、打架斗殴所致损伤，应继续进行安全教育。

第二节 儿童体格锻炼与游戏

一、体格锻炼

体格锻炼是指利用阳光、空气、水等自然条件，结合日常生活护理，以促进儿童生长发育增进健康、增强体质的一系列积极措施。儿童体格锻炼有多种形式，可根据儿童年龄、体质和环境等特点，选择合适的方式进行锻炼。

1. 空气浴 是一种最简单易行、作用温和的方法，不受季节和物质条件的限制，任何不同健康状况的儿童均可进行。其主要是利用气温和人体皮肤表面温度之间的差异形成刺激，使交感神经更趋活跃，促进新陈代谢，健壮呼吸器官和增强心脏活动。可从 2~3 个月开始，最好选择从夏季开始，先在室内进行，室温不低于 20℃。开始时可穿衣，然后逐渐减少衣服，最后只穿短裤进行。以饭后 0.5~1h 进行为宜，每日 1~2 次，开始每次持续 2~3min，夏季逐渐增加至 2~3h，冬季持续 20~25min。整个过程 7~10d，适应后由室内的空气浴转到室外空气浴。

2. 日光浴 婴儿出生后应尽早进行户外活动，呼吸新鲜空气，户外活动时间由开始每日 1~2 次，每次 10~15min，逐渐延长至每日 1~2h。1 岁以上的儿童即可进行日光浴，夏季可安排在上午 8~9 时，冬季可在上午 10~12 时，气温在最高为 30℃（阴凉处的气温），最低为 24℃时进行。不宜空腹和饭后 1h 内进行。照射时间原则上由短到长，第一次日光浴时间先仰卧 1min，然后俯卧 1min，以后每隔 2d 再各增加照射时间 1min，最后可延长到 10~15min，较大幼儿可延长到 20~30min。

3. 水浴 利用身体表面与水的温差来锻炼身体。

(1)**温水浴**：新生儿脐带脱落后即可进行温水浴，冬春季每日 1 次，夏秋季可每日 2 次，室温为 20~21℃时，水温以 35~37℃为宜，水量以婴儿半卧位时锁骨以下全浸入水中为宜，每次浸泡 5min 左右。沐浴后可用低 1~2℃的水（33~35℃）冲淋身体，随即擦干，用温暖毛巾包裹，穿好衣服。

(2)**擦浴**：因刺激作用较温和、操作方法也较简单，可用于 7~8 个月以上的任何体质的儿童。室温不低于 16~18℃。开始水温 32~33℃，以后每隔 2~3d 降 1℃，婴儿可降至 26℃，幼儿可降至 24℃，学龄前儿童可降至 22~20℃。一般在床上进行，先将吸水性强的软毛巾或连指手套浸入温度适宜的水中，把毛巾拧到半干，自四肢向心性擦浴，擦拭完毕后用干毛巾擦至皮肤微红。

(3)**淋浴**：全身皮肤除水温刺激外还有水流的机械压力所起的按摩作用，对机体的锻炼作用较强，适用于 3 岁以上的儿童。室温保持在 18~20℃，水温保持在 35~36℃，幼儿可逐渐降至 26~28℃，年长儿可降至 24~26℃。淋浴时儿童站在有少量温水的盆中，先冲上肢、背部和下肢，后冲淋两肋、胸部和腹部，不要冲头部。每日 1 次，每次冲淋时间为 20~40s。

4. 游泳 婴儿游泳是指出生后即可进行的一项特定的、阶段性的水中早期健康保健活动。须有安全保护措施，由经过专门培训的人员操作和看护。天然浴场游泳对儿童体格发育及健康极为有利，可同时结合水、空气、日光的作用。学龄前儿童下水时气温不应低于 24~26℃，水温不低于 25℃，最初游泳持续时间不超过 2~5min，以后逐渐延长到每次 10~15min。游泳时先浸湿头部和胸部，然后逐渐浸入水中，注意空腹或刚进餐后不得进行。出水后先擦干身体、穿好衣服，并进行柔软运动使身体产生热量。

5. 婴儿体操

(1)**被动体操**：适合于 2~6 个月婴儿，在成人的帮助下进行四肢伸屈运动，可促进婴儿大运动的发育、改善全身血液循环。注意不要在婴儿饥饿和刚喂饱时做操，最好在喂奶后 1h 清醒状态下进行，每日 1~2 次，动作要轻柔，如婴儿有对抗力量时，可待肢体放松后再做。

(2)**主被动操**：适用于 7~12 个月的婴儿，在成人的适当扶持下，进行爬、坐、仰卧起身、扶站、扶走、双手取物等，可扩大婴儿视野，促进智力发育。每日可做 1~2 次，做操时动作要轻柔而有节奏，可配上音乐，也可在户外锻炼。

6. 体育运动 各种球类活动（如乒乓球、篮球、足球）、滑冰、赛跑、投掷等，可增强体质，增强身体的协调性和灵活性。并可培养儿童对体育运动的爱好，培养机智、勇敢、坚毅等品质。

二、游戏

游戏是儿童与他人进行沟通的一种重要的方式。通过游戏，儿童能够识别自我及外界环境，发展智力及动作的协调性，初步建立社会交往模式，学会解决简单的人际关系问题，有助于儿童创造力的发展。如通过滑滑梯、骑木马、坐转椅、摇旱船等游戏，锻炼攀登动作及平衡动作；通过投球游戏锻炼动作灵活性和协调性。

不同年龄阶段，儿童游戏特点不一样。婴儿期多为单独性游戏，身体往往就是他们游戏的主要内容，玩弄手脚、翻身、爬行和学步等身体动作带给他们极大的乐趣。对一些颜色鲜艳、能发出声响的玩具感兴趣；幼儿期多为平行性游戏，与其他小朋友一起没有联合或合作性行动，玩伴之间偶有语言的沟通和玩具的交换；学龄前期多为联合性或合作性游戏，共同参加一个游戏，彼此能够交换意见并相互影响，每个儿童可以按照自己的意愿去表现；学龄期多为竞赛性游戏，儿童在游戏中制订一些规则，彼此遵守，并进行角色分工，以完成某个目标；青春期青少年的游戏内容因性别而有很大的差异。

第三节　计划免疫

情境导入

笑笑，4个月，来社区服务中心接种疫苗，在注射疫苗15min后出现面色苍白、口周青紫、四肢湿冷、呼吸困难、脉搏细速、恶心呕吐、惊厥。

工作任务：

1. 请您针对新生儿期保健重点，指导家长进行居家保健。

2. 如何进行家庭访视？

3. 按照计划免疫程序，笑笑4个月应该接种什么疫苗？

计划免疫（planed immunization）是根据免疫学原理、儿童免疫特点和传染病发生规律制订的免疫程序，是有计划地、针对性地将生物制品接种到儿童体中，使之产生免疫力的过程，以达到控制和消灭特定传染病的发生和流行的目的。

一、免疫方式与常用制剂

1. 主动免疫　指给易感者接种特异性抗原，以刺激机体产生特异性抗体，从而产生主动免疫力，是预防接种的主要内容。主动免疫制剂在接种后经过一定期限才能产生抗体，持续时间较久，一般为1~5年。故在完成基础免疫后，还要适时地安排加强免疫，达到巩固免疫效果。常用制剂主要指疫苗，根据疫苗的性质，疫苗可分为减毒活疫苗、灭活疫苗、多糖疫苗和基因工程疫苗等类型。

2. 被动免疫　未接受主动免疫的易感儿在接触传染源后，可给予相应的抗体，使机体立即获得免疫力，称为被动免疫。这种免疫抗体在体内存留时间一般为3周左右，只能作为暂时性的预防和治疗措施。如给未注射麻疹疫苗的麻疹易感儿注射丙种球蛋白，受伤时注射破伤风抗毒素。被动免疫制剂是用人工被动免疫的生物制品，包括特异性免疫血清、丙种球蛋白及胎盘球蛋白等，注射后容易引起过敏反应或血清病，应慎重。

二、免疫程序

计划免疫包括基础免疫和加强免疫，人体初次接受某种疫苗的全程足量预防接种称为基础免疫；基础免疫后，机体产生的相应抗体会随着时间的推移逐渐降低至消失，必须进行同类疫苗的复种，称为加强免疫。

根据我国卫生健康委2021年3月发布《国家免疫规划疫苗儿童免疫程序及说明（2021年版）》要求，儿童在1岁内需要完成乙肝疫苗、卡介苗、脊髓灰质炎减毒活疫苗、百白破疫苗、麻腮风疫苗、流脑疫苗、乙脑减毒活疫苗的接种，见表3-1。并根据流行地区和季节或根据家长自己的意愿，对适龄儿童进行甲肝疫苗、水痘疫苗、腮腺炎疫苗、风疹疫苗、流感疫苗、B型流感嗜血杆菌疫苗、肺炎疫苗、轮状病毒疫苗等接种。

表 3-1 国家免疫规划疫苗儿童免疫程序表（2021 年版）

疫苗种类	接种途径[3]	剂量	出生时	1个月	2个月	3个月	4个月	5个月	6个月	8个月	9个月	18个月	2岁	3岁	4岁	5岁	6岁
乙肝疫苗	IM	10或20μg	1	2					3								
卡介苗	ID	0.1ml	1														
脊灰灭活疫苗	IM	0.5ml			1	2											
脊灰减毒活疫苗	PO	1粒或2滴					3								4		
百白破疫苗	IM	0.5ml				1	2	3				4					
白破疫苗	IM	0.5ml															5
麻腮风疫苗	IH	0.5ml								1		2					
乙脑减毒活疫苗[1]	IH	0.5ml								1			2				
乙脑灭活疫苗	IM	0.5ml								1,2			3				
A群流脑多糖疫苗	IH	0.5ml							1		2						
A群C群流脑多糖疫苗	IH	0.5ml												3	4		
甲肝减毒活疫苗[2]	IH	0.5或1.0ml										1					
甲肝灭活疫苗	IM	0.5ml										1	2				

注：[1] 选择乙脑减毒活疫苗接种时，采用两剂次接种程序；当选择乙脑灭活疫苗接种时，采用四剂次接种程序，乙脑灭活疫苗第 1、2 剂次间隔 7～10d。
[2] 当选择甲肝减毒活疫苗接种时，采用一剂次接种程序；当选择甲肝灭活疫苗接种时，采用两剂次接种程序。
[3] 接种途径：PO 为口服，ID 为皮内注射，IH 为皮下注射，IM 为肌内注射。

一生做一事的"糖丸爷爷"

许多人并不了解什么是中国脊髓灰质炎疫苗,但却对儿时吃过的白色小"糖丸"印象深刻。正是这样一粒粒不起眼的小"糖丸",护佑了几代中国人的健康成长。而这粒甜甜的药丸里包裹着的是一位"糖丸爷爷"为抗击脊髓灰质炎而奉献一生的故事。

脊髓灰质炎(俗称小儿麻痹症)生病的对象主要是 7 岁以下的儿童,一旦得病就无法治愈,若病情严重,还会危及孩子生命。1957 年,顾方舟临危受命,开始研究和攻克脊髓灰质炎。

在动物实验通过后,他和同事们毫不犹豫做出自己先试用疫苗的决定。顾方舟瞒着妻子,给刚满月的儿子喂下了疫苗。

随着疫苗的投放,流行高峰纷纷削减。顾方舟为解决疫苗保存和服用问题,经过反复探索实验,陪伴了几代人的糖丸疫苗诞生了。2000 年,世界卫生组织正式宣布中国为"无脊灰状态"。

三、预防接种的准备与注意事项

1. 接种环境　接种场所必须光线明亮、空气流通、室温适宜;接种用品、抢救设备及药品(如肾上腺素)摆放有序。

2. 心理准备　做好宣传解释工作,消除儿童的紧张、恐惧心理,最好在饭后进行。

3. 严格执行核对制度　检查制品标签,包括名称、型号、有效期、生产单位,并做好登记。仔细核对儿童姓名和年龄,严格按照规定的剂量接种,做好记录及预约时间,按使用说明完成全程免疫和加强免疫,避免重复接种及遗漏,未接种者须注明原因,必要时进行补种。按各种制品要求的间隔时间接种,减毒活疫苗如果未同时接种,应间隔不小于 28d 进行接种,国家免疫规划使用的灭活疫苗和口服类减毒活疫苗,如果与其他灭活疫苗或减毒活疫苗未同时接种,对接种间隔不做限制。

4. 无菌操作　消毒皮肤,待干后再注射;接种活疫苗、活菌苗时只用 75% 乙醇消毒。疫苗瓶开封后,应在 2h 用完,接种后剩余活疫苗应烧毁。

5. 严格掌握接种禁忌证　患免疫缺陷病或在接受免疫抑制治疗期间、恶性肿瘤;患有活动性结核病,急性传染病,严重心、肝、肾疾病或慢性疾病急性发作者;对已知疫苗成分严重过敏或既往因接种疫苗发生喉头水肿、过敏性休克及其他全身性严重过敏反应的,禁忌继续接种同种疫苗;发热及严重腹泻的儿童暂缓服用脊髓灰质炎疫苗糖丸;因百日咳菌苗可产生神经系统的严重并发症,故患癫痫、神经系统疾病及有抽搐史者禁用百日咳菌苗。2 个月以上婴儿接种卡介苗前应做 PPD 试验,阴性才能接种;脊髓灰质炎疫苗冷开水送服,服后 1h 内禁止热饮;接种麻疹疫苗前 1 个月及接种后 2 周避免使用胎盘球蛋白、丙种球蛋白制剂。

四、预防接种的反应与处理

1. 局部反应　接种后数小时至 24h 左右,局部会出现红、肿、热、痛等表现,有时伴有淋巴结肿大,一般在 1~2d 逐步消退。红肿直径和硬结 <1.5cm 时,不需要处理;1.5~3cm 时可用毛巾先冷敷,出现硬结者可热敷;>3cm 时应及时到医院就诊。接种卡介苗 2 周左右,局部可出现红肿,随后化脓,形成溃疡,在 8~12 周后结痂,一般不用处理,保持清洁即可。

2. 全身反应　主要表现为发热,常见于接种灭活疫苗后 24h 内体温升高,持续 1~2d,还可伴有头晕、恶心、呕吐、腹痛、腹泻及全身不适等反应。可对症处理,注意休息,多饮水。如高热持续不退,应到医院诊治。

3. 异常反应　发生于少数人,临床症状较重,故接种后一般要在医生或护士的监护下观察 30min,

确定没有不良反应后才能离开。

（1）**过敏性休克**：一般于注射后数秒或数分钟内发生，出现烦躁不安、面色苍白、口周青紫、四肢湿冷、呼吸困难、脉搏细速、恶心呕吐、惊厥、大小便失禁，甚至昏迷，严重者可危及生命。一旦出现，立即让患儿平卧，头稍低，立刻皮下或静脉注射 1 : 1 000 肾上腺素 0.5~1ml，必要时可重复注射，同时给予吸氧，注意保暖，待病情稍稳定后，立刻转至医院抢救。

（2）**晕针**：儿童常由于空腹、疲劳、室内闷热、紧张或恐惧等原因，刺激引起反射性周围血管扩张导致一过性脑缺血，故在接种时或接种后几分钟内出现头晕、心慌、面色苍白、出冷汗、手足冰凉、心跳加快等症状，重者知觉丧失、呼吸减慢。一旦出现，立即使患儿平卧，头稍低，饮少量热开水或糖水，短时间内即可恢复正常。数分钟后不恢复正常者，可针刺人中穴，也可皮下注射 1 : 1 000 肾上腺素，每次 0.01~0.03ml/kg。

ER 3-3

婴儿计划免疫

（3）**过敏性皮疹**：以荨麻疹最为多见，一般于接种后几小时至几日内出现，经服用抗组胺药物后即可痊愈。

（4）**全身感染**：有严重原发性免疫系统缺陷或继发性免疫防御功能减低者，接种活疫苗后可扩散为全身感染，应积极抗感染处理。

第四节　意外事故防治

伤害可分为非故意伤害和故意伤害两大类。非故意伤害即为意外伤害（unintentional injury），指外来的、突发的、非本意的、非疾病的事件导致身体受到的伤害，如道路交通伤、溺水、烫伤或烧伤、跌落伤、动物咬伤、中毒、窒息等。由于儿童缺乏自我保护意识，可因各种意外而引起人体损伤。预防意外是儿童保健工作中的一个重要部分。

一、异物吸入与窒息

1. 常见原因　婴幼儿因呼吸道被堵或有异物吸入而易致机械性窒息。呼吸道被堵主要见于 3 个月以内的婴儿，多发生在严冬季节，如包裹过严、被褥掩盖口鼻、哺乳时母亲乳房堵塞婴儿口鼻。异物吸入窒息多见于 6 个月以上婴幼儿，玩耍时将小物品如豆类、硬币、纽扣、塑料小玩具等放入口中导致误吸；或儿童进食时哭闹、嬉笑或强迫灌药，或将异物含在口中，当哭笑、惊恐而深吸气时，将异物误吸。

2. 预防措施　婴儿睡眠时注意观察有无口鼻被堵的现象；母亲尽量不要躺着哺乳，防止乳房堵住婴儿口鼻，喂奶后应轻拍婴儿背部，防止溢奶造成窒息。注意培养孩子良好的饮食习惯，细嚼慢咽，进餐时勿责骂、惊吓儿童，告知儿童应避免大哭、大笑、嬉闹。不给婴幼儿瓜子、花生、豆子、果冻及带刺、带核、带骨的食物，不给儿童玩耍体积小的玩具或物品。

二、中毒

1. 常见原因　儿童中毒多发生在婴幼儿至学龄前期。引起儿童中毒的物品较多，有药物、工业用的化学品、有毒动植物、生活中使用的消毒剂、去污剂、杀虫剂及有毒气体如一氧化碳等。由于儿童年幼无知，易通过误服、吸入、接触等方式引起，最多见的是误服药物，经呼吸道吸入一氧化碳中毒、有机磷农药吸入中毒等也较多。

2. 预防措施　保证儿童食物的卫生，防止食物在制作、储备、出售过程中处理不当导致细菌性食物中毒；避免食用有毒的食物，如毒蘑菇、含氰化物的果仁（苦杏仁、桃仁、李仁等）、河豚等；药物或灭虫、灭鼠的剧毒物品要放置在儿童无法拿到的地方；冬季使用火炉要注意室内通风，经常检查家中煤气是否漏气，用后要及时关闭。

三、外伤

1. 常见原因　常见的外伤有骨折、关节脱位及电击伤等。如婴儿会翻身后有坠床的可能；幼儿独立行走后，可能发生楼梯坠落、窗口坠落；学龄儿童常爬高、攀登等，跌落损伤增多。

2. 预防措施　儿童居室的窗户、楼梯、阳台、儿童床等都应有栏杆，防止跌落；避免将婴儿放到未加保护的高台上；年长儿要系好鞋带，避免衣裙或裤脚拖地，以免绊倒。

四、烫伤

1. 常见原因　由于取暖时温度过高、喂食时食物过热、婴儿接触热锅或热汤碗、触摸烧热的器物或玩火等引起烫伤、烧伤。

2. 预防措施　取暖用品温度不能过高，取暖设备要加防护网；避免开水、油等烫伤；教育儿童不可玩火柴、打火机、煤气等危险物品；室内电器、电源应有防止触电的安全装置，或者安装在儿童触摸不到的地方。

五、蜇伤

1. 常见原因　幼儿喜欢在草丛和灌木丛游玩，不小心在蜂巢的树下休息、嬉戏玩耍时，拍打或驱赶蜜蜂。

2. 预防措施　幼儿外出游玩前，做好防护，最好穿浅色光滑的长袖衣裤，戴帽子。发现蜂类从身边飞过，最好站立不动，保持镇静，让它自行飞走，不要拍打或驱赶，以防激怒蜂类而被蜇伤。

六、溺水与交通事故

1. 常见原因　幼儿会走后随时都有溺水的危险，如坠入池塘、沟渠、粪坑、无盖水井及江河湖泊等，年长儿多是在水中玩耍或游泳而溺水。交通事故也是儿童意外死亡的重要原因。由于幼儿在车内未系好安全带，或在户外活动，尤其是公路上玩耍时不能意识到危险，易发生交通事故。

2. 预防措施　教育儿童不可擅自去无安全措施的江河、池塘玩水；在接近水源时，密切注意幼儿活动，避免坠落淹溺。婴幼儿应坐在汽车后座系好安全带，不能将婴儿直接放在汽车座位或抱在大人膝上；教育儿童要遵守交通规则，不要在街上追逐打闹；幼儿外出活动时要有成人监护。

第五节　近视与弱视的防治

> **情境导入**
>
> 　　小明，男，10岁，平时喜欢躺着看书，本学期因为看不清楚黑板上的字而导致学习成绩急速下降，来医院眼科就诊。
> 　　**工作任务：**
> 　　1. 小明的眼睛可能出现了什么问题？
> 　　2. 如何预防该种疾病？

　　正常眼球在调节松弛的情况下，来自 5m 以外的平行光线入眼后，经过屈光系统（由角膜、房水、晶状体和玻璃体组成）恰好聚焦于视网膜上并形成清晰物像，这样的光学状态称为正视眼（emmetropia）。当眼的屈光力与眼轴不相适应时，会出现不正常的屈光状态，焦点不落在视网膜上或根本不能形成焦点，这样的眼睛统称为非正视眼，又称屈光不正，它包括近视、远视和散光三种类型。近视在儿童中最为多见,弱视也较常见,危害较大,故本节重点介绍近视和弱视的防治。

一、近视的防治

我国青少年近视眼发病率有逐年增多的趋势,已经成为一个严重的公共卫生问题。

1. 近视的常见原因 近视是由多种因素导致的。近年来许多证据表明环境和遗传因素共同参与了近视的发生。

(1)**遗传因素**:高度近视眼具有一定的遗传倾向已被公认。调查表明,高度近视眼的双亲家庭,其下一代近视的发病率较高;而一般低度或中度近视眼以环境因素的作用为主,而遗传因素所起的作用较小。

(2)**环境因素**:青少年的眼球正处在生长发育阶段,调节能力很强,眼球壁的伸展性也比较大。由于不良的用眼习惯,如长时间近距离地看书写字、看电视或电脑、用眼环境光线过强或过弱、走路时或在晃动的车厢里看书或躺着看书等,使眼的调节力增加,睫状肌痉挛,晶状体的屈光力过强,当看远处时肌肉不能正常放松,导致只能看清近距离物体不能看清远距离物体。当看近物时,两眼球向内转动,眼球外面附着的眼外肌压迫眼球壁,使之向后延伸,时间久了,眼轴增长,导致近视。

(3)**其他因素**:近视眼的形成还与营养、食糖过多、大气污染、早产等因素有关,特别是过量糖的摄入。

2. 近视的预防 大多数的近视眼是可以预防的。一般青少年的近视眼,开始多为"假性近视",是由于用眼过度、调节紧张而引起的一种功能性近视,如果不及时进行解痉矫治,日久就发展成真性近视。因此,近视的预防必须从小就开始。

(1)看书写字时姿势端正,不要趴在桌子上或扭着身体看书,保持眼睛与书本合适距离(30~35cm),视线与书本接近直角。不要躺着或在吃饭、走路和乘车时看书。

(2)看书写字或看电视、用电脑时间不宜过长,50min 左右应闭目休息或眺望远处约 10min,并多看绿色植物。

(3)**改善视觉环境,合理采光与照明**:写字、阅读光线要柔和且充足,白天最好采用散射日光;晚上,照明灯可选用白炽灯或日光灯,不要在太暗或者太亮的光线下看书、写字。

(4)**定期检查视力**:每 3~6 个月检查一次视力。如果家长发现儿童看东西时喜欢靠得很近、眯眼睛、皱眉头、常用手揉眼或成绩下降等,就应及时到医院就诊。

(5)**增强体质,保证营养**:多吃含维生素 A 较丰富的食物,如各种蔬菜、胡萝卜及动物的肝脏、蛋黄等。多吃一些含锌较多的食物,如黄豆、杏仁、紫菜、海带、羊肉、黄鱼、奶粉、茶叶、肉类、牛肉、肝类等,保证足够的蛋白质、脂肪、维生素 D 和钙的摄入,限制食用含糖过高的食物。

3. 近视的治疗 目前儿童近视尚无特别有效的治疗方法,原则是积极矫治和防止深度发展。真性近视者可采用配镜、手术、药物、物理疗法等治疗手段,儿童一般首选配镜治疗,基本不用手术治疗;同时,改善用眼环境,纠正不良用眼习惯,加强营养等。假性近视常用放松疗法,如散瞳疗法、远眺法等。

二、弱视的防治

弱视由于眼睛在发育期间发生异常而引起的一种儿童常见的眼病,是指眼球无器质性病变,而单眼或双眼远视力经矫正后仍不能达到正常者。一般矫正视力≤0.8,常伴有斜视、屈光参差或高度屈光不正等。它不仅使儿童视力低下,还使儿童缺少完善的立体视,从而影响儿童的高级视功能。该病的疗效与年龄密切相关,年龄越小疗效越好,若不及早治疗,可发展为终身视力低下。

1. 弱视的预防

(1)**早期发现**:平时注意观察儿童视物异常的表现:①斜眼或一只眼视物,异常头位;②眯眼或近距离视物,常揉眼;③不喜欢彩色图书;④经常跌倒或碰撞物体等。对于弱视,要做到早发现、早治疗。

（2）**定期检查视力**：通过检查发现屈光不正、屈光参差和斜视等,应及时治疗。对于年满周岁的儿童。都应按常规由专业眼科医生做一次全面检查。学龄前期应每6个月检查一次视力,以便早期排查儿童弱视。

2. 弱视的治疗

（1）**佩戴眼镜**：由屈光问题以及斜视引起的弱视,首先应在专业人士的指导下正确佩戴合适度数的眼镜,使儿童的视觉系统得到刺激而正常发育。眼镜要坚持佩戴,能帮助孩子形成正常的视觉习惯,是治疗的关键环节。

（2）**遮盖健眼**：配镜后要严格遮盖健眼,双眼弱视要交替遮盖,强迫弱视眼注视,如用红线穿针或穿珠子。告诉儿童遮盖的重要性,以便自觉遵守。除睡眠、洗脸外,不要随便打开眼罩。同时告知儿童弱视治疗的一般知识,以免因遭受讥笑而不能坚持治疗。弱视眼视力恢复正常后可逐渐减少遮盖时间或改为部分时间遮盖,持续3~6个月以巩固治疗。

（3）**定期复查**：一般每月复诊1次。视力恢复正常后半年仍要求每月复查,防止弱视复发,以后逐步改为3个月、半年复诊1次,直到视力保持3年正常,弱视才算完全治愈。

（蔡 健）

思考题

1. 宝宝,15个月,最近不喜欢进食,父母比较焦虑,到儿童保健门诊咨询。

请思考：

（1）宝宝为什么会出现不喜欢进食?

（2）护理人员应该如何进行饮食指导?

2. 某儿童,7岁,早餐只喝了一杯牛奶,11:30在学校注射了乙脑疫苗,5min后出现头晕、心慌、面色苍白、出冷汗、心跳加快。

请思考：

（1）该儿童发生了什么情况?

（2）如何针对该儿童的情况及时进行处理?

3. 某儿童,9岁,因看不清楚黑板上的字而导致学习成绩急速下降。经眼科医生检查,告知为"假性近视",需要进行矫治,否则会发展成"真性近视"。

请思考：

（1）什么是假性近视和真性近视?

（2）引起近视眼的相关因素是什么?

（3）如何指导患儿及家长预防近视眼?

ER 3-4

练习题

第四章 │ 住院儿童的护理

教学课件　　思维导图

> **学习目标**
>
> 　　1. 掌握儿童健康评估的内容；住院儿童的一般护理及心理护理；儿童药物剂量的计算及给药的方法。
> 　　2. 熟悉儿童健康评估方法和注意事项；与儿童沟通的特点，与患儿及家属沟通的途径和技巧。
> 　　3. 了解儿童医疗机构的设置及护理管理；各年龄时期儿童用药特点。
> 　　4. 学会对儿童进行身体状况评估；口服给药及抽取药物剂量时的换算。
> 　　5. 具备科学严谨的工作态度和慎独精神，关心、爱护患儿，对患儿进行耐心、细致的护理。

第一节　儿童医疗机构

　　我国儿童医疗机构可分为三类：儿童医院、妇幼保健院及综合医院中的儿科。其中，儿童医院的设置最为全面，包括儿科门诊、儿科急诊和儿科病房。

一、儿科门诊

　　儿科门诊设置与一般门诊类似，但又具有儿科的独特性：

　　1. 根据儿童就诊的特殊性，门诊各处室内外布置应符合心理特点，如候诊大厅里布置成小型游乐场，设候诊椅，大屏幕投影电视放映儿童电视片，放置玩具、悬挂彩色气球、张贴卡通图画等营造使患儿欢乐的气氛，使患儿在娱乐中愉快地等待就诊，并消除患儿的不安。

　　2. 预诊室应设在医院内距大门最近处，或儿科门诊的入口处，出口即可通向普通门诊候诊室，也可通向急诊抢救室、传染病隔离室。设置预诊室主要目的是及时发现危重患儿、鉴别及隔离传染病患儿、协助患儿家长选择就诊科别。当遇有急需抢救的危重患儿时，预诊护士要立即护送到抢救地点；如遇有较重的传染病患儿，应立即收入传染病医院。因此，预诊工作要求动作迅速，处理果断，人员要求经验丰富、责任心强、决断能力强，主要采取问诊、望诊及体检，力求在较短的时间内迅速做出预诊判断。

　　3. 儿科门诊流动量大，且患儿家长的焦急程度往往大于其他科别的就诊人员。因此，儿科门诊护士应注意维护就诊秩序、密切观察病情变化，发现异常情况要及时处理；因儿童抗病能力差，做好消毒隔离，严格执行无菌操作技术，预防院内感染；严格执行核对制度，杜绝事故差错；宣传普及儿童保健知识，开展健康教育。

二、儿科急诊

　　儿科急诊是患儿入院抢救的第一线，许多危重患儿须经急诊抢救，待病情稳定才能移至病房。急诊抢救应把握五要素：医护人员、医疗技术、急救药品、仪器设备和抢救时间，其中人起主要作用。

1. 急诊护士应有高度的责任心，较强的组织抢救能力，熟悉儿童各种急诊抢救的理论与技术，迅速配合医生抢救；能严格执行岗位责任制度，建立急诊抢救护理常规，规范急诊文件管理。

2. 儿科急诊一般应设有抢救室、观察室、治疗室、隔离观察室等。此外，因儿童发病急，病情变化快，突发情况多，应随时做好紧急抢救的准备，药品种类、仪器设备应配备齐全，在时间上争分夺秒都是保证抢救成功的重要环节。许多医疗单位的儿科急诊部已与社区救护中心建立密切联系，开通绿色通道，使危重患儿在转运至儿科急诊前已得到及时的急救护理，为进一步救治赢得宝贵的时间。

3. 急症的就诊顺序应根据病情轻、重决定，如危重儿童的就诊顺序应特殊安排，由导诊员引导，先抢救后挂号，先用药后交费，及早进行抢救。

4. 儿童疾病的种类及特点有一定的季节规律性，如冬末春初易发生流行性脑脊髓膜炎，夏秋季多发生中毒性痢疾、腹泻，冬季常发生肺炎等，应按照儿童疾病发病的规律做好充分准备。

三、儿科病房

我国儿科医疗机构按其类型不同，设置有所不同。主要设有住院病室、重症监护室、护士站、医护人员办公室及值班室、治疗室、配膳（奶）室、游戏室、卫生间与浴室等。规模较大的病房还设有家属接待室、新患儿入院观察室、隔离室、检验室、库房及备用房等。

病室设大、小两种。大病室可设置4~6张床，小病室可设置1~2张床。每张床单元占地至少2m²，床间距不小于1m，床头设有呼叫系统。儿童床两边设有护栏，婴幼儿床护栏高度以患儿直立时超过腰部以上为宜，年长儿可设小护栏，高度应在70cm以上，两侧床栏可以上下拉动。病房环境要适合儿童心理、生理特点。室内可张贴或悬挂卡通画，病室窗帘及小儿被服可采用色彩鲜艳、图案活泼的布料制作。室内安静、空气流通、光线充足，温度、湿度根据小儿年龄大小而定（表4-1）。根据患儿年龄不同、疾病与病情的不同，合理安排其活动与休息的时间；患儿的饮食不仅要符合疾病治疗的需要，也要满足其生长发育的要求；因患儿防范意识差，应加强病房安全管理，以免发生意外；病室之间采用玻璃隔壁，便于医护人员观察患儿及患儿间彼此交流；儿童在患病期间身体抵抗力降低，易发生各种感染，护理人员要高度重视，严格执行消毒隔离制度，加强感染性疾病的管理，防止传染病在病房中蔓延。

表4-1 不同年龄小儿适宜的温度、湿度

年龄	室温 /℃	相对湿度
早产儿	24~26	55%~65%
足月新生儿	22~24	55%~65%
婴幼儿	20~22	55%~65%
年长儿	18~20	50%~60%

第二节　儿童健康评估

随着健康观念和现代医学模式的转变，为患儿实施系统化、个体化的整体护理是儿科护理工作者面临的重要任务。护理评估是儿童健康评估的最初阶段，是整个护理程序的基础。其主要通过交谈、观察、体格检查及阅读等方式收集患儿各项资料，进行健康评估。

一、健康史的采集

儿童处在不断生长发育的动态变化时期，在生理、心理方面均不成熟，特别容易受环境的影响。因此，在收集资料时，要掌握其身心特点，运用多方面知识，以获得全面、正确的资料。

（一）采集内容

1. 一般情况　包括姓名（乳名）、性别、年龄（实际年龄：新生儿记录到天数、婴儿记录到月数、1岁以上记录到几岁几个月）、民族、入院日期，父母或抚养人的姓名、年龄、职业、文化程度、家庭住址、联系电话、病史叙述者与患儿的关系等。

2. 主诉 来院就诊的主要原因及其持续的时间。如"间歇腹痛 3d""持续发热 5d"。

3. 现病史 为病历的主要部分。详细描述此次患病的情况，包括发病时间、起病过程、主要症状、病情发展、严重程度，以及接受过何种处理等。现病史还应包括其他系统和全身有无伴随症状，以及同时存在的疾病等。

4. 个人史 包括出生史、喂养史、生长发育史、预防接种史、过敏史、日常活动情况等。

（1）**出生史**：包括胎次与产次，是否足月顺产，母亲怀孕期情况，分娩时情况，出生时体重、身长，出生时有无窒息、产伤、阿普加评分等。

（2）**喂养史**：包括是母乳喂养还是人工喂养，人工喂养以何种乳品为主，添加辅食及断奶情况，近期进食食品的种类、就餐次数、食欲等。年长儿应注意询问有无挑食、偏食、贪吃零食等不良饮食习惯。

（3）**生长发育史**：包括体格生长和神经心理发育两方面，是儿童健康评估所特有的。询问：儿童体格生长发育指标如体重、身高（长）、头围增长情况；前囟闭合时间；乳牙萌出时间、数目；抬头、翻身、独坐、站立、行走的时间；语言的发展；对新环境的适应性；认知情况及心理社会等方面的发育情况；学龄儿童在校学习成绩和行为表现等。

（4）**预防接种史**：接种过何种疫苗，接种次数、接种年龄，接种后有无不良反应。

（5）**过敏史**：是否有过敏性疾病，认真了解有无对药物、食物或某种特殊物质（如植物、动物或纤维）的过敏史，并详细记录，以供治疗时参考。

（6）**日常活动情况**：主要包括儿童日常生活环境、卫生习惯、睡眠、休息、排泄习惯，是否存在特殊行为问题，如吮拇指、咬指甲等。

5. 既往史 需详细询问既往患过何种疾病，患病时间、住院情况和治疗结果；应着重了解传染病接触史和传染病病史；对年长儿或病程较长的疑难病例，应对各系统进行系统回顾。

6. 家族史 家族中有无遗传性疾病或慢性病患者。父母是否近亲结婚、母亲分娩情况、同胞的健康状况（死亡者应了解原因和死亡年龄）。必要时要询问家庭成员及亲戚的健康状况。

7. 心理-社会状况 了解患儿的性格特征，如患儿是开朗、活泼、好动还是喜欢安静，是合群还是孤僻，是独立还是依赖；患儿及其家庭成员对住院的反应，是否了解住院的原因、对医院环境是否适应、对治疗及护理能否配合、对医护人员是否信任。若为学龄儿童，询问其在校学习情况及与同伴间的关系。家庭经济情况、居住环境、父母对患儿的关爱程度和对患儿所患疾病的认识等。

（二）注意事项

1. 收集健康史最常用的方法是交谈、观察。通过与患儿及其家长、照顾者的交谈，了解患儿的健康状况及生活习惯与特点等。

2. 在交谈前，护士应明确谈话的目的，拟定所需资料的项目，安排适当的时间、地点，并记录于儿科护理病历。

3. 交谈中护士应注意倾听，有重点地询问，态度要和蔼亲切，语言通俗易懂，以取得家长和孩子的信任，获得准确、完整的资料，但避免使用暗示的语言来引导家长或孩子做出主观期望的回答。

4. 与患儿交谈要考虑儿童的理解程度和语言表达能力，幼儿只能使用一些简单的句子，学龄前期儿童能够使用较完整的句子，但常注意力不集中，言语表达不完整，直至学龄期才能用语言表达自己的情感，逐渐提供一些资料等，但要注意分辨真伪。

5. 与患儿家长交谈时要考虑他们对患儿住院的心理反应，耐心解答他们提出的各种问题。对年长儿可让其补充叙述病情，以取得直接的感受。

6. 当病情危重时，应简明扼要，边抢救边询问主要病史，以免耽误救治，详细的询问可在病情稳定后进行。

二、身体状况的评估

(一)评估内容

1. 一般状况 包括儿童发育与营养状况、精神状态、面部表情、对周围事物的反应、哭声、语言应答、活动能力、体位或行走姿势等。通过这些观察,可初步判断儿童的神态状况。

2. 一般测量 包括生命体征测量和生长发育指标测量,生命体征测量包括体温、脉搏、呼吸、血压;生长发育指标测量包括体重、身高、头围、胸围等(详见体格生长的测量)。

(1)体温:测量方法要根据小儿年龄和病情而定,能配合的年长儿可测量口温,37.5℃以下为正常。小婴儿可测量腋温,36~37.5℃为正常,但测温时间不足或气候寒冷时,测得温度可较低;肛温测量最准确,但对小儿刺激较大,36~37.5℃为正常。耳内测温法快速、准确,不易造成交叉感染,但仪器的价格较贵。

(2)呼吸、脉搏:应在小儿安静时进行测量。呼吸频率可通过听诊或根据小腹起伏计数,还可用少量棉花纤维粘贴于鼻孔边缘,来观察棉花纤维扇动次数进行计数。除呼吸频率外,还应观察呼吸的节律及深浅度。年幼儿腕部的脉搏不易扣及,但可计数颈动脉或股动脉搏动,还可用心脏听诊测得(表4-2)。

表 4-2　各年龄小儿呼吸、脉搏频率　　　　　　单位:次/min

年龄	呼吸	脉搏	呼吸:脉搏
新生儿	40~45	120~140	1:3
<1岁	30~40	110~130	1:3~1:4
1~3岁	25~30	100~120	1:3~1:4
4~7岁	20~25	80~100	1:4
8~14岁	18~20	70~90	1:4

(3)血压:根据小儿不同年龄选择不同宽度的袖带,宽度应为小儿上臂长度的2/3。由于年幼儿血压不易测准确,所以新生儿及小婴儿可用多普勒超声诊断仪或简易潮红法测定。不同年龄的血压正常平均值可用公式计算:收缩压(mmHg)=80+(年龄×2),舒张压为收缩压的2/3(1mmHg=0.133kPa)。

3. 其他部位及系统检查 包括皮肤的颜色及毛发状况,浅表淋巴结情况,头部检查(如头颅、囟门、眼、鼻、口腔、耳的检查等),以及颈部、胸部、腹部、外生殖器与肛门、脊柱与四肢、神经反射等部位的全面评估。

(二)注意事项

1. 检查室内应安静、光线明亮、温度适宜;检查用品齐全、适用。

2. 开始检查前(如询问病史时)就应该注意取得患儿的信任,面带微笑、呼唤患儿的名字或乳名、用表扬的语言鼓励患儿或用手轻轻抚摸患儿均可使患儿消除紧张心理,也可用听诊器或其他玩具逗患儿玩耍以消除或减少恐惧,取得患儿的信任和合作,与患儿建立良好的关系,以便观察与检查。

3. 检查时应注意观察患儿的精神状态、对外界的反应和智力情况,尽量让孩子与亲人在一起,增加患儿的安全感。按儿童年龄及所需检查的部位,采取顺应患儿的体位、姿势,如为较小婴儿检查肺部,可由父母抱于怀中,横坐在父母腿上进行。对年长儿还要照顾他(她)们的害羞心理和自尊心。

4. 检查顺序可根据患儿当时的情况灵活掌握。如检查小婴儿时，可先听诊心肺，后检查咽部；幼儿可先检查四肢后再检查其他部位，以减少儿童的恐惧；有疼痛的部位也应放在最后检查。对急症或危重抢救病例，应先重点检查生命体征或与疾病有关的部位，全面的体检最好在病情稍稳定后进行，也可边抢救边检查。

5. 儿童免疫功能差，检查过程中既要全面仔细，又要注意保暖，不要过多暴露身体部位以免着凉，冬天时双手及所用听诊器胸件应温暖；检查尽可能迅速，动作轻柔；检查前后均应清洗双手，工作衣和听诊器要勤消毒，使用一次性或消毒后的压舌板，避免交叉感染。

三、家庭评估

家庭成员与儿童的关系是影响其身心健康的重要因素。家庭评估包括家庭结构评估和家庭功能评估，是儿童健康评估的重要组成部分。

（一）家庭结构评估

家庭结构是指家庭组成及有关家庭的社会、文化、经济特点等，对儿童及家庭成员身心健康的影响较大。评估内容包括：

1. 家庭及社区环境　家庭环境包括住房类型、居住面积、室内布局、安全性以及近期家庭变迁等。社区环境资料包括邻里关系、学校位置、上学交通状况、娱乐空间、有无潜在危险因素等。

2. 家庭组成　狭义的家庭组成是指目前与儿童共同居住的家庭成员，广义的范围应该包括整个家庭的支持系统。评估中应涉及父母目前的婚姻、职业及教育状况，此外还应涉及家庭的经济、医疗保险状况；同时应了解患儿对家庭现实情况的反应。

3. 文化及信仰　有关家庭文化传统及信仰方面的信息对制订护理计划十分重要，此方面评估应注重对家庭育儿观念、保健态度、饮食习惯等。

（二）家庭功能评估

家庭功能是家庭成员之间彼此的影响力以及相互关系的质量，它是决定家庭健康的重要因素。评估内容包括：

1. 家庭成员的关系及角色　家庭成员的关系是指他们之间的亲密程度，是否彼此亲近、相互关心，有无偏爱、溺爱、冲突、紧张状态，能否使儿童从中获得爱与安全；家庭角色是指每个家庭成员在家庭中所处的地位及所承担的责任。

2. 家庭中的权威及决策方式　父母的权力分工对家庭健康是十分重要的，因此评估中应包括家庭问题如何决策以及谁具有决策权。

3. 家庭中沟通交流　评估问题应包括父母是否鼓励孩子与他们交流思想，孩子是否耐心倾听父母的意见，孩子是否愿意与父母探讨问题并分享感受，家庭是否具有促进儿童生理、心理和社会性成熟的条件，以帮助患儿完成社会化进程；与社会有无联系，能否从中获取支持。

4. 家庭卫生保健功能　评估家庭成员有无科学育儿的一般知识、家庭用药情况、对患儿疾病的认识、提供疾病期间护理照顾的能力等。

（三）注意事项

在家庭评估过程中，护士要应用沟通技巧获得家庭的信任，关系到隐私问题要注意保密。根据健康史的采集、身体状况的评估及家庭评估的结果进行综合分析，确定患儿的主要健康问题，提出护理诊断，制订切实可行的护理计划。随着患儿病情的变化，随时进行评估和评价，修正护理诊断，调整护理计划。

第三节　住院患儿的护理

情境导入

患儿，9个月，因肺炎入院治疗，入院当天哭闹不止，不愿离开母亲。
工作任务:
1. 请分析该患儿此时的主要心理反应。
2. 对该患儿如何进行心理护理。

一、住院患儿的一般护理

1. 入院时的护理　患儿入院时首先向患儿及其家属介绍病室环境、作息时间、探视制度；介绍相关医护人员，帮助患儿和家属做好入院的用物和心理的准备。护士做到语言温和、态度亲切，使患儿和家属尽快适应新的环境，取得其信任，在病情及身体状况允许的情况下进行清洁护理。采集患儿健康史资料和进行体格检查时，注意了解住院对患儿及家庭的影响，问清家长的联系方式，并及时、准确、全面地记录。将获取的资料进行综合分析，确定护理诊断，拟定护理计划。对危重患儿，根据具体病情协助医生进行治疗和抢救，待病情平稳再完善其他方面的护理。

2. 住院期间的护理　应根据患儿的具体病情和医嘱给予基础护理。病室定时通风换气，保持适宜的温度和湿度，按时用消毒液清洁地面、床栏杆及台面。定期为患儿擦浴或沐浴，经常更换衣着及被褥，保持皮肤、黏膜的清洁，预防婴儿红臀的发生。严格遵守消毒隔离制度、执行无菌操作，认真执行各种安全防范措施，预防交叉感染和意外事故。根据患儿的年龄、疾病种类、病情轻重及既往饮食习惯选择合适的饮食。根据患儿病情在医嘱允许的范围内适当活动，为患儿提供适当、有益的活动和游戏，包括讲故事、绘画、听音乐、角色扮演等，同时保证有充分的休息与睡眠。对长期住院的学龄期儿童应帮助其继续学习，保持与同学、学校的联系，以免患儿担心因疾病影响学习成绩。同时，针对不同年龄和疾病的患儿及家长进行疾病预防、康复、营养、自我护理等知识的宣传。

3. 出院时的指导　患儿出院时应提前通知患儿及家长做好出院准备，指导家长办理相关出院手续，帮助家长掌握回家后的相关护理知识，如休息与睡眠、饮食、出院带药及服药方法、病情观察、门诊随访、疾病预防等。填写出院护理评估表，整理护理病历，并整理患儿病室（包括床单位）。

二、住院患儿的心理护理

住院患儿主要的压力来源于疾病本身、各种相关治疗及日常活动受到不同程度的约束和限制，使患儿感到不适甚至产生恐惧。

1. 婴儿期

(1) **心理反应**：根据儿童心理发育的研究结果，儿童出生后在外界刺激的不断影响下，脑的内部结构和功能迅速发展，逐渐形成条件反射，这是心理活动的开端。出生2个月后，婴儿开始能注视母亲的脸、微笑、手脚乱动，母婴之间逐渐产生感情，从而使婴儿的需要得到满足。6个月以内的婴儿因能满足其生理需要，一般比较平静，较少哭闹。但住院会使婴儿和母亲正开始建立信任感的过程被中断，同时婴儿所需要的外界刺激及手脚的动作都受到限制，感觉和动作的发育将受到一定的影响。婴儿在6个月时一般能辨认熟人和陌生人的面孔，认识自己的母亲，并对母亲有着越来越强烈的依赖性。6个月以后的婴儿住院，主要反应是分离性焦虑，表现为哭闹不止，避开和拒绝与陌生人接触；如果住院时间较长，表现出不活泼、抑郁、退缩、对周围事物不感兴趣。

（2）护理要点：①当护理人员首次与患儿接触时，先和父母谈话并逗引患儿，使患儿对护士有一个熟悉的过程，可给小婴儿舒适的抚摸、怀抱等，但不要突然从父母怀抱中把患儿强行抱开；②给小婴儿适当的环境刺激，如颜色、声音等，提供适合患儿年龄的感觉、运动刺激，促进患儿身心发育；③尽量做到有固定的护士对患儿进行全面护理，建立护患间的信任感，以满足患儿感情上及其他方面的需要；④了解患儿住院前的生活习惯，保持与患儿父母的密切联系，鼓励父母参与护理，允许家长把患儿喜爱的玩具和物品带到医院，满足其喜好，使之尽快适应住院生活。

2. 幼儿期

（1）心理反应：患儿对医院的环境、生活等各个方面均不熟悉，担心自身安全受到威胁，同时语言表达与理解能力有限，对住院限制自己的活动产生不满情绪。此期的分离性焦虑表现得最为强烈，具体表现为三个时期。①抗议期：患儿对母亲的依恋十分强烈，常把住院误认为是惩罚，害怕被父母抛弃，表现出侵略性、攻击性行为；②失望期：患儿感到失望、无助，明显地表现出忧郁、悲伤的情绪，对周围的一切不感兴趣，可有退缩或抱怨行为，如吸吮自己的拇指或紧抱玩具不放；③否认期：患儿长期住院，即可进入此期，患儿不再抑郁，假装对周围的一切事物有较大的兴趣，假装乐意和周围其他人接触，表现出很愉快的情绪，此期更需要对患儿精神上的支持和安慰。

（2）护理要点：①由责任护士负责对患儿进行全面、连续的护理，耐心介绍医院内的生活安排及周围环境，尽可能保持患儿住院前的爱好及生活习惯，使其得到母爱般的温暖。②加强与患儿之间的沟通：语言沟通主要是通过了解患儿惯用的词汇及表达需要的特殊方式，有意识地多与患儿进行语言交流，达到相互理解，同时锻炼儿童的语言能力；非语言沟通是和患儿沟通的主要途径，患儿的面部表情、动作、态度等都能为疾病诊治提供重要线索，同样医护人员的面部表情、动作、态度、语调等也会影响患儿的情绪和心理变化。③对患儿行为方面的护理，包括理解退行性行为的出现是患儿的一种心理防御，不能指责或嘲笑；在病情允许的情况下，提供适当的活动机会使患儿表现其自主性，如自己吃饭、穿衣或参与清理个人卫生；帮助其恢复应有的行为能力，如排泄习惯、语言的恢复；患儿某部位活动受到限制时，要尽可能用其他方式进行代替，如限制了走路，可用童车代替，但要注意采取安全措施。

3. 学龄前期

（1）心理反应

1）分离性焦虑：学龄前儿童离开熟悉的环境，或与父母短期分离，在一般情况下反应不如婴幼儿强烈。但在住院期间，迫切希望得到父母的照顾与安慰。如果父母不在身边，会感到孤独无依、失望和不安，表现为悄悄哭泣、难以入睡或食欲下降。

2）怀疑被遗弃和受到处罚：患儿不知道何时能出院，怀疑自己得不到父母的爱并被抛弃。此期患儿开始产生幻想，有时在幻想中萌生损害他人的企图。无法辨清幻想与现实的界限，错误地认为自己的企图已被父母发觉，因而以住院对其惩罚。特别是后期开始有道德观念，会认为自己有错，应该受到处罚，因此感到内疚和恐惧。

3）恐惧：医院的一切对患儿都是陌生的，所见所闻、生活制度和条件均有改变，感到不习惯、受威胁，产生恐惧心理。对疾病和治疗不能理解或不能完全理解，惧怕身体的完整性及器官功能被破坏，有不安全感，产生焦虑心理。

（2）护理要点

1）护理人员应尽可能相对固定，介绍病室的环境及同病室的其他小病友，设法使患儿尽快熟悉周围环境、同伴和有关人员，消除陌生感。

2）护理人员可以用患儿易于理解的语言说明住院的原因、治疗和护理操作的必要性，执行任何操作前应做好解释，以减少疑虑，确信住院不是惩罚。创造条件让患儿参加适宜的游戏、绘画、看电视、讲故事等活动，以帮助患儿减轻恐惧和焦虑。

3）给患儿提供自我选择的机会,在许可情况下鼓励他们自我照顾,参加一些力所能及的事情,以帮助其树立自信并维持自尊心。

4. 学龄期

(1)心理反应

1）分离性焦虑:患儿离开学校与同学分离会感到孤独,担心失去新近掌握的各种知识、本领,会落后于别人。

2）担心及害羞:关心自己的病情,担心病情恶化,变成残废或死亡。因害羞对体格检查不能很好配合,不愿意回答个人卫生方面的问题。

(2)护理要点

1）护士多与患儿交谈,密切与患儿的关系,向患儿解释病因、住院的必要性以及何时可以出院,使患儿对病情有所了解,增强患儿的信任感和安全感。

2）建立严格的规章制度,保证患儿的安全,使患儿安心、情绪稳定。根据病情适当安排患儿进行活动。

3）当进行体格检查及各种操作时,要先介绍检查和治疗的目的,消除患儿的疑虑,同时采取必要的措施保护患儿的隐私。

4）组织患儿适当地看书、做作业、绘画及开展游戏活动,调整患儿的情绪。鼓励患儿与同伴、老师联络,允许他们来院探视,交流学习进展情况,根据病情帮助患儿继续学习,使其保持信心。

5）鼓励患儿适当从事自我护理和个人卫生工作,更好地发挥其独立能力。

5. 青春期

(1)心理反应:青春期少年的个性基本形成,住院后常常不愿受医生护士过多的干涉,心理适应能力加强但情绪容易波动,也易出现日常生活被打乱的问题。

(2)护理要点:运用沟通交流技巧建立良好的护患关系,增加患儿的安全感。与患儿及其家长共同制订时间表,根据病情安排治疗、学习、锻炼和娱乐活动等。对于长期住院的患儿,可在日历上标注特殊事件的日期和时间,如喜爱的电视节目、朋友或亲戚探视、节日及生日等,特别是治疗方面的变化。在执行治疗护理措施时,提供给患儿部分选择权,通过强调患儿的个人能力,否定不合作或消极行为,来强化患儿的自我管理能力。

6. 临终患儿

(1)心理反应:临终患儿心理反应与其对死亡的认识有关。影响临终患儿心理反应的因素包括目前身体痛苦的程度、年龄、性格、对疾病病情的理解、家长的情绪和举动、个人责任及所能采取的应对方式等。婴幼儿还不能理解死亡;学龄前儿童对死亡的概念也不清楚,认为是像睡觉一样,死后仍可复生;学龄期儿童开始认识到死亡是件大事,但7~10岁的患儿并不能解释死亡的真正意义,常用不好的事理解其意义,并害怕死亡但还不能把死亡与自己直接联系起来;10岁以后的小儿对死亡才有与成人相似的概念,惧怕死亡及死亡前的痛苦。家庭对濒死儿童的反应分为五个阶段:①否认、震惊;②愤怒;③协议;④抑郁;⑤接受。

(2)护理要点:面对患儿死亡是最痛苦、最困难的事情,护士的任务是帮助患儿面对死亡,协助家庭减轻失去患儿的痛苦。允许家长守在患儿身边参与适当的护理,使患儿在濒死时,其父母能陪伴在身边。操作中应尽量减少临终患儿的痛苦,做到稳、准、轻、快,及时满足其心理、生理需要。面对患儿提出的死亡问题要给予回答,但避免给予预期死亡的时间。要随时了解患儿的情绪,鼓励他,使其得到支持和帮助。患儿死后,要同情、关心、理解家长的痛苦,在安慰、劝解家长的同时,尽量满足他们的要求。如允许父母在患儿身边多停留些时间,给予最后的照顾,提供父母发泄场所,并适当地劝解。

第四节　与患儿及其家长的沟通

情境导入

患儿,男,2岁,因缺铁性贫血入院治疗,患儿治疗期间由母亲负责照顾。
工作任务:
1. 护士在为患儿做治疗时,应该如何与患儿沟通?
2. 母亲向护士询问患儿的病情,护士应如何进行回答?

一、儿童沟通特点

1. 语言表达能力有限　不同年龄阶段的患儿发育水平不同,表达个人需要的方式也不同。1岁以内的婴儿不会说话,如饥饿、口渴、尿布潮湿时,以不同音调的哭声表示身心需要;1~2岁儿童吐字不清、用词不准、叠音字较多,语言表达不清,难以理解,会不同程度地影响沟通效果。对婴幼儿不能或不完全能通过语言进行沟通。3岁以上患儿语言表达能力逐渐增强,可通过语言或借助肢体动作,叙述某些事情的发生经过和结果,但缺乏逻辑思维能力,表达不够准确。

2. 不能适应环境变化　患儿来到医院这个陌生的环境,暂时不能适应;恐惧心理以及身体的不适均影响沟通的效果。

3. 缺乏判断能力　患儿对事物的认识、对问题的理解能力有一定的局限性。学龄儿童才逐步学会正确地掌握概念,进行合乎逻辑的推理。因此,患儿理解、判断、认识、分析问题的能力较成人差,容易影响沟通的进展与效果。

二、与患儿沟通的技巧

1. 语言沟通技巧

(1)**使用肯定语句**:在谈话之前,护士应了解不同年龄患儿语言表达能力及理解水平,使用适当的方式沟通。尽量不用模棱两可的语言,如体格检查需解开衣服时,对患儿讲"我帮你听一听,要我帮忙解开衣扣吗?"避免说"你要不要解开衣扣?"谈话时使用肯定语句,有助于患儿理解,也能促进患儿主动配合。

(2)**真诚理解患儿**:护士对患儿应态度诚恳,理解、接受患儿幼稚甚至夸大的言语,不能敷衍、讥讽、取笑患儿,否则会失去患儿的信任。交谈时认真倾听,不打断患儿的谈话,可以帮助患儿修正词句,引导患儿把交谈继续下去,分析并弄清患儿谈话的意思,获得准确的资料。

(3)**注意沟通效果**:远近恰当的距离、高低适宜的音量、快慢适中的速度,清楚精确的语句、抑扬顿挫的语调等都能引起患儿的注意与反应,护士应掌握谈话的技巧,注意声音效果,谈话中注意停顿,使患儿有时间反应、理顺思路,均有助于沟通顺利进行。

2. 非语言沟通技巧

(1)**尊重**:患儿虽然年龄小、经历不多甚至是对外界一无所知,但是仍要平等相待。谈话时必须与患儿保持较近的距离,采取蹲位以达到与患儿眼睛在同一水平线对视,而不能站着讲话使患儿不得不仰视,导致患儿感觉疲惫;更不可东张西望,显得漫不经心;应尽量满足患儿合理的要求,使他们有安全感,自尊心得到保护,否则会严重影响沟通效果。

(2)**微笑**:护士要保持良好的情绪,发自内心的微笑会给患儿留下美好印象,有助于消除患儿紧张情绪,增加交流的主动性。因此,除治疗需要外一般不戴口罩,以便患儿经常能看到护士的微笑,缩短双方感情上的距离。

（3）**抚摸**：抚摸是情感交流的形式，护士抚摸患儿向其传递"爱"的信息，患儿可感受到来自护士母亲般的关爱，尤其对不会用语言表达的婴幼儿来说，更有利于获得安全感和身心的愉悦。

3. 游戏沟通技巧

（1）**适应沟通需要**：护士可向患儿解释游戏的内容、规则，或与患儿一起参与游戏规则、程序的制订，满足患儿的成就感，尽快与患儿熟悉。护士与患儿一同参与游戏，患儿不知不觉消除了陌生、拘束感，将护士作为朋友平等对待，达到顺利沟通的目的。

（2）**合理安排游戏**：婴幼儿只能做简单的游戏，而学龄前患儿，可做一些较为复杂的游戏，如具有探索性的纸牌魔术等。因此，应考虑患儿的年龄和心理特点的不同，视其病情适当安排患儿感兴趣的游戏，加速沟通进程。

三、与患儿家长的沟通

一般情况下，与患儿的沟通需要患儿的父母协助完成，患儿生病其父母常有内疚、紧张、焦虑的心理，父母的不良情绪可引起患儿的不安，影响患儿的心理。利用语言与非语言形式与患儿父母进行沟通，既能借助患儿父母促进与患儿的交流，又能为患儿父母提供释放、舒缓不良情绪的机会，使患儿及其父母能够保持情绪稳定，配合治疗与护理。与患儿家长的沟通须在真诚、尊重的前提下，采取适当的技巧。除可参照与患儿沟通的技巧外，还可采用适当的沉默、观察等方法。

1. 适当的沉默 以温暖、关切的态度会给家长非常舒适的感觉。通过适当的沉默，可以给家长思考的时间，让他感觉护士是真正用心在听，从而建立良好的信任。

2. 观察 观察对证实信息是特别有帮助的。当患儿家长不能或不愿意用语言交流时，观察可作为信息的主要来源，还可表明护理人员对家长真诚的关心。

第五节　儿童用药的护理

情境导入

　　林护士今天接诊了一名1岁患儿，妈妈说孩子发热、流鼻涕1d了，10min前在家测体温39.5℃，就急忙来医院就诊。经医生检查考虑为"急性上呼吸道感染"，给予口服药物治疗。

工作任务：

1. 请指导妈妈为患儿口服给药。

2. 请示范物理降温的方法。

儿童正处于生长发育阶段，其解剖生理特点随着年龄的增长而有差异，故对药物的反应亦不同。因此儿童用药必须慎重、准确、针对性强，在药物选择、用药剂量、给药途径及间隔时间等方面，均应综合考虑。

一、各年龄期儿童用药特点

1. 胎儿期 许多药物可通过胎盘进入胎儿体内，孕妇用药对胎儿的影响取决于所用药物的性质、剂量及疗程，并与胎龄有关。用药剂量越大、时间越长，越易透过胎盘的药物，到达胎儿的血药浓度亦越高、越持久，影响就越大。如孕妇长期服用苯妥英钠可引起胎儿颅面、肢体及心脏等畸形；氨基糖苷类药物可致胎儿耳聋、肾损害等。

2. 新生儿期 新生儿肝肾功能发育不完善，转氨酶系统发育不成熟，对药物的代谢及解毒功能较差。如氯霉素可引起急性中毒（灰婴综合征）。新生儿肾小球滤过率及肾小管分泌功能差，使药物排泄缓慢,故某些由肾排泄的药物如氨基糖苷类、地高辛等,应注意用量。此外,新生儿尚可受到临产孕妇及哺乳期妇女所用药物的影响,如孕妇临产时用吗啡、哌替啶等麻醉剂或镇痛剂,可致新生儿呼吸中枢抑制;阿托品、苯巴比妥、水杨酸盐等药物可经母乳影响婴儿,卡那霉素、异烟肼有可能引起乳儿中毒,哺乳期妇女应禁用这类药物。

知识拓展

灰婴综合征

新生儿尤其是早产儿,因转氨酶系统发育不成熟,肝脏缺乏葡糖醛酸转移酶,在使用氯霉素时,不能在体内与葡糖醛酸结合而解毒,可发生氯霉素急性中毒,表现为呕吐、拒乳,严重者出现全身皮肤发灰、腹胀、肌肉松弛、呼吸不规则、循环衰竭,甚至死亡,称"灰婴综合征"。

3. **婴幼儿期** 婴幼儿神经系统发育尚未完善,有些药物易透过血脑屏障到达中枢神经系统。如阿片类药物易致呼吸中枢抑制,应禁用;氨茶碱可引起过度兴奋,应慎用;婴幼儿对镇静药耐受量较大,如用巴比妥类药物时,用量按体重计算较成人为大。

二、药物选择特点

1. **抗感染药** 小儿易患感染性疾病,常使用抗生素控制感染,但滥用抗生素可引起肠道菌群失调,引起真菌感染或细菌耐药性发生;在应用抗生素时还要注意药物的副作用,如链霉素、卡那霉素、庆大霉素可引起听神经和肾功能损害;氯霉素可抑制造血功能,引起白细胞降低;磺胺药物易在泌尿道内形成结晶,引起血尿、尿痛、尿闭等,还可抑制造血系统,引起白细胞减少等,因此,使用抗生素过程中,要严格掌握抗生素的用药指征和药理作用,要针对不同细菌、不同部位的感染,正确选择抗生素,不要滥用。同时注意在用药过程中,药物的毒副作用及患儿对药物的反应。

2. **镇静止惊药** 当患儿有高热、过度兴奋、烦躁不安、剧咳不止、频繁呕吐时,可考虑选用镇静止惊药,如苯巴比妥、地西泮、水合氯醛等,使患儿得到休息,以利于疾病的康复。使用中特别应注意观察患儿的呼吸,以免发生呼吸抑制。

3. **退热药** 发热是小儿疾病临床常见症状,通常使用乙酰氨基酚和布洛芬退热,剂量不宜过大,可反复使用,但不宜过长、过多使用,用药后要注意观察体温下降和出汗情况,并应多饮水和及时补充液体。小婴儿多采用多饮水和物理降温等措施。不宜使用阿司匹林,防止发生瑞氏(Reye)综合征。

4. **镇咳、平喘、化痰药** 小儿支气管较成人窄,当发生呼吸道感染时,黏膜炎性肿胀,分泌物较多,加上小儿又不会咳嗽,痰液易阻塞气道,引起呼吸困难。一般用雾化吸入法稀释分泌物或祛痰药,配合体位引流使痰易于咳出。哮喘患儿常用平喘药氨茶碱,因氨茶碱易引起精神兴奋及惊厥,需注意观察小儿的用药反应。

5. **止泻药和泻药** 小儿腹泻时一般不主张用止泻药,因为止泻药可以使腹泻得到缓解,但是会使肠蠕动减少,增加肠道毒素的吸收而加重全身中毒。除了调整饮食、补充液体,还可以加用活菌制剂,如双歧因子、乳酸杆菌等以调节肠道微生态环境。小儿便秘时较少使用泻药,应先进行饮食调整,如吃一些水果、蔬菜、蜂蜜,必要时开塞露外用以软化大便,达到通便的目的。

6. **肾上腺皮质激素** 临床使用比较广泛,常与一些药物配合使用,起到抗炎、抗病毒、抗过敏等作用。临床分为短程疗法、中程疗法、长程疗法。短期疗法一般用于严重感染、过敏性疾病等。中程疗法、长程疗法可引起骨质疏松、水盐、蛋白质、脂肪代谢紊乱和血压增高、库欣综合征,还可降低免疫力使病灶扩散。应用时应严格掌握使用指征,在诊断未明确时避免滥用,以免掩盖病情。不可随意减量或停药,以免出现反弹现象。水痘患儿禁止使用,以免加重病情。

三、药物剂量计算

1.按体重计算 目前临床应用广泛,是最基本的药物剂量计算方法。

每日(次)需用量=每日(次)每千克体重所需药量×患儿体重(kg)。

2.按体表面积计算 较其他方法更为准确,但计算过程相对复杂。

每日(次)剂量=每日(次)每平方米体表面积所需药量×患儿体表面积(m^2)。

儿童体表面积可按下列公式计算,也可按"儿童体表面积图或表"求得。

体重≤30kg,儿童体表面积(m^2)=体重(kg)×0.035+0.1。

体重≥30kg,儿童体表面积(m^2)=[体重(kg)-30]×0.02+1.05。

3.按年龄计算 有些药物剂量幅度大,无需精确计算。如止咳糖浆,有的按年龄计算,简便易行。

4.以成人剂量折算 只限于某些未提供儿童剂量的药物,不作为常规使用。此法计算的剂量多偏小。

儿童剂量=成人剂量×儿童体重(kg)/50。

以上方法在实际应用时,要全面考虑儿童的生理特点、所患疾病及其病情。对于肾功能未成熟的新生儿,一般用药剂量应偏小;同样的药物口服剂量要大于静脉注射剂量;在治疗不同疾病时,同一种药物的剂量可有较大差异,如用青霉素治疗化脓性脑膜炎时,其剂量较一般感染时用的剂量要增大几倍。无论采用何种方法,护士都必须认真计算,仔细核对医嘱,严防出差错。

四、给药方法

1.口服法 是最常用的给药方法,对患儿身心不良影响小,具体操作见第十七章实训六口服给药技术。

(1)年长儿童可用片剂或丸剂,应鼓励并教会自己服药。

(2)婴儿多用溶剂、滴剂,不要混于奶汁中哺喂。可用滴管法或去掉针头的注射器给药。若用小汤匙喂药,可将药片捣碎,加糖水调匀,抱起婴儿或抬高其头部,面部稍偏向一侧,从婴儿的口角处顺口方向慢慢倒入药液,可用拇指和示指轻捏双颊,使之吞咽,待药液咽下后,才将汤匙拿开,以防患儿将药液吐出。

(3)喂药应在喂奶前或两次喂奶间进行,以免因服药时呕吐而将奶吐出引起误吸。若喂药时出现恶心应暂停,轻拍其背部,以防呛咳。

2.注射法 多用于急重症患儿及呕吐等不宜口服药物的患儿。

(1)特点是见效快,但易造成患儿恐惧,宜在注射前做适当解释,并在注射时给予鼓励。

(2)常采用肌内注射、静脉推注和静脉滴注等方法。肌内注射一般选择臀大肌外上方,对哭闹挣扎的婴幼儿,可采取"三快"的特殊注射技术,即进针、注药和拔针快,防止意外发生。应尽量减少不必要的肌内注射给药,注射次数过多易损害臀大肌,使下肢活动受影响。静脉推注多用于抢救,注射时要注意药物浓度、速度、配伍禁忌等,推注速度要慢,并密切观察,勿使药液外渗。静脉滴注不仅用于给药,还可补充水分及营养,供给热量等,在临床应用较为广泛,需根据患儿年龄、病情调控滴速,保持静脉的通畅。

(3)注射药物前须准确、熟练地将医嘱的药量换算为抽取注射用的药液量。如某患儿需肌内注射地西泮(安定)2mg,其针剂规格为每支10mg/2ml,该儿童注射该药液量应为2mg/10mg×2ml=0.4ml。若注射药物为瓶装粉剂,应先计算好恰当的液量溶解粉剂,以便于计算抽液量。如头孢拉定(先锋

Ⅵ）针剂每瓶 0.5g，可用 5ml 注射用水冲化，使其溶液每 1ml 内含头孢拉定 100mg，若医嘱为某儿童应注射该药 150mg，应抽取注射量为 1.5ml。

3.外用药 外用药剂型较多，水剂、混悬剂、粉剂及膏剂等，其中以软膏为多。根据不同的用药部位，可对患儿手进行适当的约束，以免患儿抓挠、摸，使药物误入眼、口而发生意外。

4.蒸气及雾化吸入法 常用于治疗咳嗽、哮喘等。吸入时可将蒸气对准口鼻，或将管口含于口中，通常每次吸入 20min 左右。

5.其他方法 鼻饲法一般用于昏迷患儿，经胃管给药，只限口服药物。舌下含服、含漱等给药方法，只能用于能配合的较大患儿。灌肠给药采用不多，可用缓释栓剂，如常用肛门给药法，给予通便剂或退热药。

（丁晓霜）

思考题

1. 小伟，男，10 岁，因大叶性肺炎收入院。入院当晚，护士正在巡视病房，此时小伟对护士说："你们都是坏人，把我的爸爸妈妈赶走了，平时都是他们陪我睡觉的。"

请思考：

（1）小伟出现的是什么心理反应？

（2）护士如何对小伟进行心理护理。

2. 患儿，2 岁，体重 12kg，因高热惊厥，遵医嘱肌内注射地西泮，其规格为每支 10mg/2ml，小儿剂量为每次每千克体重 0.3mg。

请思考：

（1）按体重计算该患儿注射剂量是多少？应抽取多少毫升？

（2）应用肌内注射给药应注意什么？

ER 4-3

练习题

第五章 | 新生儿疾病患儿的护理

教学课件

思维导图

学习目标

1. 掌握正常足月儿、早产儿的特点和护理，常见新生儿疾病患儿的临床表现、护理诊断和护理措施。
2. 熟悉新生儿分类，常见新生儿疾病的病因、辅助检查和治疗要点。
3. 了解常见新生儿疾病的发病机制和诊断要点。
4. 学会运用护理程序对新生儿和患病新生儿实施整体护理。
5. 具有耐心细致、严谨慎独的工作态度，关爱儿童，以儿童及其家庭为中心的服务理念。

第一节 新生儿分类

新生儿（neonate；newborn）是指从出生至出生后满 28d 的婴儿。围生期是指围绕分娩前后的一段特定时期，目前我国将围生期定义为从妊娠 28 周到出生后 1 周，新生儿死亡率和围生期死亡率常被作为衡量一个国家卫生保健水平的标准之一。新生儿常按以下几种方法分类：

（一）根据胎龄分类

1. 足月儿（full-term infant） 指 37 周≤胎龄 <42 周的新生儿。

2. 早产儿（pre-term infant） 指胎龄 <37 周的活产婴儿。

3. 过期产（post-term infant） 指胎龄≥42 周的新生儿。

（二）根据出生体重分类

1. 正常出生体重儿（normal birth weight neonate） 指出生体重 2 500~4 000g 的新生儿。

2. 低出生体重儿（low birth weight neonate） 指出生体重 <2 500g 者。其中，体重 <1 500g 者为极低出生体重儿（very low birth weight neonate），体重 <1 000g 者为超低出生体重儿（extremely low birth weight neonate）。

3. 巨大儿（giant neonate） 出生体重 >4 000g 的新生儿。

（三）根据出生体重和胎龄的关系分类

1. 适于胎龄儿（appropriate for gestational age，AGA） 指出生体重在同胎龄儿平均体重第 10~90 百分位的新生儿。

2. 小于胎龄儿（small for gestational age，SGA） 指出生体重在同胎龄儿平均体重第 10 百分位以下的新生儿。在我国习惯将胎龄已足而出生体重不足 2 500g 的新生儿称为足月小样儿，是小于胎龄儿中最多见的一种，多因宫内发育迟缓引起。

3. 大于胎龄儿（large for gestational age，LGA） 指出生体重在同胎龄儿平均体重第 90 百分位以上的新生儿（图 5-1）。

（四）高危儿

高危儿（high risk neonate）指已发生或有可能发生危重情况而需密切观察和监护的新生儿，包括以下几种情况：

1. 母亲有异常妊娠史的新生儿　母亲有糖尿病病史、慢性心肺疾病、感染、吸毒、酗酒史；母亲为 Rh 阴性血型，有死胎、死产史或性传播疾病史等；母孕期有阴道流血、妊娠高血压等；孕妇年龄＞40 岁或＜16 岁。

2. 异常分娩娩出的新生儿　各种难产、急产、手术产、分娩过程中使用镇静和止痛药物等。

3. 出生时异常的新生儿　如发生窒息的新生儿、双胎或多胎儿、早产儿、小于胎龄儿、巨大儿、患有先天性畸形和遗传代谢性疾病的新生儿等。

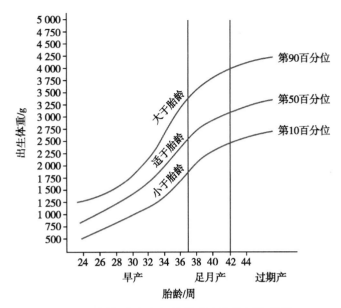

图 5-1　新生儿命名与胎龄及出生体重的关系

第二节　新生儿的特点与护理

一、正常足月儿和早产儿的特点

正常足月儿（normal full-term infant）是指 37 周≤胎龄＜42 周，2 500g≤出生体重≤4 000g，无任何疾病和畸形的活产婴儿。早产儿大多出生体重低于 2 500g，身长不足 47cm。

（一）外观特点

正常足月儿与早产儿在外观上各具特点，见表 5-1。

表 5-1　正常足月儿与早产儿外观特点比较

鉴别要点	足月儿	早产儿
皮肤	红润、皮下脂肪丰满、毳毛少	绛红、水肿、毳毛多
肌张力	良好，四肢呈屈曲状	低下
头颅	大，约占身长 1/4	更大，约占身长 1/3
头发	分条清楚	细、乱、软
耳郭	软骨发育良好，耳舟成形	软，缺乏软骨，耳舟不清楚
乳腺	乳晕清楚，结节＞4mm	乳晕不清，无结节或结节＜4mm
外生殖器	男婴睾丸已降，阴囊皱褶多 女婴大阴唇遮盖小阴唇	男婴睾丸未降，阴囊皱褶少 女婴大阴唇不能完全遮盖小阴唇
指（趾）甲	达到或超过指（趾）端	未达指（趾）端
足纹（跖纹）	遍及足底且较深	少而浅

ER 5-3

正常新生儿

（二）生理特点

1. 体温调节　新生儿体温调节中枢发育不完善，皮下脂肪较薄，血管丰富，体表面积相对较大，热量易散失；寒战反射未建立，寒冷时主要依靠棕色脂肪代谢产热，产热量相对不足。故环境温度过低、保暖不当易引起低体温和新生儿寒冷损伤综合征；当室温过高时，新生儿能通过出汗、皮肤蒸发散热，但如水分摄入不足，可致体温增高而发生脱水热。

早产儿体温调节功能更差，棕色脂肪少，产热能力更低，而体表面积相对更大，皮下脂肪更少，更易散热，故寒冷时更易发生低体温和寒冷损伤综合征；另一方面，汗腺发育差，也更易发生脱水热。

2. 呼吸系统　新生儿呼吸中枢发育不完善，呼吸节律常不规则，呼吸浅快，40~45 次 /min。胸腔较小，肋间肌薄弱，呼吸主要靠膈肌的升降而呈腹式呼吸。

早产儿呼吸中枢发育更不成熟，呼吸浅而不规则，常出现呼吸暂停，该现象是指呼吸停止时间达 15~20s，或虽不到 15s，但伴有心率减慢（<100 次 /min）并出现发绀及四肢肌张力的下降。因肺发育不成熟，缺乏肺表面活性物质，早产儿易发生呼吸窘迫综合征。

3. 循环系统　胎儿出生后，随着脐带结扎，胎盘 - 脐血循环终止；随着呼吸建立及肺膨胀，肺循环阻力降低，肺血流量增加，肺静脉回流到左心房的血流量增加，压力增高，卵圆孔功能性关闭；氧分压增高，动脉导管收缩，功能性关闭。出生后头几日心前区可闻及生理性杂音可能与动脉导管暂时未闭有关。新生儿的心率快且波动范围大，为 100~150 次 /min，平均为 120~140 次 /min，血压平均为 70/50mmHg（9.3/6.7kPa），新生儿期血流较多分布于躯干，四肢相对少，故易出现四肢发凉、发绀。

早产儿较足月儿心率更快，血压更低，部分早产儿可有动脉导管未闭。

4. 消化系统　足月儿出生时吞咽功能已完善，但胃呈水平位，贲门括约肌发育较差而松弛，幽门括约肌较发达，易发生溢奶，甚至呕吐。新生儿消化道面积相对较大，管壁薄，黏膜通透性高，有利于营养物质的吸收，但肠腔内的毒素和消化不全产物也易进入血液循环，引起中毒和过敏。足月儿一般于出生后 10~12h 开始排出胎粪，2~3d 可排完。胎粪由肠黏膜脱落的上皮细胞、胎儿咽下的羊水及消化液等组成，呈墨绿色糊状，黏稠，无臭味。若超过 24h 仍无胎粪排出，应检查有无肛门闭锁及其他消化道畸形。

早产儿吸吮力弱、吞咽功能差，常出现喂养困难或呛奶而致吸入性肺炎甚至窒息。早产儿胃容量小，贲门括约肌发育更差，更易发生溢奶及胃食管反流。胆酸分泌少，对脂肪的消化吸收较差。在缺氧缺血或喂养不当时易发生坏死性小肠结肠炎。肝功能不成熟，生理性黄疸程度重，持续时间长。肝糖原储存少，且肝合成蛋白不足，易发生低血糖和低蛋白血症。胎粪形成较少及肠蠕动弱，易出现胎粪排出延迟现象。

5. 血液系统　新生儿出生时血液中红细胞、血红蛋白和白细胞总数均较高，以后逐渐下降；出生时血小板已达成人水平；由于胎儿肝脏维生素 K 储存量少、凝血因子活性低，易发生新生儿出血，故出生后常规注射维生素 K_1。

早产儿血小板量较足月儿略低，维生 K、铁及维生素 D 储存量均较足月儿少，故更易发生出血、贫血及佝偻病。

6. 泌尿系统　新生儿肾小球滤过率低，肾小管浓缩功能差，对水和溶质的处理能力差，容易出现水肿或脱水症状。新生儿一般于出生后 24h 内开始排尿，若超过 48h 仍未排尿，需查找原因。

早产儿肾浓缩功能更差，肾小管对醛固酮反应低下，肾排钠增多，易产生低钠血症。肾小管排酸能力差，易发生代谢性酸中毒。肾糖阈低，尿糖可呈阳性。

7. 神经系统　新生儿脑相对较大，占体重 10%~20%（成人仅 2%）。脊髓相对较长，大脑皮质兴奋性低，睡眠时间长。足月儿出生时已具有原始的神经反射，如觅食反射、吸吮反射、握持反射、拥抱反射和交叉伸腿反射。正常情况下，出生后 3~4 个月这些反射可自然消失。新生儿巴宾斯基征、克尼格征、霍夫曼征等阳性属正常现象。

早产儿神经系统的成熟度与胎龄关系密切，胎龄愈小，原始反射愈难以引出或反射不完整。早产儿易发生缺氧，导致缺氧缺血性脑病发生。早产儿脑室管膜下存在发达的胚胎生发层基质，易导致颅内出血。

8. 免疫系统　新生儿的特异性和非特异性免疫功能均不成熟。皮肤黏膜薄嫩易损伤；脐带残端未完全闭合，易成为细菌入侵的门户；胃酸少，杀菌力低下；胎儿可通过胎盘从母体获得 IgG，因此新生儿对一些传染病如麻疹有免疫力，但免疫球蛋白 IgA 和 IgM 不能通过胎盘进入胎儿体内，因此新生儿容易患呼吸道和消化道感染性疾病，母乳喂养的小儿可通过母乳获得一部分 SIgA，其呼吸道与消化道也因此具有了一定抵抗力。

早产儿皮肤屏障作用更差，体液及细胞免疫功能更加不完善，各种补体水平较足月儿更低，因此，更易发生各种感染。

9. 能量及体液代谢　新生儿总能量需求为：出生后第 1 周每日 50~75kcal/kg（209~314kJ/kg），以后逐渐增至 418~502kJ/（kg·d）[100~120kcal/（kg·d）]。新生儿所需液体量为出生后第 1 日 60~100m/kg，以后每日约增加 30ml/kg，直至每日 150~180ml/kg。足月儿钠需要量为 1~2mmol/（kg·d），出生 10d 内不需补钾，10d 后钾需要量为 1~2mmol/（kg·d）。

早产儿出生后第 1 周内每日所需能量较足月儿低，每日所需液体量则较高，因吸吮力弱，消化功能差，常需肠道外营养。

10. 新生儿几种常见的特殊生理状态

（1）**生理性体重下降**：参见第二章第二节　儿童体格生长发育与评价。

（2）**生理性黄疸**：参见本章第六节　新生儿黄疸与新生儿溶血病的护理。

（3）**乳腺肿大**：出生后 3~5d，男、女新生儿均可出现乳腺肿大，如蚕豆或鸽蛋大小，出生后 2~3 周内消失，与新生儿出生时体内存在一定量来自母体的雌激素、孕激素等有关。切忌挤压，以免感染。

（4）**假月经**：受出生后母体雌激素突然中断的影响，部分女婴于出生后第 5~7 日，可见阴道少量流血，可持续 1 周，一般不必处理。

（5）**口腔内特点**：新生儿上腭中线两侧常有微凸的淡黄色点状物，称"上皮珠"，出现于齿龈上的微凸点状物，称"马牙"，这是正常上皮细胞堆积或黏膜分泌物积聚所致，数周后自然消退。不可刮擦或挑拨，以免感染。两侧面颊部有隆起的脂肪垫，称"螳螂嘴"，对吸吮有利，不可挑拨，以免感染。

（6）**新生儿红斑及粟粒疹**：出生后 1~2d，在头部、躯干和四肢常出现大小不等的多形性斑丘疹，称新生儿红斑，1~2d 后自然消失。粟粒疹指新生儿出生后 3 周内因皮脂腺潴留在鼻尖、鼻翼、面颊部形成的小米粒大小黄白色皮疹，多可自行消退，不必处理。

ER 5-4

新生儿生理
状态

二、正常足月儿和早产儿的护理

【常见护理诊断 / 问题】

1. 有体温失调的危险　与体温调节中枢发育不完善有关。

2. 自主呼吸障碍　与呼吸中枢和呼吸器官发育不成熟有关。

3. 有窒息的危险　与羊水吸入、溢奶或呕吐等有关。

4. 营养失调：低于机体需要量　与吸吮、吞咽及消化吸收功能差有关。

5. 有感染的危险　与免疫功能低下及皮肤屏障功能差有关。

【护理措施】

1. 维持体温稳定

（1）**环境**：新生儿居室应阳光充足，空气流通，避免对流风，最好备有空调和空气净化设备。在穿衣、盖被情况下，足月儿室温可维持在 22~24℃，早产儿室温应控制在 24~26℃，相对湿度均应在 55%~65%。

（2）**保暖**：新生儿娩出后立即擦干全身皮肤，用温暖毛巾包裹，并应因地制宜采取不同的保暖措施，对于体重＜2 000g的早产儿应尽早置于中性温度的暖箱内保暖。中性温度是指机体维持体温正常所需要的代谢率和耗氧量最低时的环境温度，出生体重越低，日龄越小，所需的中性温度越高（表5-2）。接触新生儿的手、仪器、物品等均应预热，暴露操作应在远红外辐射台保暖下进行。注意监测体温变化，如发现异常，及时通知医生。

表5-2　不同出生体重儿的中性温度

出生体重/g	中性温度			
	35℃	34℃	33℃	32℃
1 000	出生10d内	10d以后	3周以后	5周以后
1 500	—	出生10d内	10d以后	4周以后
2 000	—	出生2d内	2d以后	3周以后
＞2 500	—	—	2d内	2d以后

（3）**降温**：如新生儿出现脱水热，应松解包被散热，并补充水分，一般不用退热药。

2. 维持有效呼吸

（1）**保持呼吸道通畅**：新生儿娩出后、开始呼吸前，应立即清除口、鼻腔的黏液及羊水，以免引起吸入性肺炎或窒息；保持新生儿舒适体位，仰卧时应避免颈部前屈或过度后仰，早产儿可肩下放置软垫，以防止颈部弯曲，俯卧时，头应偏向一侧；专人看护，经常检查鼻孔是否通畅，及时清除鼻孔内分泌物。

（2）**及时处理异常情况**：注意观察新生儿呼吸运动及皮肤、黏膜颜色，加强对早产儿的观察，备好急救用物如氧气、吸痰器、简易呼吸器、喉镜、气管插管和急救药品等，发生异常立即处理。缺氧时及时给氧，一般主张间歇低流量给氧，吸氧浓度以动脉血氧分压50~80mmHg（6.7~10.7kPa）或经皮血氧饱和度以88%~93%为宜，缺氧症状改善应及时停止吸氧，以防引起氧中毒。呼吸暂停者给予拍打足底、托背等刺激呼吸，条件允许可放置水囊床垫，利用水震动减少呼吸暂停的发生。必要时遵医嘱应用呼吸兴奋药或机械通气。

3. 合理喂养

（1）**足月儿**：出生后1h内即可开奶，提倡母乳喂养、按需哺乳，人工喂养者宜选用配方奶。喂奶后竖抱婴儿轻拍背部排出胃内气体，然后取右侧卧位，防止溢奶和呕吐引起窒息。定时、定秤测体重，以了解新生儿的营养状况。

（2）**早产儿**：更应尽早母乳喂养，以防低血糖发生；无母乳者宜选择早产儿配方奶，根据新生儿吸吮、吞咽、消化吸收功能，选择母乳、奶瓶喂养、滴管喂养、管饲或静脉滴注等不同营养方式。喂奶量和间隔时间根据出生体重和耐受力而定，应记录24h出入量，准确测量体重，并适时调整喂养方案，以满足婴儿营养需求（表5-3）。

表5-3　早产儿喂奶量和间隔时间

出生体重（W）/g	开始量/ml	每日隔次增加量/ml	哺乳间隔时间/h
W＜1 000	1~2	1	1
1 000≤W＜1 500	3~4	2	2
1 500≤W＜2 000	5~10	5~10	2~3
2 000≤W＜2 499	10~15	10~15	3

4. 补充维生素与矿物质　足月儿及早产儿出生后均应及时肌内注射维生素K₁，以预防出血，补充维生素D以预防佝偻病。早产儿还应遵医嘱补充铁剂及维生素A、维生素C等。

5. 预防感染　严格执行新生儿室的消毒隔离制度，工作人员带菌和患感染性疾病时应暂时隔离，感染性与非感染性新生儿应分区域安置和护理，以防止交叉感染。强化手卫生意识，接触新生儿前后均应用手消毒液洗手。做好新生儿皮肤黏膜护理，新生儿体温稳定后，每日沐浴1次，以保持皮肤清洁和促进血液循环；保持脐部清洁和干燥，出现红肿、渗血、分泌物或肉芽组织时应及时处理；每次大便后及时更换尿布，同时用温水清洗会阴及臀部，以防尿布皮炎；注意眼睛、鼻腔、外耳道、口腔的清洁护理。及时接种乙肝疫苗和卡介苗。

6. 健康教育

（1）**育儿知识宣教**：提倡母婴同室和母乳喂养，鼓励父母与新生儿通过肌肤接触、说话、眼神交流等尽早建立情感联结，以利于新生儿身心发育。向家长介绍科学喂养、日常护理与观察、预防接种、维生素 D 缺乏性佝偻病和缺铁性贫血的预防等相关知识和方法，如通过示范教会家长保暖、更换尿布、穿衣、沐浴、脐部护理、测量体重等方法。

（2）**新生儿筛查**：介绍新生儿疾病尽早筛查的重要性，使家长配合医护人员尽早进行先天性甲状腺功能减退症、苯丙酮尿症等疾病的筛查。

（3）**早产儿保健**：指导家长观察早产儿进食、精神反应、大小便、面色等情况，以及时发现和处理异常；加强早产儿父母的心理疏导，减轻其焦虑情绪；告知保暖、喂养及预防感染等护理的重要性，并指导具体护理方法；嘱其出院后定期随访眼底、智力、生长发育等情况。

第三节　新生儿窒息

情境导入

新生儿，剖宫产娩出，术中见脐带绕颈 2 圈，羊水呈黄绿色、浑浊。出生后全身青紫，四肢稍屈，心率 90 次 /min，呼吸浅、慢、不规则，弹足底无反应。

工作任务：

1. 该新生儿阿普加评分是多少？

2. 对该新生儿立即进行复苏，在流程上与成人的心肺复苏术相比有何不同？

新生儿窒息（newborn asphyxia）是指宫内或分娩过程中的各种原因使新生儿出生后不能建立正常的自主呼吸，引起缺氧、酸中毒，严重时可导致全身多脏器损害的一种病理生理状况。本病是新生儿死亡和致残的重要原因之一。

【病因】

凡是能造成胎儿和新生儿缺氧的因素均可引起窒息，新生儿窒息的本质是缺氧。

1. 母亲因素　孕妇患有严重贫血，心、肺疾病，糖尿病，妊娠期高血压疾病，孕妇吸毒、吸烟以及孕妇年龄 > 35 岁或 < 16 岁等。

2. 胎盘和脐带因素　前置胎盘、胎盘早剥、胎盘老化、脐带受压、打结、绕颈等。

3. 胎儿因素　宫内感染、先天畸形、早产、羊水或胎粪吸入等。

4. 分娩因素　难产，分娩时不恰当使用镇静剂、麻醉剂等。

【发病机制】

如缺氧发生在胎儿娩出前，机体中的二氧化碳刺激呼吸中枢，发生强烈呼吸动作而吸入大量羊水出现窒息，如严重缺氧导致胎儿呼吸中枢麻痹，则新生儿娩出后即无呼吸。新生儿不能建立正常呼吸时可引起缺氧，导致细胞代谢障碍、功能和结构异常、多系统器官损伤，甚至死亡，但不同细胞对缺氧的敏感性不同，以脑细胞最为敏感。

【护理评估】

1. 健康史　评估有无造成胎儿或新生儿缺氧的因素，包括孕妇因素、胎盘因素、脐带因素、胎儿因素、分娩因素等。

2. 身体状况

（1）**胎儿缺氧**：为代偿及失代偿的表现。早期胎动增加、胎心率增快，≥160 次 /min；晚期胎动减少或消失，胎心率变慢，<100 次 /min，肛门括约肌松弛，羊水被胎粪污染呈黄绿色。

（2）**出生后阿普加评分**：临床上采用出生后 1min 阿普加评分（表 5-4）来判断有无新生窒息及窒息的程度，8~10 分为正常，4~7 分为轻度窒息，0~3 分为重度窒息。出生后 5min 评分反映了复苏的效果，有助于判断预后，如 5min 评分仍低于 6 分，新生儿神经系统受损的风险较大。

表 5-4　新生儿阿普加评分表

评分标准 / 分	体征				
	皮肤颜色	心率/（次·min^{-1}）	弹足底或插胃管反应	肌张力	呼吸
0	青紫或苍白	无	无反应	松弛	无
1	躯干红、四肢紫	<100	有些动作，如皱眉	四肢略屈曲	慢、不规则
2	全身红	>100	哭、打喷嚏	四肢活动良好	正常、哭声响

（3）**并发症**：①中枢神经系统：可有缺氧缺血性脑病和颅内出血；②心血管系统：可表现为心律失常、心力衰竭及心源性休克等；③呼吸系统：可出现吸入性肺炎、新生儿呼吸窘迫综合征及肺出血等；④泌尿系统：可有急性肾衰竭及肾静脉血栓形成等；⑤代谢方面：常见低血糖、低钙血症、低钠血症及酸中毒等；⑥消化系统：可出现应激性溃疡和坏死性小肠结肠炎。

3. 辅助检查

（1）**血气分析**：可显示缺氧和酸中毒情况。

（2）**血生化检查**：可有低血糖、低钙血症、低钠血症等。

（3）**影像学检查**：头颅 B 超检查或 CT 检查可显示脑水肿或颅内出血等。

4. 心理 – 社会状况　由于本病可导致伤残，且治疗费用昂贵，家长可有焦虑、内疚、悲伤、恐惧，甚至嫌弃心理。故应重点评估家长对该疾病的认知态度及经济、心理承受能力。

5. 诊断要点　阿普加评分是判断新生儿窒息简洁实用的筛选方法，但其敏感度高而特异度相对低，目前我国专家提出阿普加评分结合脐动脉 pH 共同判断窒息情况，轻度窒息：阿普加评分 1min≤7 分，或 5min≤7 分，伴有脐动脉血 pH<7.2；重度窒息：阿普加评分 1min≤3 分或 5min≤5 分，伴有脐动脉血 pH<7.0。

6. 治疗要点

（1）**早期预测**：有高危因素的胎儿分娩前，做好充分的抢救准备，组建复苏团队，做好复苏计划，备好复苏物品。

（2）**复苏**：采用 ABCDE 复苏方案。A（airway）：通畅气道；B（breathing）：建立呼吸；C（circulation）：维持循环；D（drug）：药物治疗；E（evaluation）：评价和环境（保暖）。前 3 项最重要，A 是根本，B 是关键，评价贯穿全程。

（3）**复苏后的处理**：进一步评估和监测新生儿状况。接受长时间正压通气或高级复苏（如气管插管、胸外按压或给予肾上腺素）的新生儿需要转运到新生儿重症监护病房（NICU）接受进一步治疗，如控制惊厥、降低颅内压等。

【常见护理诊断 / 问题】

1. 自主呼吸障碍　与缺氧引起的呼吸中枢抑制有关。

2. 气体交换受损　与羊水、气道分泌物吸入阻碍通气换气有关。

3. 体温过低　与缺氧、环境温度低有关。

4. 潜在并发症：缺血缺氧性脑病、颅内出血、感染等。

5.焦虑(家长) 与患儿病情危重和预后不良有关。

【护理措施】

1. **复苏** 应由掌握复苏技术的产科、儿科及麻醉科的医生、护士及麻醉师等共同合作,按照ABCDE的步骤实施复苏(图5-2)。

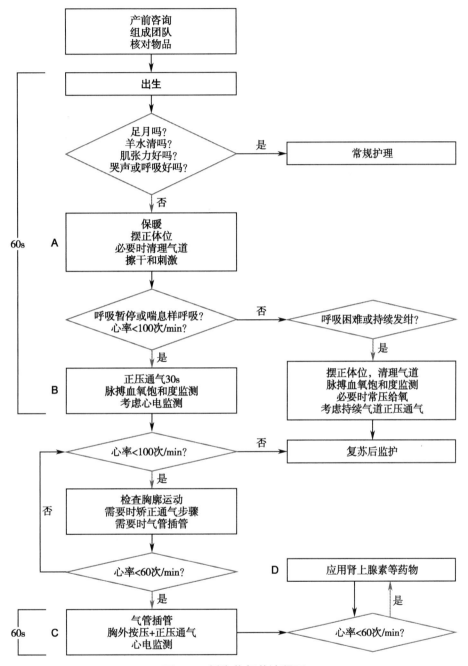

图 5-2　新生儿复苏流程图

(1)**快速评估**:对每一个出生的新生儿,即刻评估4项指标:①足月吗?②羊水清吗?③肌张力好吗?④哭声或呼吸好吗?如有1项为"否",则进入复苏流程,开始初步复苏。

(2)**初步复苏**:在30s内完成。

1)保暖:新生儿娩出后立即用温热毛巾包裹,擦干头部,置于预热好的辐射保暖台上,胎龄<32周和/或出生体重<1 500g的早产儿,以清洁塑料膜或塑料袋包裹其躯干和四肢以加强保暖效果。

2)体位:患儿取仰卧位,肩下置软枕,维持其头部轻度仰伸,呈鼻吸位(图5-3)。

3）清理气道：不常规吸引气道，如新生儿气道有较多分泌物且呼吸不畅，可用吸引球或吸痰管清理气道，先口后鼻，吸引负压为 80~100mmHg。对有羊水粪染，且无活力的新生儿，应在 20s 内完成气管插管及吸引胎粪；如不具备气管插管条件，应快速经口、鼻清理气道后立即使用面罩气囊正压通气。

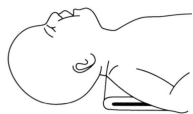

图 5-3　开放气道体位

4）擦干和刺激：快速彻底擦干新生儿全身，去掉湿毛巾，彻底擦干有刺激新生儿诱发自主呼吸的作用，如仍无自主呼吸，用手轻拍或手指弹新生儿足底（图 5-4）或摩擦背部 2 次以诱发自主呼吸（图 5-5）。

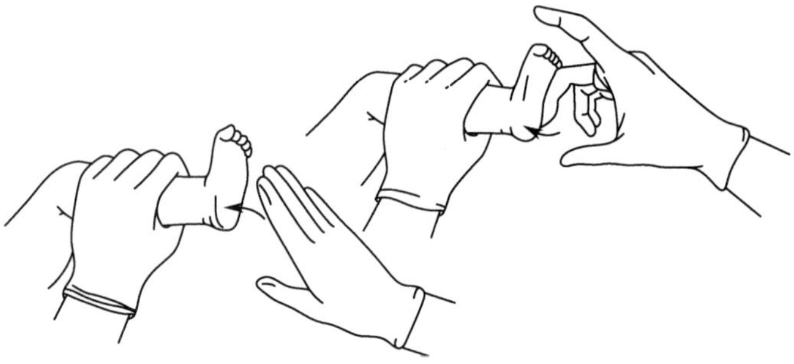

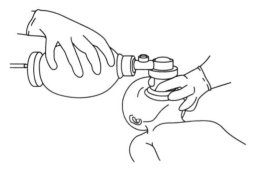

图 5-4　拍打足底

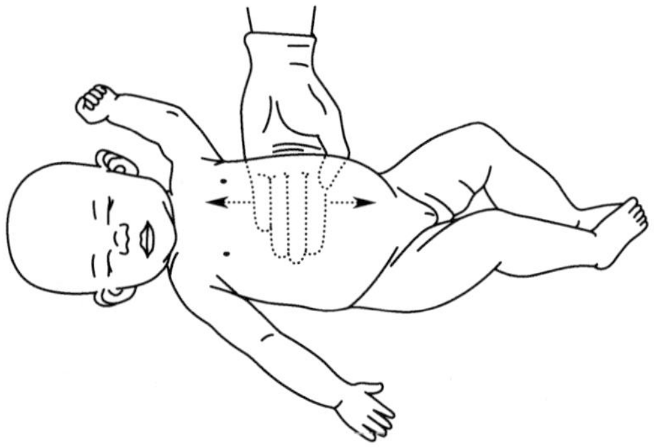

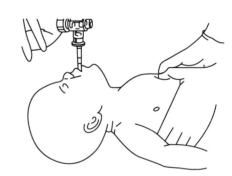

图 5-5　摩擦后背

（3）**正压通气**（B）：评估呼吸与心率，如仍为呼吸暂停或喘息样呼吸或心率 <100 次 /min，应立即实施正压通气（图 5-6），正压通气应在氧饱和度仪监测指导下进行，足月儿开始给 21% 的氧，早产儿开始为 21%~30%，以后根据氧饱和度调整氧浓度。复苏面罩应密闭口、鼻但不遮住眼睛，通气频率为 40~60 次 /min，有效通气时可见胸廓起伏。矫正通气：如达不到有效通气，需做矫正通气步骤，包括检查面罩和面部之间是否密闭，再次通畅气道及适当增加气道压力。

（4）**胸外按压**（C）：评估心率，如有效正压通气 30s 后心率 <60 次 /min，应立即气管插管正压通气，同时进行胸外按压。按压方法：用拇指法按压患儿胸骨下 1/3 处（两乳头连线中点下方），避开剑突，按压深度为胸廓前后径的 1/3，按压与通气比为 3∶1，胸外按压与正压通气频率为每分钟 120 个动作（图 5-7）。

图 5-6　正压通气

图 5-7　气管插管正压通气 + 拇指法胸外按压

（5）**药物治疗**（D）：评估心率，如同时进行 60s 的有效正压通气和胸外按压后心率持续 <60 次 /min，立即遵医嘱给予 1∶10 000 肾上腺素，首选脐静脉给药 0.1~0.3ml/kg，也可气管内给药 0.5~1.0ml/kg，有扩容指征者遵医嘱给予生理盐水治疗。

（6）**评价**（E）：复苏过程中每一操作后均需评价患儿的情况后再决定下一步的操作。评估 - 决策 - 措施的程序在整个复苏中不断重复。

新生儿心肺复苏

复苏团队

2014 年世界卫生组织确定了 2035 年消除可预防的新生儿死亡这一重要目标,并指出,许多导致新生儿死亡的原因是可以通过简单实用的适宜技术来避免的,新生儿复苏技术就是其中之一。我国也为此广泛开展了新生儿复苏项目,主要的内容是推行团队合作和复苏培训。

新生儿复苏团队由产科、儿科、麻醉科等医护人员组成。团队成员各自熟练掌握相关知识和技能,每次复苏前讨论、评估危险因素,制订复苏预案,复苏抢救中分工合作,快速有序,事后复盘总结。团队成员每 2 年进行一次复苏培训。这一项目的开展显著提升了新生儿复苏成功的概率,也彰显了团队合作的威力。出色的团队合作能力是医护人员应该具备的素质,它常在有意锻炼自己尊重和欣赏不同意见,开放地与不同背景和专业的人沟通、协商及解决问题中发展而来。

2. 复苏后监护　密切监测生命体征、尿量、肤色、血氧饱和度及窒息引起的各器官受损等情况,并做好相关记录,注意保暖、喂养等问题,加强环境管理,严格执行无菌操作,预防感染。

3. 健康教育

（1）**疾病护理指导**：向家长耐心讲解本病的严重性、预后及可能出现的后遗症。给予心理支持,以减轻其不良情绪。指导家长尽早带患儿检查,以便早期发现异常,早期干预。强调对有后遗症的患儿及早进行功能训练和智力开发的重要性,并鼓励坚持长期治疗和随访,以提升患儿生存质量。

（2）**宣教预防知识**：指导孕妇定期进行产前检查,以及时发现和处理高危妊娠。

第四节　新生儿缺氧缺血性脑病

患儿,男性,新生儿窒息复苏后 6h。现患儿烦躁不安、尖叫哭闹、易激惹,偶有双眼凝视,前囟略饱满,四肢肌张力正常,拥抱反射亢进。

工作任务:

1. 运用已有的知识思考该新生儿可能何处发生了损伤?

2. 该新生儿目前有什么护理问题?

【**病因及发病机制**】

新生儿缺氧缺血性脑病(hypoxic-ischaemic encephalopathy,HIE)是由于各种围生期因素引起的缺氧和脑血流减少或暂停而导致胎儿和新生儿的脑损伤,是新生儿窒息后的严重并发症。其死亡率高,幸存者常可遗留永久性神经功能缺陷,如智力障碍、癫痫、脑性瘫痪等,严重影响儿童生存质量。

（一）病因

1. 缺氧因素　是 HIE 发病的核心,其中围生期窒息是最主要的病因,此外还有严重的肺部疾病、右向左分流型先天性心脏病、严重贫血等。

2. 缺血因素　心搏骤停、严重心动过缓、重度心力衰竭、大量失血等。

（二）发病机制

1. 脑血流改变　①当缺氧为不完全性或慢性时:多在窒息早期,体内血流重新分配,以保证心、脑重要器官血液供应,如缺氧继续存在,这种代偿失效,脑血液灌注减少,出现第2次血流重新分配,即在脑内供应大脑半球的血流减少以保证代谢最旺盛部分(基底神经节、丘脑、脑干和小脑)的血液灌注量,此时大脑皮层矢状旁区和脑室周围白质区(大脑前、中、后动脉灌注的边缘带)最易受损。②缺氧缺血为急性完全性时:上述代偿机制不会发生,基底神经节等代谢最旺盛的脑组织因对缺氧敏感而先发生损伤,大脑皮质多不受影响。③酸中毒和缺氧可导致脑血管自主调节功能障碍,形成"压力被动性脑血流",当血压升高时,脑血流过度灌注导致颅内血管破裂出血,而低血压时脑血流量减少,可引起缺血性脑损伤。

2. 脑组织生化代谢改变 缺氧时脑无氧酵解增加、乳酸堆积,能力产生急剧减少,最终引起能量衰竭,并由此诱发一系列生化反应,最终导致脑组织损伤。

3. 神经病理学改变 病变的范围、分布和类型主要取决于损伤时脑组织成熟度、严重程度及持续时间,主要的病变有脑水肿、脑出血、神经元死亡等。足月儿常见的神经病理学改变是皮质梗死及深部灰质核坏死;早产儿以脑室周围出血和脑室内出血多见,其次是脑室周围白质软化。

【护理评估】

1. 健康史 评估患儿有无围生期窒息史,有无心、肺疾病等导致机体缺氧缺血的因素。

2. 身体状况 主要表现为意识和肌张力的改变,严重者伴有脑干功能异常。根据病情可分轻、中、重3度(表5-5)。

表5-5 HIE分度

分度	临床表现									
	症状最明显时间	意识	肌张力	拥抱反射	吸吮反射	惊厥	前囟张力	中枢性呼吸衰竭	瞳孔改变	病程与预后
轻度	出生后24h内	兴奋	正常	活跃	正常	无	正常	无	正常或扩大	<3d,预后良好
中度	出生后72h内	嗜睡	减低	减弱	减弱	常有	正常或稍高	有	缩小、对光反射迟钝	<14d,可有后遗症
重度	出生后72h内	昏迷	松软	消失	消失	多见,频繁发作	饱满、紧张	严重	不等大或扩大、对光反射差	病死率高,存活者症状持续数周,多有后遗症

3. 辅助检查

(1)**脑影像学检查**:头颅B超、CT和MRI检查均可协助明确脑损伤的性质、部位和范围,有助于判断病情,估计预后,但三者各有其优势,检查时间也不同,头颅B超多于病程早期(72h内)检查,并可床边动态监测,头颅CT检查多在出生后2~5d,患儿生命体征稳定后进行。

(2)**脑电图**:在出生后1周内检查,可表现为癫痫样波或电压改变等。能客观反映脑损害严重程度、判断预后及有助惊厥诊断。

4. 心理－社会状况 重度患儿死亡率高或留有严重后遗症,家长会由此产生焦虑和恐惧心理。应重点评估家长对本病的认知态度和经济、心理承受能力。

5. 诊断要点 ①有明确的可导致胎儿宫内窘迫的异常产科病史,以及严重的胎儿宫内窘迫表现;②出生时有重度窒息;③出生后不久出现神经系统症状,并持续至24h以上;④排除电解质紊乱、宫内感染、先天性疾病、产伤等原因引起的抽搐和脑损伤。⑤颅脑B超、CT及MRI等影像学检查可协助诊断,明确HIE的神经病理类型。目前尚无早产儿HIE诊断标准。

6. 治疗要点

(1)**支持疗法**:①供氧:维持良好的通气功能,使血气和pH保持在合理范围内;②维持血压:保证各脏器的血流灌注；③维持血糖水平在正常高值，以保持神经细胞代谢所需要的能量。

（2）**对症治疗**：①控制惊厥，首选苯巴比妥；②治疗脑水肿，降低颅内压，先选用呋塞米，严重者可使用 20% 甘露醇。

（3）**亚低温治疗**：采用控温设备将新生儿体温下降 2~4℃，以达到减少脑组织代谢，保护神经细胞的效果。目前主要适用于胎龄≥35 周的中重度 HIE 患儿。

【**主要护理诊断/问题**】

1. **低效性呼吸型态** 与缺氧缺血致呼吸中枢抑制有关。

2. **潜在并发症**：颅内压升高、呼吸衰竭。

3. **有失用综合征的危险** 与缺氧缺血导致的后遗症有关。

4. **焦虑、恐惧（家长）** 与患儿病情危重及预后差有关。

【**护理措施**】

1. **改善呼吸功能** 及时清理呼吸道分泌物，保持呼吸道通畅；根据患儿缺氧情况，可给予鼻导管或头罩给氧，严重者可采用气管插管及机械辅助通气，以维持 PaO_2 在 60~80mmHg（8.0~10.7kPa），$PaCO_2 < 40mmHg$（5.32kPa）。

2. **密切观察病情，防止并发症** ①严密监护患儿的呼吸、血压、心率、血氧饱和度等，注意观察患儿的神志、瞳孔、肌张力、前囟张力、有无抽搐等。及早发现颅内压升高表现，通知医生并做好抢救准备。②遵医嘱使用苯巴比妥钠、呋塞米、甘露醇等药物，注意药物反应。

3. **亚低温治疗的护理** 遵医嘱采用亚低温疗法。治疗过程包含 3 个环节。①降温：遵医嘱选用全身亚低温或选择性头部亚低温联合全身轻度降温的降温方式，在 1~2h 内将新生儿体温下降至33~35℃。②维持：达到亚低温治疗的目标温度后转为维持治疗 72h。需要连续监测体温，以了解患儿体温波动情况，维持肛温在目标温度，每 2h 记录一次。③复温：亚低温治疗结束后，必须给予复温。复温宜缓慢，时间≥5h，避免快速复温引起的低血压。在进行亚低温治疗的过程中，监测患儿持续动态心电、SpO_2、肛温、呼吸、血压，观察面色反应及末梢循环情况，记录 24h 出入量等，及早发现和处理异常情况，必要时遵医嘱终止亚低温治疗。

4. **早期康复干预** 疑有功能障碍者，将肢体固定于功能位，早期给予患儿动作训练和感知刺激的干预措施，遵医嘱使用改善脑代谢的药物，以促进脑功能恢复。

5. **心理护理** 向患儿家长耐心解答病情，告知目前的病情及可能的预后，并给予心理支持和安慰，取得家长的理解及配合。

6.健康教育 参照本章第三节 新生儿窒息相关内容。

第五节 新生儿颅内出血

情境导入

患儿,男,孕32^{+2}周顺产,以"新生儿窒息"收入院。出生后第2日出现尖叫哭闹,易激惹,继而嗜睡、拒乳、呼吸快而不规则。查体:体温35.8℃,心率156次/min,呼吸62次/min,前囟饱满,面色青紫,双肺听诊无异常。刺激后四肢抖动,肌张力略高,拥抱反射消失,头颅CT检查示颅内出血。

工作任务:

1. 评估患儿的病情,说出患儿有哪些症状和体征。

2. 根据已有知识分析患儿目前主要的护理问题。

3. 如果你是该患儿的责任护士,你会对其家长做哪些健康指导?

新生儿颅内出血(neonatal intracranial hemorrhage,NICH)是主要由缺氧或产伤引起的严重脑损伤性疾病,以早产儿多见,病死率和伤残率高。

【病因与发病机制】

1.缺氧 缺氧及酸中毒可以直接损伤毛细血管内皮细胞,使其通透性增高或破裂出血。缺氧及酸中毒可损伤脑血管的自主调节功能,当血压升高时,脑血管被动扩张,脑血流量增多,可致毛细血管破裂出血;当血压下降时,又因脑血流减少而致脑组织缺血损伤,缺血坏死区可有出血灶。

2.产伤 以足月儿、巨大儿多见。可因胎头过大、头盆不称、臀位产、产道阻力过大、急产、高位产钳、吸引器助产等因素使胎儿头部受挤压、牵拉或头颅短期内变形过快,进而导致颅内出血。大脑镰、小脑天幕撕裂引起的硬脑膜下出血是相对多见的产伤性颅内出血。

3.早产 胎龄<32周的早产儿,在其脑室周围的室管膜下及小脑软脑膜下的颗粒层中均留存胚胎生发基质,此结构是一组未成熟的毛细血管网,仅有一层内皮细胞,缺乏血管的自主调节功能,对缺氧及酸中毒敏感,易破损出血。

4.其他 颅内先天性血管畸形或全身出血性疾病、快速扩容、不恰当地输入高渗液体、频繁吸引致血压波动过大等因素均可引起颅内出血。

【护理评估】

1.健康史 评估患儿有无窒息、缺氧及产伤史等;评估患儿有无意识障碍、脑性尖叫、惊厥等神经系统症状。

2.身体状况 主要与出血部位、出血量有关。症状多于出生后1~2d内出现。

(1)**意识改变**:可出现激惹、过度兴奋或表情淡漠、嗜睡、昏迷等。

(2)**眼部症状**:可有凝视、斜视、眼球震颤等,并发脑疝时可出现两侧瞳孔大小不等、对光反射迟钝或消失。

(3)**颅内压增高表现**:如脑性尖叫、前囟隆起、角弓反张、惊厥等。

(4)**呼吸改变**:可表现为呼吸增快、减慢、不规则或呼吸暂停等。

(5)**肌张力及原始反射改变**:肌张力早期增高,以后减低,原始反射可减弱甚至消失。

(6)**其他**:出血量大可致贫血和黄疸。

3.辅助检查

(1)**头颅B超或CT检查**:有助于确定出血部位、范围及协助判断预后。

（2）**脑脊液检查**：发现均匀血性脑脊液或镜检有皱缩红细胞，有助于脑室及蛛网膜下腔出血的诊断，病情严重者不宜行腰穿检查。

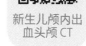

新生儿颅内出血头颅 CT

4. **心理 - 社会状况** 重度颅内出血患儿死亡率高或留有严重后遗症，家长可产生焦虑、恐惧、内疚、悲伤等心理反应。应重点评估家长对本病的认知态度、心理和经济承受能力。

5. **诊断要点** 病史、症状和体征可提供诊断线索，但确诊需要颅脑 B 超、CT 或 MRI 等影像学检查，少数病例行脑脊液检查有助于脑室及蛛网膜下腔出血的诊断。

6. **治疗要点**

（1）**止血**：可选用维生素 K_1、凝血酶、酚磺乙胺等，必要时输新鲜全血或血浆。

（2）**控制惊厥**：选用苯巴比妥、地西泮等药物。

（3）**降低颅内压**：选用呋塞米，有中枢性呼吸衰竭时使用小剂量甘露醇。

（4）**改善脑代谢，恢复脑功能**：出血停止后，可选用胞磷胆碱、脑活素、吡拉西坦等，同时可行高压氧等治疗。

（5）**支持及对症治疗**：维持血压、血糖稳定及水和电解质平衡等。脑积水可根据病情行侧脑室穿刺引流或脑室 - 腹腔分流。

【**主要护理诊断 / 问题**】

1. **潜在并发症**：颅内压升高。

2. **低效性呼吸型态** 与呼吸中枢受损有关。

3. **有窒息的危险** 与惊厥、昏迷有关。

4. **营养失调：低于机体需要量** 与摄入不足及呕吐有关。

5. **体温调节无效** 与体温调节中枢受损有关。

【**护理措施**】

1. **降低颅内压**

（1）**病情观察**：注意生命体征、神志、瞳孔变化等，密切观察有无气道堵塞，有无惊厥、脑性尖叫，及时发现颅内压升高表现，并告知医生。

（2）**绝对静卧**：保持头高卧位（头肩部抬高 15°~30°），以利于头部血液回流。头偏向一侧时，整个身躯也应取同向侧位，使头部始终处于正中位。

（3）**减少刺激**：室内保持安静，做好噪声管理；入院后 3d 内除臀部护理外免除一切清洁护理；治疗、护理操作尽量集中进行，并做到轻、稳、准，以减少对患儿的移动和刺激；血管通路选用留置针或经外周静脉置入中心静脉导管（PICC），减少反复穿刺。

（4）**降低颅内压药物应用**：遵医嘱用药，观察疗效与副作用。

2. **改善呼吸功能** 及时清除呼吸道内分泌物，保持呼吸道通畅，防止窒息。根据患儿缺氧程度选择吸氧方式和浓度，足月儿血氧饱和度维持在 85%~98%，早产儿血氧饱和度维持在 88%~93%，防止氧浓度过高或用氧时间过长导致的氧中毒症状。呼吸衰竭或有严重呼吸暂停时需行气管插管、机械通气。

3. **保证营养和能量供给** 不能进食者，应给予管饲饮食，以满足机体需要量。遵医嘱静脉输液，每日液体量为 60~80ml/kg，速度宜慢，于 24h 内均匀输入。

4. **维持体温稳定** 当体温过高时给予物理降温，过低时给予远红外辐射床、暖箱等进行保暖。

5. **健康教育** 向家长讲解患儿病情、治疗效果及可能出现的后遗症，给予心理支持，减轻紧张情绪。对脑损伤较严重的患儿，告知其家长早期系统地进行康复治疗和训练的重要性，并鼓励家长坚持随访和治疗。

护理视角下新生儿颅内出血的预防

新生儿尤其早产儿在出生后前 4d 很容易发生颅内出血，有研究显示大约 50% 的出血发生在出生后 24h 内，因此对新生儿颅内出血的预防应该从出生之后立即开始。在《实用新生儿护理学手册》中列举了如下预防新生儿颅内出血护理措施：

1. 患儿头部保持中线位，床头抬高 30° 时颅内压最低。

2. 光疗时避免眼罩缠绕过紧。

3. 避免输液速度过快。

4. 监测血压，如果发现动脉血压曲线有波动的趋势，则需要通知医生。

5. 严密观察有无气胸的发生。

6. 保持体温在正常范围，避免低体温发生。

7. 按需吸痰。

8. 避免引起新生儿哭闹。

由此看出，细致观察、规范操作、及时处理在一定程度上保障了新生儿的安全，这些看似不难的护理措施需要护理人员的责任心和慎独精神来支撑。

（杜　清）

第六节　新生儿黄疸与新生儿溶血病的护理

情境导入

患儿，女，出生后 38h，因皮肤黄染 1d 收治入院。患儿为足月儿，顺产出生，出生体重为 3.1kg。无胎膜早破及宫内窒息史，阿普加评分 1min 为 9 分，5min 为 10 分，出生后 15h 家长发现患儿皮肤黄染，巩膜发黄，并逐渐加重，无发热，无腹胀、呕吐，无气促、呼吸困难，无青紫。发病以来，患儿精神反应正常，无抽搐、激惹等表现。家长焦虑，担心可能的不良后果。

体格检查：足月儿外貌，反应可，全身皮肤严重黄染，巩膜中重度黄染，颈软，双侧瞳孔等圆等大，对光反射灵敏，口唇红润，呼吸平稳，双肺听诊呼吸音粗，未闻及干湿性啰音，心音有力，心率 138 次 /min，心律齐。腹平软。肝脾肋下未及，肠鸣音正常。四肢肌张力正常，原始反射可引出。

辅助检查：总胆红素 359.1μmol/L（21mg/dl），直接胆红素 21.6μmol/L（1.2mg/dl）。患儿 ABO 血型为 A 型，Rh 血型为阳性，母亲血型为 O 型，抗人球蛋白试验阳性。

工作任务：

1. 患儿最可能的临床诊断是什么？

2. 患儿目前最主要的护理问题是什么？

3. 从共情的角度出发，应该对该患儿家属如何进行健康指导？

新生儿黄疸（neonatal jaundice），也称为新生儿高胆红素血症，是指新生儿时期由于血中胆红素（大部分为未结合胆红素）水平过高造成皮肤、黏膜、巩膜及其他器官黄染，是新生儿最常见的临床问题，可分为生理性黄疸和病理性黄疸。重者引起胆红素脑病，导致死亡或严重后遗症。新生儿溶血病（hemolytic disease of newborn）是指母婴血型不合，母血中血型抗体通过胎盘进入胎儿循环引起的同种免疫性溶血。

【概述】

1. 新生儿胆红素代谢特点

(1)**胆红素生成较多**：①胎儿时期血氧分压低，红细胞数量代偿性增加，出生后氧分压升高，导致过多的红细胞破坏，胆红素生成增多；②新生儿红细胞寿命比成人短，导致胆红素的周期性缩短；③其他来源的胆红素生成较多。

(2)**白蛋白联结、运送胆红素能力不足**：胆红素进入血液循环后，与白蛋白联结，运送到肝脏进行代谢。刚娩出的新生儿常有不同程度的酸中毒，影响血中胆红素与白蛋白的联结，早产儿白蛋白含量较低，也使运送胆红素的能力不足。

(3)**肝脏处理胆红素的能力差**：①新生儿肝细胞内摄取胆红素必需的 Y 蛋白、Z 蛋白含量低；②肝细胞内尿苷二磷酸葡糖醛酸基转移酶含量低且活力不足，不能有效地将未结合胆红素转换成结合胆红素。③肝脏将结合胆红素排泄到肠道的能力低下。

(4)**胆红素肠肝循环增加**：新生儿肠道内正常菌群尚未建立，不能将肠道内的胆红素及时转化为粪胆原排出体外；另一方面，肠腔内 β- 葡糖醛酸苷酶活性较高，可将肠道内的结合胆红素水解成葡糖醛酸及未结合胆红素，后者被肠黏膜重吸收后经门静脉到达肝脏。

2. 病理性黄疸的病因和发病机制

(1)**感染**：①新生儿肝炎：大多为病毒引起的宫内感染，以巨细胞病毒、乙型肝炎病毒为常见；患儿可伴有厌食、呕吐、肝大及肝功能异常等。②新生儿败血症、尿路感染、感染性肺炎等及其他细菌感染：因细菌毒素侵入加速红细胞破坏、损伤肝细胞所致，除黄疸外常伴有全身中毒症状，有时可见感染灶。

(2)**非感染性**：①新生儿溶血病：是由于母体存在与胎儿血型不相容的 IgG 血型抗体，这种 IgG 血型抗体可经胎盘进入胎儿血液循环，引起胎儿红细胞破坏，出现溶血。以 ABO 血型系统不合最为多见，其中以母亲为 O 型，子女为 A 型或 B 型多见；其次是 Rh 血型系统不合，见于母亲为 Rh 阴性，婴儿为 Rh 阳性。②先天性胆道闭锁：目前已证实本症多数是由于宫内病毒感染所导致的出生后进行性胆管炎、胆管纤维化和胆管闭锁。其多在出生后 2 周开始出现黄疸并呈进行性加重，以结合胆红素增高为主，粪便呈灰白色(白陶土色)，肝脏进行性增大，3 个月后可逐渐发展为肝硬化。③母乳性黄疸：目前多认为是由于母乳内 β- 葡糖醛酸酶活性过高，使胆红素在肠道内重吸收增加而引起的黄疸，其特点为非溶血性未结合胆红素增高，常与生理性黄疸重叠且持续不退，指母乳喂养的新生儿在出生后 3 个月内仍有黄疸，为非溶血性未结合胆红素增高，但新生儿一般状态良好，无引起黄疸的其他原因，持续 4~12 周后黄疸减轻。停止母乳喂养 48~72h，如胆红素明显下降即可确定诊断停喂母乳 24~48h，黄疸可明显减轻。④红细胞葡萄糖 -6- 磷酸脱氢酶缺乏症(G6PD)在我国南方多见，核黄疸发生率较高，其他如红细胞丙酮酸激酶缺乏症、球形红细胞增多症、半乳糖血症、α1- 抗胰蛋白酶缺乏症、囊性纤维化等。⑤药物性黄疸：如由维生素 K_3、维生素 K_4、磺胺、水杨酸盐、吲哚美辛等药物引起者。

【护理评估】

1. 健康史 评估患儿出生史、母婴血型、有无胎粪排出延迟；患儿黄疸出现的时间、部位、程度、进展情况及大小便颜色；有无贫血、水肿、心力衰竭、嗜睡、反应低下、吸吮无力、双眼凝视、尖叫、抽搐等表现。

2. 身体状况

(1)生理性黄疸、病理性黄疸的临床特点见表5-6。

(2)**新生儿溶血的临床特点**：多于出生后 24h 内出现黄疸，以未结合胆红素增高为主，可伴有贫血、水肿、心力衰竭、肝脾大，严重者导致胆红素脑病(表5-7)。

表 5-6　生理性黄疸和病理性黄疸的临床特点

	临床特点						
	黄疸出现时间	黄疸高峰时间	黄疸持续时间	黄疸程度（血清胆红素）	黄疸进展速度（每日胆红素）	结合胆红素	伴随症状
生理性黄疸	出生后2~3d	出生后4~5d	短：足月儿≤2周，早产儿可延至3~4周	轻；足月儿<205.2μmol/L（12mg/dl），早产儿<256.5μmol/L（15mg/dl）	慢；升高<85μmol/L（5mg/dl）	<34μmol/L（2mg/dl）	一般情况良好，食欲正常
病理性黄疸	早：出生后24h内（新生儿溶血病）	不定	长：足月儿>2周，早产儿>4周；或黄疸退而复现	重；足月儿>205.2μmol/L（12mg/dl），早产儿>256.5μmol/L（15mg/dl）	快；升高≥85μmol/L（5mg/dl）	≥34μmol/L（2mg/dl）	一般情况差，伴原发疾病的症状

表 5-7　ABO 血型不合溶血病和 Rh 血型不合溶血病的临床特点

	临床特点				
	常见血型	发病胎次	黄疸出现时间	贫血	肝脾大
ABO血型不合溶血病	母O型，子A型或B型	第一胎即可发病（50%）	多于出生后2~3d	出现晚且轻	不明显
Rh 血型不合溶血病	母Rh阴性，子Rh阳性	一般发生在第2胎及以后	多于出生后24h内	出现早且重	明显

知识拓展

ABO 溶血病与 Rh 溶血病发生差异的原因

　　O 型血人的红细胞上缺乏 A 抗原或 B 抗原，但自然界中广泛地存在着类 A、类 B 物质，大多数 O 型血的女性在首次妊娠前已经在自然界中接触过这类抗原物质，进而产生了相应的抗 A、抗 B 的 IgG 抗体，首次妊娠时这类抗体就经胎盘进入胎儿血液循环引起 A 型或 B 型血的胎儿或新生儿发生溶血，约 50% 的 ABO 溶血病发生在第一胎。

　　自然界中无 Rh 抗原物质，Rh 抗体只能由人类红细胞 Rh 抗原刺激产生。Rh 阴性的女性首次妊娠，如胎儿为 Rh 阳性，在妊娠末期胎儿的血液有少量通过胎盘进入母血，胎儿红细胞表面的 Rh 抗原，刺激母亲免疫系统，引起初发免疫反应，这一过程发展较慢，约需 8~9 周，第一胎胎儿在母亲产生抗体之前娩出，即便有抗体产生，首先产生的是 IgM 抗体，其不能通过胎盘，故这类母亲生下的第一胎一般不会发生 Rh 溶血病。

　　（3）**胆红素脑病**：是新生儿黄疸最严重的并发症，是因血清未结合胆红素过高、血脑屏障通透性增强，导致未结合胆红素可通过血脑屏障引起的脑损伤，又称核黄疸。核黄疸多见于血清总胆红素≥342μmol/L（20mg/dl）和 / 或每日上升 >8.5μmol/L（0.5mg/dl）的新生儿，但合并高危因素的新生儿在较低胆红素水平也可能发生。一般发生在出生后 2~7d，早产儿多见。典型临床表现包括警告期、痉挛期、恢复期和后遗症期（表5-8）。

　　3. 辅助检查

　　（1）**胆红素测定**：血清总胆红素水平升高。经皮胆红素水平测定是无创性检查，可动态观察胆红素水平的变化，减少有创穿刺的次数。

　　（2）**根据病因选择相关检查**：①新生儿溶血病：血常规检查显示红细胞、血红蛋白水平降低，网织红细胞增多；血型检测可见母婴血型不合；溶血三项试验（改良直接抗人球蛋白试验、红细胞抗

表 5-8　胆红素脑病的典型表现

分期	典型表现	持续时间
警告期	嗜睡、反应低下、肌张力下降、吸吮力弱	12~36h
痉挛期	肌张力增高、抽搐、发热、呼吸不规则	12~36h
恢复期	症状逐渐好转，抽搐减少，肌张力恢复	2 周
后遗症期	手足徐动，听觉障碍，眼球运动障碍，牙釉质发育不良，智力落后	终身

体释放试验、血清中游离抗体试验）可呈阳性。②新生儿肝炎：常有肝功能异常。③败血症：血白细胞水平增高，血培养可呈阳性。

4. 心理－社会状况　评估家长有无焦虑、恐惧等心理反应，了解家长对本病病因、性质、护理、预后等相关知识的认知程度。

5. 诊断要点　血清总胆红素是诊断高胆红素血症的"金标准"，结合胆红素和未结合胆红素升高水平可帮助分析病因。对疑有新生儿溶血病者应做血常规、血型及溶血三项试验等，以明确病因、指导治疗。

6. 治疗要点

（1）**生理性黄疸**：无需治疗，提早喂哺可加快黄疸消退。

（2）**病理性黄疸**：①找出引起病理性黄疸的原因，去除病因是治疗的关键，如纠正酸中毒、缺氧、低血糖等因素，保护肝脏，控制感染，不用对肝脏有损害及可能引起溶血、黄疸的药物。②光疗：是最常用的降低血清胆红素的有效又安全的方法。③换血疗法：如病情继续进展，或确诊为 Rh 溶血病，甚至出现胆红素脑病的临床表现，此时常需进行换血疗法，以防治胆红素脑病。④药物治疗：适当使用酶诱导剂，输血浆或清蛋白，使用免疫球蛋白等。

【常见护理诊断 / 问题】

1. 潜在并发症：胆红素脑病。

2. 知识缺乏：家长缺乏黄疸护理的相关知识。

【护理目标】

1. 患儿胆红素脑病的早期症状得到及时发现，能尽早治疗胆红素脑病。

2. 患儿家长能根据黄疸的原因，出院后给予正确的护理。

【护理措施】

1. 密切观察病情，做好相关护理

（1）注意观察皮肤黏膜、巩膜色泽变化，监测胆红素水平，及时评估黄疸的进展情况。

（2）注意神经系统的表现，如患儿出现拒食、嗜睡、肌张力减退等胆红素脑病的早期表现，立即通知医生，做好抢救准备。

（3）动态观察溶血性贫血患儿实验室检查结果，观察患儿呼吸、心率、尿量及水肿、肝脾大等情况，判断有无发生心力衰竭，一旦发生遵医嘱给予洋地黄制剂、利尿剂等，并控制输液量与速度。

2. 降低胆红素，防治胆红素脑病

（1）注意保暖，及早喂养，加强皮肤及口腔护理，防止低体温、低血糖和酸中毒，以利于胆红素与白蛋白的联结。

（2）**遵医嘱用药**：给予转氨酶诱导剂，如苯巴比妥钠、尼可刹米等，可增加葡糖醛酸转移酶的活性，加速未结合胆红素的转化和排泄；当血清胆红素水平接近换血值，且白蛋白水平 <25g/L 时，可补充白蛋白以利于胆红素和白蛋白的联结；确诊新生儿溶血病者可给予静脉注射丙种球蛋白。

（3）做好光疗期间和换血治疗的病情观察及护理。

新生儿换血疗法

换血疗法是通过来自一名或多名供血者的红细胞和血浆,替换受血者大部分甚至全部的红细胞和血浆,可达到换出致敏红细胞和血清中的免疫抗体,阻止继续溶血,降低未结合胆红素到安全水平,防止核黄疸发生。换血疗法可用于治疗新生儿溶血、高胆红素血症、新生儿弥散性血管内凝血和败血症等。新生儿换血疗法流程包括新生儿准备、选择血管并换血、换血后观察。

1. 新生儿准备   新生儿换血前停止喂养1次,或在换血前抽取胃内容物,以防止换血过程中呕吐和误吸。新生儿在远红外辐射抢救台上仰卧,更换尿布。

2. 选择血管并换血   可选择脐静脉置管换血或其他较大静脉进行换血,也可选择脐动脉、脐静脉或外周动脉、外周静脉同步换血。连接抽血通路,一端接输液泵管,接废血袋;另一端接新生儿动脉出血处。准确调节出血与输血的速度,保持抽血通路通畅。

ER 5-7

新生儿换血操作

3. 换血后观察   换血后配合医生拔管,结扎缝合脐动、静脉,消毒,监测生命体征、血糖和局部伤口情况,观察心功能情况和有无低血糖征象。

3. **用药护理**   遵医嘱给予白蛋白和转氨酶诱导剂,维持患儿水、电解质平衡,纠正酸中毒,以利于胆红素与白蛋白结合。

4. **健康教育**   使家长了解病情,取得家长的配合。对于新生儿溶血症,做好产前咨询及孕妇预防性服药。若为母乳性黄疸,总胆红素(TSB)<257μmol/L(15mg/dl)可继续母乳喂养,如>257μmol/L(15mg/dl)时可暂停母乳3d,改人工喂养,TSB>342μmol/L(20mg/dl)时则加用光疗,黄疸消退后再恢复母乳喂养。若为G6PD患儿,告知患儿家长患儿忌食蚕豆及其制品、患儿衣物保管时勿放樟脑丸,并注意药物的选用,以免诱发溶血。因发生胆红素脑病有后遗症者,指导家长早期进行正确的康复治疗和护理。

【护理评价】

1. 患儿胆红素脑病的早期征状是否得到及时发现和处理。

2. 患儿家长能否根据黄疸的原因,出院后给予正确的护理。

第七节　新生儿感染性疾病

患儿,男,日龄2d,足月顺产,母亲在给其换衣服时发现脐窝有少许脓性分泌物。查体:无发热,无腹胀、呕吐,脐轮红肿,脐窝有少许渗出及脓性分泌物,其余未发现异常。诊断为"新生儿脐炎"。

工作任务:

1. 目前该患儿主要的护理问题是什么?

2. 应为家长做哪些护理指导?

3. 家长因没有护理好孩子感到焦虑、内疚,作为责任护士的你会给予哪些心理支持?

一、新生儿脐炎

新生儿脐炎是指脐带残端被细菌入侵、繁殖所引起的局部炎症,主要由断脐时或出生后脐带处理不当引发,也可由于脐动脉、脐静脉置管或换血时被细菌污染所致。最常见的病原菌是金黄色葡萄球菌,其次为大肠埃希菌、铜绿假单胞菌、溶血性链球菌等。病原菌侵入脐部后,早期只限于局部感染,如未能得到有效控制则炎症范围扩大,可并发腹壁蜂窝织炎、皮下坏疽;向邻近腹膜蔓延可导致腹膜炎;沿未愈合的脐血管蔓延可引起败血症,甚至危及生命。

【护理评估】

1. 健康史 询问断脐方式、脐部护理方法等情况,评估脐部有无红肿、分泌物及患儿有无发热、烦躁等。

2. 身体状况 轻者脐轮与脐周皮肤轻度红肿,可伴少量浆液,体温、食欲正常。重者脐周明显红肿发硬,有较多的脓性分泌物,常有臭味,可伴发热、吃奶差、精神不好、烦躁不安等,继续进展可并发腹膜炎、败血症等。慢性脐炎常形成脐肉芽肿,呈一小樱红色肿物,表面可有脓性分泌物,经久不愈。

3. 心理－社会状况 评估家长对该病病因、后果、治疗方法、脐部护理方法及可能导致并发症的认知程度。了解家长的心理状况,当患儿出现败血症等并发症时,家长常会出现紧张、焦虑和恐惧等心理反应。

4. 诊断要点 正常新生儿脐部也会存在多种细菌,不能仅依靠培养出定植菌而诊断为脐炎,必须要有脐部的炎症表现。

5. 治疗要点

(1)病情轻、脐周无扩散者局部用 2% 碘酒及 75% 酒精清洗,每日 2~3 次。

(2)有明显脓液、脐周有扩散或有全身症状者,除局部消毒处理外,可选用适当抗生素治疗,以后结合临床疗效和药敏试验再决定如何用药。

(3)慢性肉芽肿可用硝酸银棒或 10% 硝酸银溶液涂擦,大肉芽肿可用电灼、激光治疗或手术切除。

【常见护理诊断／问题】

1. 皮肤完整性受损 与脐部感染灶有关。

2. 潜在并发症:败血症、腹膜炎。

【护理措施】

1. 脐部护理

(1)进行护理时先洗手,注意为婴儿腹部保暖。避免爽身粉进入未愈合的脐部。

(2)保持脐部清洁、干燥,勤换尿布,尿布不能覆盖脐部,避免大小便污染,沐浴时不要把脐部淋湿,沐浴后及时做脐部护理。

(3)局部涂药消毒,严重者遵医嘱使用抗生素。

2. 观察病情 如患儿出现体温异常、少吃、少哭、少动等症状可能并发了败血症。如出现腹胀、腹肌紧张、腹部触痛可能引发了腹膜炎。

3. 健康教育 向家长宣讲脐炎的相关知识,指导家长掌握脐炎的预防及护理方法。

二、新生儿败血症

新生儿败血症(neonatal septicemia)是病原菌侵入新生儿血液循环并生长繁殖、产生毒素造成的全身炎症反应综合征,是新生儿期主要的感染性疾病之一。

知识拓展

新生儿败血症流行病学

新生儿败血症仍是导致全球新生儿严重发病率和死亡率的疾病。卡洛琳(Carolin)等人对 1979 年至 2016 年间发表的报道新生儿和儿童基于人群的败血症发病率的研究进行系统回顾和荟萃分析，表明新生儿败血症的发病率为每10万存活新生儿中有2 202人，死亡率在11%~19%之间，相当于每年300万例新生儿患败血症。但该项研究仅包含高收入国家和中等收入国家，未纳入低收入国家，因此全球发病率可能更高。在我国，新生儿败血症的发病率为每1 000存活新生儿中有25.6人患病。在1996年至2015年期间，新生儿败血症的病因特异性死亡率从0.4‰降至0.1‰，显著低于2015年全球估计的2.8‰，各地区新生儿败血症的死亡率存在很大差异。

【病因】

1.易感因素 新生儿尤其是早产儿免疫系统功能不完善：屏障功能差，未愈合脐部是细菌易入侵的门户，血中补体少，白细胞在应激状态下杀菌力低下，IgM、IgA（特别是SIgA）缺乏，T细胞对特异抗原反应差，因此细菌一旦侵入易感染扩散而致全身感染。

2.病原菌 我国以葡萄球菌最多见，其次为大肠埃希菌。近年来随着新生儿重症监护病房的发展，极低出生体重儿的存活率提高，而各种导管、气管插管技术和抗生素的广泛应用，使机会致病菌、厌氧菌及耐药菌株所致的感染有增加趋势，如表皮葡萄球菌、铜绿假单胞菌、克雷伯杆菌等条件致病菌所致败血症在增多，空肠弯曲菌、幽门螺杆菌等也已成为新的致病菌。

3.感染途径 新生儿败血症感染可以发生在产前、产时或产后。①产前感染：与孕妇有明显的感染有关，尤其是羊膜腔的感染更易引起发病。②产时感染：与胎儿通过产道时被细菌感染有关，如胎膜早破、产程延长等。产前、产时感染一般发生于出生后72h以内。③产后感染：最多见，往往与细菌从脐部、呼吸道、消化道及皮肤黏膜损伤处等侵入有关，以脐部感染所致者最常见。一般发生于出生后72h以后。近年来细菌通过雾化器、吸痰器和各种导管传播造成的医源性感染有增多趋势。

【护理评估】

1.健康史 评估孕妇妊娠期有无感染史、宫内穿刺等侵入性操作史；分娩时有无胎膜早破、产程延长及产时消毒不严等情况；患儿皮肤黏膜有无破损，脐部有无红肿、渗液，有无发热或体温不升、拒乳、少哭、少动、黄疸等症状。

2.身体状况 新生儿败血症无特征性表现，主要以全身中毒症状为主。根据发病时间分为早发型和晚发型，前者出生后7d内起病，后者出生7d后起病。早期表现为精神不佳、食欲不佳、哭声弱、体温异常等，转而发展为精神萎靡、嗜睡、不吃、不哭、不动，面色欠佳和出现病理性黄疸、呼吸异常。少数严重者很快发展循环衰竭、呼吸衰竭、弥散性血管内凝血（DIC）、中毒性肠麻痹、酸碱平衡紊乱和胆红素脑病。其常并发化脓性脑膜炎。

3.辅助检查 外周血常规检查、血培养、直接涂片找细菌、病原菌抗体检测、急性相反应蛋白和血沉检查等有助于明确诊断。

4.心理-社会状况 评估家长对本病病因、并发症及预后的认识程度；病情轻者家长易忽视，重者可引起化脓性脑膜炎等并发症，且治疗时间长、费用高，家长会产生自责、焦虑及恐惧等心理；评估患儿居住环境、家庭卫生习惯以及经济状况等。

5.诊断要点 血培养或无菌体腔液培养出致病菌是新生儿败血症诊断的"金标准"。

6.治疗要点

（1）**抗生素治疗**：早期、联合、足量、静脉应用合适的抗菌药物，疗程要足，一般应用10~14d，有并发症者应治疗3周以上。病原菌已明确者可按药敏试验用药；病原菌尚未明确前，结合当地菌种流行病学特点和耐药菌株情况选择两种抗生素联合使用。

（2）**对症支持治疗**：及时处理脐炎、脓疱疮等局部病灶；注意保暖，供给充足的液体及热量，维持水及电解质平衡；及时纠正休克、酸中毒，处理严重并发症，保护心、脑等重要脏器功能；可静脉注免疫球蛋白，必要时输入少量血浆或新鲜血。

【常见护理诊断/问题】

1. 体温调节无效 与感染有关。

2. 皮肤完整性受损 与脐部炎症、脓疱疮等感染灶有关。

3. 营养失调：低于机体需要量 与摄入不足、消耗增多有关。

4. 潜在并发症：化脓性脑膜炎、感染性休克等。

【护理目标】

1. 患儿体温保持在正常范围。

2. 患儿脐部无红肿及脓性分泌物，皮肤、黏膜组织完整无损。

3. 患儿获得足够的营养，体重不降或增加。

4. 患儿不发生并发症，或并发症发生能及时发现与处理。

【护理措施】

1. 维持体温稳定 密切观察体温变化，当体温过低时，可用暖箱或其他保暖措施；体温高时可通过调节环境温度、松解包被、适当饮水，必要时采取温水浴等物理降温措施，新生儿不宜用药物、乙醇擦浴等方法降温。

2. 清除局部感染灶 如脐炎、鹅口疮、脓疱疮、皮肤破损等，均应及时处理，促进皮肤早日愈合，防止感染继续蔓延扩散。

3. 遵医嘱应用抗生素 保证抗菌药物有效进入体内，并注意观察药物的疗效及毒副作用。

4. 保证营养供给 除经口喂养外，结合病情考虑静脉营养。

5. 观察病情 注意观察患儿生命体征变化及神志、面色、皮肤、前囟、哭声、呕吐情况、有无惊厥等。如患儿出现面色青灰、呕吐、脑性尖叫、前囟饱满、两眼凝视提示有脑膜炎的可能；如患儿面色青灰、皮肤发花、四肢厥冷、脉搏细弱、皮肤有出血点等，应考虑感染性休克或 DIC，应立即与医生联系，积极处理。

6. 健康教育 向家长讲解疾病的预防和护理知识，使家长认识本病的感染途径及严重后果。指导家长正确喂养和护理患儿，保持脐部、皮肤和口腔清洁，发现脐部、皮肤或呼吸道有感染征象时应立即就诊。

【护理评价】

1. 患儿体温是否维持在正常范围。

2. 患儿皮肤完整性是否恢复正常。

3. 患儿住院期间营养状况是否好转。

4. 患儿患病期间是否发生并发症或有并发症时是否得到及时处理。

第八节 新生儿寒冷损伤综合征

> **情境导入**
>
> 　　患儿，男，日龄 2d，孕 38 周顺产，因哭声低弱、拒乳、少动、全身皮肤发凉 2d 入院。患儿家中寒冷，未采取保暖措施，门诊按"新生儿急性寒冷损伤综合征"收治入院。入院查体：体温 33℃，心率 110 次/min，呼吸 40 次/min，体重 2 500g。反应差、前囟平软、双肺呼吸音清、心音低钝，未闻及杂音，双足、双下肢外侧皮肤发硬、水肿，呈暗红色。其余未见异常。诊断为新生儿急性寒冷损伤综合征。

新生儿寒冷损伤综合征（neonatal cold injury syndrome）简称新生儿冷伤，又称新生儿硬肿症（sclerema neonatorum，SN），是由受寒、早产、感染和窒息等多种原因引起的皮肤硬肿和低体温，重症患儿可伴有多器官功能损害。新生儿寒冷损伤综合征多发生在寒冷季节，以早产儿多见。

【病因】

1. 内在因素 ①新生儿体温调节中枢发育不完善；②体表面积相对较大，皮下脂肪层薄，血管丰富，体表面积相对较大，热量易散失；③新生儿寒战反射未建立，寒冷时主要依靠棕色脂肪代谢来产热，棕色脂肪的代偿能力有限，且胎龄越小含量越少，故新生儿产热相对不足；④皮下脂肪中饱和脂肪酸多，熔点高，体温低时易凝固变硬。以上因素早产儿更为突出。

2. 疾病因素 严重的感染、缺氧、休克、心力衰竭等可使能量消耗增加，热量摄入不足，加之缺氧又影响体温调节中枢功能与产热过程，由此出现低体温和皮肤变硬。

3. 寒冷损伤 低体温及皮肤发硬使局部血流缓慢瘀滞，出现微循环障碍，引起缺氧和代谢性酸中毒，导致毛细血管壁通透性增加，出现水肿，严重时多脏器功能受损。

【护理评估】

1. 健康史 应评估患儿出生史，有无早产、窒息、胎膜早破、脐部感染和保暖不当；评估患儿皮肤情况，有无反应低下、全身冰凉等症状。

2. 身体状况 发病初期常有体温降低、吸吮差或拒乳、哭声弱等表现；病情加重时可发生多器官损害的临床表现。

（1）**低体温**：全身冰凉，以肢端最突出。①体温低于正常，肛温常降至35℃以下，重症降至<30℃以下。②正常状态下新生儿腋下棕色脂肪并不产热，肛温高于腋温；寒冷疾病初期时，棕色脂肪氧化产热，局部温度升高，腋温高于或等于≥肛温，腋-肛温差（T_{A-R}）≥0；当重症硬肿病时，棕色脂肪耗尽，腋温下降，T_{A-R}<0；腋温仍低于肛温。因此，腋-肛温差（T_{A-R}）可作为判断棕色脂肪产热状态的指标。

（2）**皮肤硬肿**：①皮肤发硬，紧贴皮下，不能移动，按之似橡皮样感觉，呈暗红色或青紫色，伴水肿时压之凹陷。②硬肿出现的顺序：小腿→大腿外侧→整个下肢→臀部→面颊→上肢→全身。③硬肿范围计算估算：头颈20%，上肢18%，胸腹部14%，腰背及骶部14%，臀部8%，双下肢26%。

（3）**多器官功能损害**：早期常有心音低钝、心率减慢、微循环障碍表现；重者可出现休克、DIC、急性肾衰竭、肺出血等多器官衰竭（MOF）表现。

（4）**病情分度**：根据临床表现，病情可分为轻度、中度、重度（表5-9）。

表5-9 新生儿寒冷损伤综合征的病情分度

分度	肛温	T_{A-R}	硬肿范围	全身情况及器官功能改变
轻度	≥35℃	>0	<20%	无明显改变
中度	<35℃	≥0	20%~50%	反应差、功能明显低下
重度	<30℃	<0	>50%	休克、DIC、肺出血、急性肾衰竭

3. 辅助检查 常有pH下降，血糖降低；发生DIC时血小板减少，凝血酶原时间及凝血时间延长、纤维蛋白原降低；急性肾衰竭者血尿素氮及肌酐升高。

4. 心理-社会状况 评估家长对本病病因、预后、护理等知识及患儿病情的认知程度，评估家长的心理状况、家庭经济状况及居住环境等。

5. 诊断要点 有处在寒冷季节，环境温度低和保温不足的情况，或新生儿存在患有严重感染、窒息等疾病因素；患儿有体温降低，皮肤硬肿的临床表现。

6. 治疗要点

（1）**复温**：复温是治疗的关键，原则是逐步复温，循序渐进，首选暖箱复温。

（2）**支持疗法**：足够的热量有利于体温恢复，根据患儿情况选择经口喂养或静脉营养。但应注意严格控制输液量及速度。

（3）**对症治疗，处理并发症**：有感染者选用抗生素。纠正代谢紊乱。有出血倾向者用止血药，高凝状态时考虑用肝素，但DIC已发生出血时不宜用肝素。休克时除扩容纠正酸中毒外，可用多巴胺。

【常见护理诊断/问题】

1. 体温过低 与新生儿体温调节功能不足、寒冷、早产、窒息、感染等因素有关。

2. 营养失调：低于机体需要量 与吸吮困难、摄入不足有关。

3. 皮肤完整性受损 与皮肤硬肿、水肿，局部血液供应不良有关。

4. 有感染的危险 与新生儿免疫功能低下、皮肤黏膜屏障功能低下有关。

5. 潜在并发症：肺出血、休克、DIC等。

6. 知识缺乏：家长缺乏正确的保暖及育儿知识。

【护理措施】

1. 复温

（1）肛温 >30℃，T_{A-R}≥0 的轻度、中度患儿，提示棕色脂肪产热较好，可通过减少散热使体温回升。直接将患儿置于预热至适中温度的暖箱中，一般在6~12h内恢复正常体温。

（2）肛温 <30℃的重度患儿，多数 T_{A-R}<0，提示棕色脂肪耗尽，或靠棕色脂肪自身产热难以恢复正常体温，且易造成多器官损害，所以只要肛温 <30℃，一般应将患儿置于箱温比肛温高 1~2℃的暖箱进行外加温复温。每小时提高箱温 1~1.5℃，箱温不超过 34℃，在 12~24h 内恢复正常体温。然后根据患儿体温调整暖箱温度。

（3）在肛温 >30℃，T_{A-R}<0 时，仍提示棕色脂肪不产热，故此时也应采用外加温使体温回升。

（4）无条件者可采用温水浴、热水袋、电热毯或成人怀抱等方式保暖复温，但应防止烫伤。

2. 保证能量和液体供给 能吸吮的患儿可经口喂养，吸吮无力者用滴管、管饲或静脉营养。输入的液体需加温至 35℃左右。应用输液泵控制补液速度，根据病情加以调节，以防止输液速度过快引起心力衰竭（简称心衰）和肺出血。

3. 加强皮肤护理，预防感染 经常更换体位，防止皮肤破损、坠积性肺炎；尽量避免肌内注射，防止由于吸收不良或皮肤破损引起感染。严格遵守消毒隔离制度及无菌操作规范，注意暖箱、气管插管和呼吸机等的清洁消毒。

4. 观察病情，做好抢救准备 观察生命体征、尿量、硬肿范围及程度、有无出血征象等，详细记录温箱温度、摄入的热量和液体量等。备好必要的抢救药物和设备，如发现患儿病情变化，及时通知医生，并进行有效的抢救。

5. 健康教育 做好围生期保健，宣传预防新生儿寒冷损伤综合征的知识，避免早产、窒息和感染等诱发寒冷损伤的诱因。指导家长正确的喂养和护理，鼓励尽早开始喂养，保证充足的热量供应；注意保暖，保持适宜的环境温度和湿度。

知识拓展

低体温的集束化干预

国内外针对预防新生儿入院低体温已出台多项指南和预防模式，主要通过出生前、出生后产房内的干预、从产房转运至新生儿重症监护病房（neonatal intensive care unit，NICU）途中的干预和到达 NICU 后的干预 3 个环节进行控制,可分为减少热量损失和外部热源两大类,具体干预方式包括维持合适的产房温度和相对湿度,预热产房辐射台及物品,聚乙烯薄膜包裹及头部保暖,复苏气体加温加湿,早期母婴皮肤接触,转运暖箱及加热凝胶床垫,NICU 内预热暖箱及所有接触患儿的物品。新生儿的临床体温管理已经从单项干预措施的研究发展为对系统化、规范化体温管理策略的研究。集束化干预的概念是美国医疗改进中心最早提出的,将一系列有循证依据的治疗及护理措施结合起来系统性的实施,比单独执行某一项措施更能改善患儿的临床结局。

第九节　新生儿低血糖

情境导入

　　患儿,男,出生后 16min,孕 35^{+4} 周娩出,出生体重 2 450g,因胎儿早产,出生后轻微呻吟、少许吐沫、口周发绀转入新生儿科。入院后微量血糖未测出,立即给予静脉推注 10% 葡萄糖注射液 4.9ml,按糖速 5mg/(kg·min)给予 12.5% 葡萄糖注射液持续泵注。出生后 2h 复测微量血糖 1.8mmol/L,再次给予 10% 葡萄糖注射液静脉推注,上调糖速至 7mg/(kg·min),临床无反应低下、呼吸暂停及抽搐等低血糖表现,继续监测血糖波动于 1.8~3.2mmol/L 之间。

工作任务:

1. 患儿存在的主要护理问题有哪些?
2. 患儿发病时如何急救?

　　不论胎龄和日龄,全血葡萄糖 <2.2mmol/L 均可诊断为新生儿低血糖,当血糖 <2.6mmol/L 即需临床干预。当新生儿血糖值 <1.7mmol/L 时,发生脑损伤的可能性很大;当新生儿血糖 <2.6mmol/L 时,脑损伤随着低血糖持续时间延长而增大。

【病因】

　　1. 糖原和脂肪储存不足　胎儿肝糖原储备主要发生妊娠的最后 4~8 周,因此,早产儿和小于胎龄儿肝糖原储存量少,出生后代谢所需能量又相对高,易发生低血糖症。

　　2. 葡萄糖消耗增加　如新生儿患窒息、败血症等严重疾病时,机体常因应激状态而代谢率增加,葡萄糖消耗增加,再加上患儿缺氧、低体温等因素导致无氧酵解增加,从而葡萄糖消耗进一步增加,引发低血糖。

　　3. 暂时性高胰岛素血症　主要见于糖尿病母亲婴儿,是由于母亲高血糖时引起胎儿胰岛细胞代偿性增生,高胰岛素血症,而出生后母亲血糖供给突然中断,从而导致暂时性低血糖发生。其也可见于新生儿溶血病,是由于红细胞被破坏致谷胱甘肽释放增多,刺激胰岛素分泌增加而引起的暂时性低血糖。

　　4. 内分泌和代谢性疾病　低血糖可持续至儿童期,主要见于高胰岛素血症(如胰岛细胞增生症)、内分泌缺陷(如先天性垂体功能不全)、遗传代谢性疾病(如糖原贮积症)。

【护理评估】

　　1. 健康史　评估患儿出生史,有无早产、窒息缺氧等;母亲有无糖尿病;患儿低血糖出现的时间、程度,有无嗜睡、肌张力低、激惹、颤抖、惊厥等症状。

　　2. 身体状况　无症状或无特异性症状,表现为反应差或烦躁、喂养困难、哭声异常、肌张力低、激惹、惊厥、呼吸暂停等。经补充葡萄糖后症状消失、血糖恢复正常。如反复发作需考虑糖原贮积症、先天性垂体功能不全和胰高血糖素缺乏症等。

3. 辅助检查 常用微量纸片法测定血糖，异常者采静脉血测定血糖以明确诊断。对可能发生低血糖者可在出生后进行持续血糖监测。对持续顽固性低血糖者，进一步做血胰岛素、胰高糖素、促甲状腺激素（TSH）、生长激素和皮质醇等检查，以明确是否患有先天性内分泌疾病或代谢缺陷病。

4. 心理－社会状况 先天性内分泌和代谢缺陷病患儿的家长因无心理准备，常出现震惊、内疚、忧虑等心理反应。评估家长对本病的认知程度，以及家长的经济状况、心理状态。

5. 诊断要点 血糖测定是确诊和早期发现本症的主要手段。出生后 1h 内应监测血糖。对有可能发生低血糖的高危患儿，应持续监测血糖。

6. 治疗要点 无症状低血糖可给予进食葡萄糖，如无效改为静脉滴注葡萄糖。对有症状患儿都应静脉滴注葡萄糖 6~8mg/(kg·min)。对持续或反复低血糖者除静脉滴注葡萄糖外，结合病情给予氢化可的松静脉滴注、胰高糖素肌内注射或泼尼松口服。

【**常见护理诊断 / 问题**】

1. 营养失调：低于机体需要量 与摄入不足、消耗增加有关。

2. 潜在并发症：呼吸暂停、惊厥。

【**护理措施**】

1. 保证能量供给 出生后能进食者应尽早喂养，根据病情给予母乳喂养或 10% 葡萄糖；早产儿或窒息儿应尽快建立静脉通路，以保证葡萄糖输入。

2. 监测血糖 定期监测血糖，防止发生低血糖；静脉滴注葡萄糖时应根据血糖变化及时调整输注量和速度，用输液泵控制并每小时观察记录 1 次。

3. 观察病情 观察有无震颤、惊厥、昏迷及呼吸暂停等，一旦发生应及时报告医生并配合处理。

4. 健康教育 告知家长新生儿出生后应尽早喂养，以保证能量供给；指导家长学会观察病情，一旦出现反应低下、惊厥或昏迷等情况，应立即通知医生抢救。因低血糖发生脑损伤者，应尽早进行康复治疗。

知识拓展

新生儿足跟采血法

新生儿足跟采血法适用于只需少量血样或静脉采血困难的新生儿。采血前先用温热毛巾将患儿足部包裹 5min，使之充血而方便采血；取足跟两侧面为穿刺点，注意勿在足跟中央穿刺血（足跟中央血量少、还增加跟骨骨髓炎的危险），用酒精棉签消毒穿刺部位后用穿刺针快速刺入，深度小于 2.5mm。用棉签擦去第一滴血后轻轻挤压足跟，使血不断流出进入采血管，采取足够的血样后用棉球轻压并包裹穿刺部位止血。足跟采血常见的并发症为感染、蜂窝织炎、跟骨骨髓炎、足跟部瘢痕形成等。因此操作时应严格执行无菌操作，避免反复同一部位多次穿刺。

第十节　新生儿低钙血症

情境导入

患儿，男，出生后 2d，孕 30 周早产儿。1h 前忽然出现烦躁、哭闹，随后面部肌肉抽动，肢体抽搐，面色发绀，持续 1~2min 自行缓解。查体：体温 36.6℃，略烦躁，前囟 2cm × 2cm，张力不高。辅助检查：血葡萄糖4.0mmol/L，血清总钙1.30mmol/L，余无明显异常。

工作任务：

1. 该患儿目前主要的护理问题是什么？

2. 患儿一旦发病应如何急救？

新生儿低钙血症（neonatal hypocalcemia）指血清总钙低于1.75 mmol/L（7.0mg/dl）或游离钙低于0.9mmol/L（3.5mg/dl）。

【**病因与发病机制**】

1. 早期低血钙 是指发生于出生后3d内，多见于早产儿、小于胎龄儿、IDM及母亲患妊娠高血压综合征所生婴儿。

2. 晚期低血钙 是指发生于出生后3d后，高峰在第1周末，多见于牛奶喂养的足月儿。其主要是由于牛奶中磷含量高，钙磷比例不适宜，不利于钙的吸收所致，同时新生儿肾小球滤过率低，而肾小管对磷的重吸收能力较强，导致血磷过高、血钙沉积于骨，发生低钙血症。

3. 先天性永久性甲状旁腺功能不全 为X连锁隐性遗传。具有持久的甲状旁腺功能低下和高磷酸盐血症。

【**护理评估**】

1. 健康史 评估患儿出生史及喂养史，有无早产，是否牛奶喂养；母亲怀孕期间有无糖尿病、妊娠期高血压、甲状旁腺功能亢进症等疾病；患儿有无烦躁、肌肉抽动、惊厥、手足搐搦等症状。

2. 身体状况 症状轻重不一，可与血钙浓度不平行。早产儿出生后3d内易出现血钙降低，通常无明显体征。足月儿多于出生后5~10d出现，表现为烦躁不安、肌肉抽动、震颤、惊跳等，重者可发生惊厥等，惊厥发作时常伴有呼吸暂停和发绀，少见喉痉挛。

3. 辅助检查 血清总钙<1.8mmol/L（7.0mg/dl）或游离钙<0.9mmol/L（3.5mg/dl），血清磷>2.6mmol/L（8.0mg/dl），碱性磷酸酶多正常；心电图Q-T间期延长提示低钙血症。

4. 心理-社会状况 患儿可出现惊厥、喉痉挛等症状，家长易因此产生焦虑、恐惧心理。

5. 诊断要点 血清钙低于1.8mmol/L（7.0mg/dl）或离子钙低于0.9mmol/L（3.5mg/dl）。

6. 治疗要点 静脉或口服补钙；晚期低血钙患儿应给予母乳或配方奶；甲状旁腺功能不全者除补钙外，加服维生素D。

【**常见护理诊断/问题**】

1. 有窒息的危险 与低血钙造成喉痉挛有关。

2. 知识缺乏：家长缺乏相关育儿知识。

【**护理措施**】

1. 防止抽搐发作

（1）鼓励母乳喂养，保证钙的摄入。

（2）监测血钙浓度，及时补钙，观察用药效果。口服补钙时应在两次喂奶间给药，禁忌与奶同服，以免影响钙的吸收。

（3）注意观察患儿的生命体征及一般情况，包括精神状态、面色、反应、肌张力、抽搐表现等，如烦躁不安、肌肉抽动及震颤、手腕内屈、肌张力增强。

（4）床头备好吸引器、氧气、气管插管等急救物品，做好抢救准备。

2. 用药护理

（1）严重症状的低钙血症才需要静脉补钙，使用10%葡萄糖酸钙静脉滴注时要用5%~10%葡萄糖溶液稀释至少1倍，缓慢注入，速度<1ml/min，并予以心电监护。

（2）静脉补钙过程中应确保输液通畅，最好选择大血管重新穿刺，输注钙剂时密切监测心率，为防止监护仪显示延迟，可护士一边注射，医生一边用听诊器听心率，如心率＜100 次 /min，应停药。输液结束后立即推注生理盐水 2~3ml 将留置针内残留钙剂冲净。建议使用中心静脉导管用输液泵控制钙的输入。

（3）一旦发现液体外渗，应立即停止注射，局部用 25% 硫酸镁湿敷或用透明质酸酶对症处理。

3. 健康教育　介绍育儿知识，鼓励母乳喂养，多晒太阳。在不允许母乳喂养的情况下，应给予母乳化配方奶喂养，保证钙的摄入，或者牛奶喂养期间加服钙剂和维生素 D。

（杨　凡）

思考题

1. 患儿，男，出生后 14d，因"发现体温低 1d"入院。G_2P_1，母孕 36^{+2} 周分娩，不明原因早产，头位阴道产，1d 前发现患儿额头及手脚冰凉，具体体温未测，吃奶 10ml/ 次。查体：早产儿外貌，姿势屈曲，面色淡红，精神反应差，肛温 33℃，腋温 33℃，心率 110 次 /min，呼吸 40 次 /min，双下肢有硬肿，无花纹，末梢循环欠佳，颜面躯干有轻度黄染。

请思考：

（1）如何为该患儿进行复温？

（2）请判断该患儿的病情分度。

（3）如何从疾病预防及人文关怀角度对患儿及其家属进行健康教育？

2. 患儿，男，出生后 1d，体重 5 400g，因"血糖低 1d"，由县医院转运入 NICU。患儿为母孕 37^{+2} 周娩出，母孕期尿糖偏高，孕中期有甲状腺功能减退史，自行口服优甲乐治疗。患儿出生后血糖 0.9mmol/L，给予"10% 葡萄糖静推"对症处理后，血糖上升至 2.2mmol/L，立即由"120"转运入我科。查体：巨大儿外貌，呼吸平稳，经皮血氧饱和度为 93%，前囟平坦，张力不高，大小约 1.5cm×1.5cm，出生后阿普加评分 1min 为 9 分，5min 为 10 分。

请思考：

（1）治疗无症状低血糖的首要策略是什么？

（2）请列出当前该患儿存在的护理问题。

（3）如何从疾病预防及人文关怀角度对患儿及其家属进行健康教育？

3. 患儿，男，13d，因气促、发绀伴吃奶差 13d，发现抽搐 3h 入院。转运途中，家属发现患儿出现抽搐，表现为四肢阵发性抖动，伴有嘴唇咀嚼样动作，双眼凝视，持续约 30s 左右自行缓解，约 1h 发作一次，无尖叫，无角弓反张。起病以来患儿反应欠佳，自主活动较少，一般情况尚可。实验室检查：红细胞计数 $2.9×10^{12}$/L，血红蛋白 101g/L，血小板计数 $201×10^9$/L，白细胞计数 $7.2×10^9$/L，中性粒细胞比值 64.6%，淋巴细胞比值 16.9%。血钙 1.00~1.11mmol/L，血镁 0.46~0.48mmol/L。

请思考：

（1）该患儿出现了何种电解质代谢紊乱？

（2）列出当前对该患儿的主要护理措施。

（3）如何从疾病预防及人文关怀角度对患儿及其家属进行健康教育？

ER 5-8

练习题

第六章 | 营养与营养障碍性疾病患儿的护理

教学课件　　　思维导图

营养（nutrition）是指人体获得和利用食物维持生命活动的整个过程。食物中经过消化、吸收和代谢能够维持生命活动的物质称为营养素（nutrient）。营养素分为宏量营养素（蛋白质、脂类、糖类）、微量营养素（矿物质及维生素）、其他膳食成分（膳食纤维、水、生物活性成分）。

第一节　能量与营养素的需要

一、能量的需要

儿童所需要的能量主要来自食物中的宏量营养素，宏量营养素在体内产能分别为蛋白质 4kcal/g（16.8kJ/g）、脂肪 9kcal/g（37.8kJ/g）、碳水化合物 4kcal/g（16.8kJ/g），它们提供的能量是维持儿童健康的必要前提，能量缺乏与过剩均对身体健康不利。儿童能量消耗包括以下 5 方面：

1. 基础代谢　婴幼儿基础代谢较成人高，所需能量约占总能量的 50%~60%，随年龄增长逐渐减少。如婴儿约需 230kJ（55kcal）/（kg·d），7 岁时约需 184kJ（44kcal）/（kg·d），12 岁时约需 126kJ（30kcal）/（kg·d）。

2. 食物热力作用　指人体摄取食物而引起的机体能量代谢的额外增多，主要用于食物消化、吸收、转运、代谢和储存。此作用与食物成分有关，蛋白质的热力作用最高，其次为糖类、脂肪。婴儿食物含蛋白质较高，此项能量需要占总能量的 7%~8%，而年长儿约占 5%。

3. 生长需要　为儿童时期所特有的能量需要，与儿童的生长速度成正比。婴儿此项能量需要占总能量的 25%~30%，以后逐渐减少，至青春期又增高。

4. 活动消耗　活动所需能量与身体状况、活动强度及持续时间、活动类型有关，个体差异较大。当能量摄入不足时，儿童可表现为活动减少。

5. 排泄丢失　正常情况下未经消化吸收的食物排出体外所丢失的能量，一般不超过总能量的10%，腹泻时增加。

以上五方面能量的总和即为儿童能量的总需要量。常用的估算方法为 1 岁以内婴儿约需能量为 418kJ（100kcal）/（kg·d），以后每增加 3 岁能量需要量约减少 42kJ（10kcal）/（kg·d），至 15 岁时为 250kJ（60kcal）/（kg·d）。长期能量摄入不足可引起营养不良，长期能量摄入过多则引起肥胖。

二、营养素的需要

1. **糖类**　为能量的主要来源。婴儿需糖类 10~12g/（kg·d），所产能量占总能量的 50%~60%，2 岁以上儿童膳食中，糖类提供的能量应占总能量的 55%~65%。糖类主要来源于奶类、粮谷类、薯类等。

2. **脂类**　包括脂肪和类脂，为机体的第二供能营养素。婴儿需脂肪 4~6g/（kg·d），所产能量占总能量的 35%~50%。脂肪主要来源于奶类、肉类、植物油或由体内糖类和蛋白质转化而来。

3. **蛋白质**　是维持生长发育最重要的营养素，也是保证各种生理功能的物质基础。婴儿需蛋白质 1.5~3.0g/（kg·d），优质蛋白质应占 50% 以上，蛋白质所产能量占总能量的 8%~15%。蛋白质主要来源于动物和大豆蛋白质。

4. **维生素**　是维持人体正常生理功能所必需的营养素，但不能供给能量。一般体内不能合成或合成量不足，必须由食物供给。其中脂溶性维生素（维生素 A、维生素 D、维生素 E、维生素 K）可储存于体内，过量易引起中毒，缺乏时症状缓慢出现；而水溶性维生素（B 族维生素和维生素 C）溶于水，不易储存，必须每日供给，过量一般不易发生中毒，但缺乏时症状迅速出现。

5. **矿物质**　人体内除去碳、氢、氧、氮以外的元素成为矿物质，根据每日膳食需要量可分为常量元素及微量元素。常量元素为每日膳食需要量在 100mg 以上者，有钙、磷、镁、钠、钾、氯等；微量元素为每日膳食需要量在 100mg 以下者，有碘、锌、铜、硒、铁等，其中铁、锌为最容易缺乏的必需微量营养素。

常见矿物质和维生素的作用及来源见表 6-1。

表 6-1　常见矿物质和维生素的作用及来源

种类	作用	来源
钙	为凝血因子，能降低神经、肌肉的兴奋性，是构成骨骼、牙齿的主要成分	奶类、豆类、绿叶蔬菜
磷	是骨骼、牙齿、细胞核蛋白、各种酶的主要成分，协助糖、脂肪及蛋白质的代谢，参与缓冲系统，维持酸碱平衡	奶类、肉类、豆类、五谷类
镁	构成骨骼、牙齿的成分，激活糖代谢酶，与神经肌肉兴奋性有关，为细胞内阳离子，参与细胞代谢过程，常与钙同时缺乏，导致手足搐搦症	谷类、豆类、干果、肉、奶类
铁	血红蛋白、肌红蛋白、细胞色素和其他酶系统的主要成分，帮助氧的运输	肝、蛋黄、血、豆类、肉类
锌	为多种酶的成分，如与能量代谢有关的碳酸酐酶，与核酸代谢有关的酶，调节 DNA 的复制转录，促进蛋白质的合成，还参与和免疫有关酶的作用	贝壳类海产品、蛋、红肉及内脏、麦胚、全谷
碘	为甲状腺素主要成分，缺乏时引起单纯性甲状腺肿及地方性甲状腺功能减退症	海带、紫菜、海鱼
维生素 A	促进生长发育，维持上皮细胞的完整性，增加皮肤黏膜的抵抗力，为形成视紫红质所必需的成分，促进免疫功能	肝、牛奶、鱼肝油、胡萝卜素
维生素 B₁（硫胺素）	构成脱羧辅酶的主要成分，为糖代谢所必需，维持神经、心肌的活动功能，调节胃肠蠕动，促进生长发育	米糠、麦麸、豆、花生、酵母

种类	作用	来源
维生素 B_2（核黄素）	参与机体氧化过程,维持皮肤、口腔和眼的健康	肝、蛋、奶类、蔬菜、酵母
维生素 B_6	为转氨酶和氨基酸脱羧酶的组成成分,参与神经、氨基酸及脂肪代谢	各种食物,含量最高的为白色肉类、蔬菜和水果也较多
维生素 B_{12}	参与核酸的合成,促进四氢叶酸的形成,促进细胞及细胞核的成熟,对生血和神经组织代谢有重要作用	肝脏、肾脏、肉等动物食品
叶酸	活性形式四氢叶酸是体内转移"一碳基团"的辅酶,参与核苷酸的合成,特别是胸腺嘧啶核苷酸的合成,有生血作用;胎儿期缺乏引起神经管畸形	绿叶蔬菜、肝、肾、酵母较丰富,奶类次之,羊奶含量甚少
维生素 PP（烟酸、尼克酸）	是辅酶Ⅰ及辅酶Ⅱ的组成成分,为体内氧化过程所必需;维持皮肤、黏膜和神经健康,防止癞皮病,促进消化系统的功能	肝、肉、谷类、花生、酵母
维生素 C	参与人体的羟化和还原过程,对胶原蛋白、细胞间黏合质、神经递质(去甲肾上腺素等)的合成,类固醇的羟化,氨基酸代谢,抗体及红细胞的生成等均有重要作用	新鲜水果及蔬菜,酸味水果含量较高
维生素 D	调节钙磷代谢,促进肠道对钙的吸收,维持血液钙浓度,有利于骨骼矿化	鱼肝油、肝、蛋黄;人皮肤日光合成
维生素 E	促进细胞成熟与分化,是一种有效的抗氧化剂	麦胚油、豆类、蔬菜
维生素 K	由肝脏利用、合成凝血酶原	肝、蛋、豆类、青菜、肠内细菌合成

6. 膳食纤维　包括纤维素、半纤维素、果胶等,为不能被小肠酶消化的非淀粉多糖。其主要功能为吸收水分,软化大便,增加大便体积,促进肠蠕动,降解胆固醇,改善肝代谢等。膳食纤维主要来自植物的细胞壁。

7. 水　水的需要量与能量摄入、食物种类、肾功能成熟度、年龄等因素有关。婴儿新陈代谢旺盛,所需水 $150ml/(kg\cdot d)$,以后每增加 3 岁减少 $25ml/(kg\cdot d)$,成人则每日需水 $45\sim50ml/(kg\cdot d)$。水主要来源于饮用水和食物。

8. 生物活性成分　可分为植物性食物来源的植物化学物和动物来源有机化合物。植物化学物包括存在于植物性食物中的类胡萝卜素、植物固醇、多酚等,具有保护人体、预防心血管疾病和癌症作用。有机化合物包括肉碱和半胱氨酸,肉碱合成的前体物是必需氨基酸赖氨酸和蛋氨酸,半胱氨酸是合成辅酶 A 的前体。

第二节　婴儿喂养

情境导入

　　一位妈妈抱着 4 个月的宝宝来医院咨询,她说,宝宝一直吃母乳,最近发现自己乳稀量少,宝宝吃完奶后仍然哭闹不止,故前来寻求喂养指导。

　　工作任务:

　　1. 对该婴儿的喂养情况如何进行评估?

　　2. 对该婴儿如何进行正确的喂养指导?

　　婴儿喂养的方式有母乳喂养、部分母乳喂养及人工喂养三种。

一、母乳喂养

母乳是满足婴儿生理和心理发育最好的天然食物。一个健康母亲可基本满足6个月以内婴儿液体、能量和营养素的需要量。

1. 母乳的成分　按产后不同时期乳汁成分的变化分为：

(1)**初乳**：产后7d内分泌的乳汁为初乳。初乳量少，质稠色黄，含蛋白质较多（主要为免疫球蛋白）而脂肪少，有丰富的矿物质、牛磺酸及维生素A，并含有初乳小球（充满脂肪颗粒的巨噬细胞及其他免疫活性细胞），有利于婴儿的生长及抗感染。

(2)**过渡乳**：产后7~15d分泌的乳汁为过渡乳。过渡乳的量逐渐增多，含脂肪高，而蛋白质及矿物质逐渐减少。

(3)**成熟乳**：产后15d以后的分泌乳汁为成熟乳。成熟乳的量最多，但蛋白质含量逐渐降低。

2. 母乳喂养的优点

(1)**营养丰富，易于消化吸收**：母乳营养生物效价高，易被婴儿利用。蛋白质、脂类和糖类比例适宜（1:3:6），母乳中乳清蛋白和酪蛋白的比例为（4:1），乳清蛋白在胃内形成的乳凝块较小，易被消化吸收。脂肪颗粒小，含较多的不饱和脂肪酸和脂肪酶，有利于消化吸收。母乳中乳糖含量丰富，主要为乙型乳糖，可以促进双歧杆菌、乳酸杆菌生长。母乳中钙、磷比例（2:1）适宜，矿物质含量低，肾负荷小；铁含量虽与牛奶相似，但吸收率高；含有低分子的锌结合因子-配体，易吸收，锌利用率高。

(2)**提高婴儿抗感染力**：母乳中含有免疫球蛋白尤其是SIgA，能有效抵抗病原微生物侵袭机体；母乳中含有大量的免疫活性细胞，有免疫调节作用；母乳中的双歧因子、低聚糖可促进双歧杆菌、乳酸杆菌的生长，抑制大肠埃希菌的生长，减少腹泻的发生；母乳中的催乳素可促进新生儿免疫功能的成熟；母乳中乳铁蛋白对铁有强大的螯合能力，能夺走大肠埃希菌、大多数需氧菌和白念珠菌赖以生长的铁，从而抑制它们的生长；母乳还含有巨噬细胞、溶菌酶、补体等，也有抗感染作用。

(3)**利于神经系统发育**：母乳含优质蛋白质、必需氨基酸、牛磺酸、乳糖、卵磷脂、长链不饱和脂肪酸等，能促进婴儿神经系统的发育。

(4)**喂养简便**：母乳经济方便，温度适宜，不易污染，且乳量随婴儿生长而增加。

(5)**促进良好的心理-社会反应**：当母乳喂养时，母亲与婴儿的直接接触，增进了母婴感情，有利于婴儿心理的发育及建立良好的亲子关系。

(6)**利于母亲康复**：哺乳能促进母亲子宫收缩、复原，促进康复，抑制排卵，减少乳腺癌和卵巢癌的发病率。连续哺乳6个月以上可使哺乳期妇女孕期储备的脂肪消耗，促使哺乳期妇女体型恢复到孕前状态。

知识拓展

全国母乳喂养日

1990年5月10日，卫生部在北京举行了母乳喂养新闻发布会，确定每年5月20日为"全国母乳喂养宣传日"。这是由国家卫生管理部门为保护、促进和支持母乳喂养而设立的一项重要节日，也是献给所有哺哺乳期妇女亲与她们孩子的节日。呼吁全社会关注和支持"母乳喂养"的观念，让母亲和宝宝建立更紧密的关系！

---

3. 母乳喂养的护理

(1)**产前准备**：宣传母乳喂养的优点，树立母乳喂养的信心，保证合理营养，使孕期体重适当增加（12~14kg），储存足够脂肪，供哺乳能量消耗，做好乳房、乳头的护理，从妊娠后期每日用清水擦洗乳头，并按摩乳房。

（2）指导哺乳技巧

1）"三早"及按需哺乳：正常新生儿应早开奶、早接触、早吸吮，出生后15min~2h内哺乳，可以促使乳汁早分泌、多分泌。1~2个月内的婴儿"按需哺乳"，以促进乳汁的分泌；以后则根据婴儿的饮食、睡眠等规律"按时哺乳"，一般2~3h喂一次，每次哺乳15~20min。

2）掌握正确的喂哺方法：喂哺前，先给婴儿更换尿布，然后母亲清洁双手及乳头；喂哺时，母亲取舒适体位，一般采用坐位，将婴儿抱在胸前，将乳头和大部分乳晕送入婴儿口中，注意观察婴儿吸吮和吞咽情况；哺乳后，将婴儿竖起，头伏于母亲肩上，轻拍其背，使胃内空气排出，然后将其右侧卧位半小时，以防溢奶。哺乳时应两侧乳房轮流排空，即每次哺乳时让婴儿吸空一侧再吸另一侧乳房，下次哺乳时则先吸未排空的一侧。

母乳喂养

3）保证合理营养，保持心情愉快：哺乳期妇女的膳食和营养状况是影响泌乳的重要因素。因此哺乳期妇女膳食应富含蛋白质、维生素、矿物质和充足的能量。哺乳期妇女保证心情舒畅、睡眠充足、劳逸结合，可促进乳汁的分泌。

4）不宜哺乳的情况：母亲感染HIV，患有严重疾病如癌症，活动性肺结核，精神类疾病及重症心、肾疾病均不宜母乳喂哺，患乳腺炎者暂停患侧哺乳。

知识拓展

母乳喂养乳量充足的表现

喂奶前妈妈乳房丰满，喂完后乳房较柔软；喂奶时可听见宝宝吞咽声（连续几次到十几次）；婴儿每日能够得到8~12次较为满足的母乳喂养；从出生后第3日开始，婴儿每日排尿6~8次；婴儿大便软，呈金黄色、糊状，每日达4（量多）~10次（量少）；在两次喂奶之间婴儿很满足、安静，且一次睡眠时间可达3h左右；6个月内婴儿体重平均每日增长25~30g或每周增加125~210g，6个月内婴儿每月增加600g以上。

---

4. 把握断乳时机　随着婴儿年龄增长，母乳的质和量逐渐不能满足婴儿需要，同时婴儿消化吸收功能逐渐完善，乳牙萌出，已能适应流质过渡到半固体和固体膳食。此时应训练婴儿的咀嚼和吞咽功能。离断母乳需要有一个较长的过渡阶段，称为断奶过渡期。婴儿6个月开始引入半固体食物，并逐渐减少哺乳次数，增加引入食物的量。WHO建议母乳喂养可持续到24个月及以上。

二、部分母乳喂养

同时采用母乳与配方奶或动物乳同时喂养者称部分母乳喂养，有两种情况：补授法和代授法。

1. 补授法　即每次喂哺母乳后再适当补充配方奶或动物乳，常用于母乳不足者。此法有利于婴儿的生长及刺激母乳分泌。

2. 代授法　用配方奶或动物乳一次或数次替代母乳，但母乳次数不得少于每日3次，以防母乳分泌减少，适用于母乳量充足，但因哺乳期妇女有事或其他原因不能按时哺乳者。

三、人工喂养

人工喂养

6个月以内的婴儿由于各种原因不能进行母乳喂养，完全用配方奶或动物乳喂养者称人工喂养。常用的动物乳有牛奶、羊奶等。

1. 牛奶　人工喂养常用牛奶，但成分不适合婴儿。

(1) **牛奶的特点**：①牛奶蛋白质含量较人乳高，但以酪蛋白为主，在胃内易形成较大的凝块；②脂肪中以饱和脂肪酸为主，脂肪颗粒较大，且缺乏脂肪酶；③乳糖含量低，以甲型乳糖为主，有利于大肠埃希菌的生长；④含矿物质较多，增加肾脏的溶质负荷，钙磷比例不当，磷含量高，影响钙的吸收；⑤含有β乳清蛋白和牛血清清蛋白，可以使某些婴儿过敏、腹泻；⑥缺乏各种免疫因子，且易污染。

(2) **牛奶的家庭改造**

1) 稀释：降低蛋白质及矿物质的浓度，减轻婴儿消化道、肾的负荷，出生1~2周的新生儿可用2:1奶（牛奶2份，水1份），以后逐渐增至3:1或4:1奶，满月后可用全奶。

2) 加糖：使三大供能物质比例适宜，易于吸收，一般每100ml牛奶中加蔗糖5~8g。

3) 煮沸：灭菌，并使蛋白质变性，减小乳凝块。

2. 婴儿配方奶粉　是以牛奶为基础的改造奶制品，使宏量营养素成分尽量"接近"母乳，使之适合于婴儿的消化系统和肾功能，如降低酪蛋白、无机盐的含量等；添加一些重要的营养素，如乳清蛋白、不饱和脂肪酸、乳糖等；强化婴儿生长所需要的微量元素如核苷酸、维生素A、维生素D、β胡萝卜素和微量元素铁、锌等，在不能进行母乳喂养时，配方奶粉应作为优先选择的奶类来源。

> **知识拓展**
>
> ### 配方奶粉的种类
>
> 1. **早产儿奶粉**　是为适应早产儿胃肠消化吸收功能不成熟，并需要供给较多热量和特殊营养素所调配的奶粉。
>
> 2. **婴儿配方奶粉**　是对牛奶进行改造的奶制品，营养接近母乳，但不具备母乳的其他优点。
>
> 3. **无乳糖奶粉**　因不含乳糖，适用于先天性乳糖酶缺陷或慢性腹泻导致肠黏膜乳糖酶缺乏的婴儿。
>
> 4. **水解蛋白奶粉**　此类配方奶粉多用于急性或长期腹泻的婴儿。其提供的营养可完全满足婴儿的需求，只是营养成分已经事先水解过，食入后不必经胃肠消化即可直接吸收。
>
> 5. **其他奶粉**　强化铁奶粉、强化维生素D奶粉、苯丙酮尿症奶粉等。

3. 羊奶　成分与牛奶大致相似，但缺乏叶酸和维生素B_{12}长期单独喂养易致营养性巨幼细胞贫血。

4. 其他　豆浆、豆浆粉等。

5. 奶量摄入的估计　奶量摄入的估计仅适合于<6个月的婴儿，婴儿的体重、推荐摄入量以及乳制品规格是估算的基础资料。

(1) **配方奶粉摄入量估计**：婴儿每日能量的需要量约为418kJ（100kcal）/kg，一般市售配方奶粉100g供能约2 029kJ（500kcal），按婴儿的能量需求，婴儿配方奶粉约20g/（kg·d）可满足生长发育需要。按规定调配的配方奶中营养素、能量及液体总量可满足婴儿每日的需要量。

(2) **全牛奶摄入量估计**：100ml牛奶可产生热量280kJ（67kcal），8%糖牛奶100ml供能418kJ（100kcal），婴儿的能量需要为418kJ（100kcal）/（kg·d），故婴儿需8%糖牛奶100ml/（kg·d）。当全牛奶喂养时，因蛋白质与矿物质浓度较高，应在两次喂哺之间加水，使奶与水总液量为150ml/（kg·d），减去喂奶量即为饮水量。

6. 人工喂养的注意事项

(1) **选用适宜的奶嘴**：目前奶嘴的种类很多，材质主要为硅胶和乳胶两种，根据奶嘴孔形状的不同又分为圆孔奶嘴（标准奶嘴）、十字形孔奶嘴和Y字形孔奶嘴等，应根据婴儿月龄选择适宜奶嘴。

奶嘴的软硬度与奶嘴孔的大小适宜,孔的大小以奶瓶倒置时液体呈滴状连续滴出为宜。

(2) **测试奶液的温度**:奶液的温度应与体温相似,哺乳前先将乳汁滴在成人手腕掌侧测试温度,若无过热感,则表明温度适宜。

(3) **保持正确的喂哺姿势**:斜抱婴儿,使其头部枕于喂养者肘窝处,头高足低。喂哺时婴儿应处于完全觉醒状态。

(4) **避免空气吸入**:喂哺时持奶瓶呈斜位,使奶嘴及奶瓶的前半部充满乳汁,防止婴儿在吸奶同时吸入空气。每次喂哺后轻拍婴儿后背,促使其将吞咽的空气排出。

(5) **加强奶具卫生**:在无冷藏条件下,奶液应分次配制,每次配奶所用奶具等应洗净、消毒。

(6) **及时调整奶量**:婴儿食量存在个体差异,在初次配奶后,要观察婴儿的食欲、体重及粪便的性状,随时调整奶量。婴儿获得合理喂养的标志是发育良好,二便正常,食奶后安静。

四、婴儿食物转换

1. 目的 补充奶类营养素的不足;改变食物的性质,为断奶做准备;逐步培养良好的饮食习惯。

2. 食物转换的原则 由少到多,由稀到稠,由细到粗,由一种到多种;天气炎热或患病期间,应减少辅食量或暂停辅食;辅食应单独制作。

3. 换乳期食物 是除母乳或配方奶外,为过渡到成人固体食物所添加的富含能量和各种营养素的食物(表6-2)。

表6-2 过渡期食物的引入

月龄/月	食物性状	引入的食物	餐数		进食技能
			主餐	辅餐	
7~9	泥状食物	含铁配方米粉、蛋黄、稀饭、烂面、饼干、菜泥、豆腐、全蛋、鱼、肝末	4次奶	1餐饭,1次水果	适应勺喂
10~12	软碎食物	粥、软饭、面条、馒头、碎肉、碎菜、蛋、鱼肉、豆制品、水果等	3次奶	2~3餐饭,1次水果	手抓食

知识拓展

7~9月龄婴儿一日膳食安排

早上7点:母乳和/或配方奶。

早上10点:母乳和/或配方奶。

中午12点:各种泥糊状辅食,如婴儿米粉、稠厚的肉末粥、菜泥、果泥、蛋黄等。

下午3点:母乳和/或配方奶。

下午6点:各种泥糊状的辅食。

晚上9点:母乳和/或配方奶。

夜间可能还需要母乳和/或配方奶喂养1次。

10~12月龄婴儿一日膳食安排

早上7点:母乳和/或配方奶,加婴儿米粉或其他辅食。以喂奶为主,需要时再加辅食。

早上10点:母乳和/或配方奶。

中午12点:各种厚糊状或小颗粒状辅食,可以尝试软饭、肉末、碎菜。

下午3点：母乳和/或配方奶，加水果泥或其他辅食。以喂奶为主，需要时再加辅食。

下午6点：各种厚糊状或小颗粒状辅食。

晚上9点：母乳和/或配方奶。

第三节　儿童、少年的膳食安排

一、幼儿膳食安排

（一）营养特点

1岁后儿童生长速度减慢，对能量的需求较婴儿期相对减少，食欲有所下降，但仍处于快速生长发育的时期且活动量大，需要保证充足的能量和优质蛋白质的摄入。咀嚼和胃肠消化吸收能力尚未健全，喂养不当易发生消化紊乱。幼儿期神经心理发育迅速，好奇心强，进食时表现出强烈的自我进食欲望、常有探索性行为及自主选择食物的欲望。应允许幼儿参与进食，满足其自我进食欲望，培养其独立进食能力。同时幼儿有判断能量摄入，调节进食的能力，可以通过自己选择食物种类及量而达到膳食平衡。

幼儿喜好模仿、家庭成员对食物的反应及进食行为可作为幼儿的榜样。因此家长应注意做到不挑食、不偏食、不暴饮暴食，进食要按时定量、细嚼慢咽。幼儿期注意力易分散，应避免边进食边玩或边看电视等，可导致食欲下降和消化不良。

（二）膳食安排及进食技能培养

幼儿膳食中营养素和能量的摄入以及各营养素之间的配比应满足该年龄阶段儿童的生理需要。蛋白质每日40g左右，其中优质蛋白（动物蛋白质和豆类蛋白质）应占总蛋白的1/2。蛋白质、脂肪和碳水化合物产能比为（10%~15%）：（30%~35%）：（50%~60%）。膳食安排合理，食物种类，定时、定点、适量进餐，每日4~5餐为宜，进餐时间不宜过长，每次20~25min。

幼儿的进食技能、发育状况与婴儿期的训练有关，不规定进食方法，不强迫进食。幼儿在满12月龄后应与家人一起进餐，在继续提供辅食的同时，鼓励尝试家庭食物。随着幼儿自我意识的增强，鼓励幼儿自主进食，同时注意良好生活习惯和进食技能的培养，从喂食、抓食过渡到自己独立进食。

二、学龄前儿童膳食安排

（一）营养特点

学龄前儿童生长发育平稳发展，但仍需充足营养素。口腔功能较成熟，消化功能逐渐接近成人，已可进食成人食物。功能性便秘、营养性缺铁性贫血、肥胖在该年龄段发病率较高。

（二）膳食建议

谷类食物含有丰富的碳水化合物，是人体能量的主要来源。学龄前儿童的膳食应以谷类食物为主，并注意粗细粮的合理搭配。蛋白质每日30~50g，占总能量的14%~15%。食物中应含有足量的乳制品、豆制品以维持充足的钙摄入。注意每日摄入面包、麦片粥和蔬菜等。食物合理烹调，少调料、少油炸、油煎、少高糖饮料，科学选择零食。学习餐桌礼仪，规律就餐，自主进食，不挑食、不偏食，培养良好饮食习惯。鼓励儿童参与家庭食物的选择和制作，增进对食物的认知和喜爱。

三、学龄儿童和青春期少年膳食安排

（一）营养特点

学龄期和青少年时期是人一生体格和智力发育的关键时期，也是一个人行为和生活方式形成

的重要时期。儿童乳牙脱落、恒牙萌出，口腔咀嚼功能发育成熟，消化吸收能力基本达到成人水平。学龄儿童学习任务重、体育活动量大、能量摄入量需满足生长发育、体育活动需要。青少年时期为儿童生长发育第二个高峰期，总能量的 20%~30% 用于生长发育，骨骼快速增长，骨量增加 45% 左右，矿物质需求量大于儿童期和成人期，各种维生素的需要量亦增加。注意营养性缺铁性贫血、神经性厌食和超重/肥胖的早期预防。

（二）膳食建议与健康教育

膳食安排与成人相同，保证足够的能量和蛋白质摄入。主食宜选用可保留 B 族维生素的粗加工谷类，食物种类多样，搭配合理。多食富含钙、铁、锌和维生素 C 的食物。

对学龄儿童和青少年进行预防营养性疾病的健康教育，使之学会选择健康的食物，如参考"中国居民平衡膳食宝塔"，养成良好的饮食习惯，以及预防肥胖症、糖尿病、心脏病和高血压的相关知识。

第四节　蛋白质 - 能量营养障碍

情境导入

患儿，男，3 岁，因食欲差、消瘦就诊，昨日以"营养不良"收入院。护士小王早晨 5 时 30 分巡视病房时发现患儿神志不清、面色苍白、出冷汗、脉搏细弱、血压下降，立即通知医生，协助抢救。

工作任务：

1. 患儿突然发生病情变化的原因是什么？
2. 如何协助医生对患儿进行处理？

一、蛋白质 - 能量营养不良

蛋白质 - 能量营养不良（protein-energy malnutrition）是由于缺乏能量和/或蛋白质所致的一种慢性营养缺乏症。临床上以体重减轻、皮下脂肪减少和皮下水肿为特征，常伴有各器官系统的功能紊乱。蛋白质 - 能量营养不良主要见于 3 岁以下的婴幼儿。

【分类】

根据能量和/或蛋白质的缺乏情况，临床上常分为三种类型：

1. **消瘦型**　以能量供给不足为主。
2. **水肿型**　以蛋白质供给不足为主。
3. **消瘦 - 水肿型**　能量、蛋白质都供给不足。

【病因】

1. **摄入不足**　喂养不当是儿童营养不良的主要原因，例如：母乳不足而未及时添加其他富含蛋白质的食品；奶粉配制过稀；未及时添加辅食而骤然断奶；长期以淀粉类食品（如谷类）为主食；幼儿偏食、挑食、吃零食等。

2. **消化吸收不良**　多由消化系统疾病和先天畸形引起，如慢性腹泻、肠吸收不良综合征、唇裂、腭裂、幽门狭窄、先天性巨结肠等。

3. **需要量增加**　急性传染病、慢性传染病（如麻疹、结核等）后的恢复期，多胎、早产等因需要量增加而造成营养相对缺乏；大量蛋白尿、甲状腺功能亢进（简称甲亢）、长期发热、恶性肿瘤等因消耗量增加而造成营养不足。

【病理生理】

1. **新陈代谢异常**　蛋白质摄入不足或消耗过多使体内代谢处于负氮平衡,严重时可导致低蛋白性水肿。脂肪大量消耗,故血清胆固醇下降,当体内脂肪消耗过多,超过肝脏的代谢能力时,可造成肝脏脂肪浸润及变性。糖原不足或消耗过多可致血糖降低。细胞外液常呈低渗状态,易出现低渗性脱水、低钠、低钾、低钙和低镁血症。体温调节能力下降,体温偏低。

2. **各系统功能低下**　消化功能降低,易发生腹泻;心肌收缩力减弱,心搏出量减少,血压偏低,脉搏细弱。肾小管重吸收功能低下,尿比重下降;精神抑郁或烦躁不安、反应迟钝、条件反射不易建立。免疫功能明显降低,易并发各种感染。

【护理评估】

1. **健康史**　询问患儿的喂养史、饮食习惯;询问患儿是否为早产、双胎或多胎,出生后体重增长等发育情况;是否存在消化系统疾病、传染病、消耗性疾病及先天性畸形等。

2. **身体状况**

(1) **体重改变**:体重不增是营养不良患儿最早出现的症状,继之体重下降。

(2) **皮下脂肪减少**:首先是腹部,其次为躯干、臀部、四肢,最后为面颊。严重者皮下脂肪消失,酷似"老人"状。皮下脂肪层厚度是判断营养不良程度的重要指标之一。

营养不良(皮下脂肪消失)

(3) **其他**:营养不良初期身高(长)不受影响,但随着病情的加重,身高亦明显低于同龄儿。轻度营养不良精神状态正常,重者可出现精神萎靡、反应差、体温偏低、脉细无力、智力发育迟缓等。部分患儿血浆清蛋白明显降低而出现水肿。临床上根据各种症状的程度,将营养不良分为轻度、中度和重度(表6-3)。

表6-3　婴幼儿营养不良的分度

分度	实际体重为理想体重的百分比	腹部皮褶厚度	身高(身长)	消瘦	皮肤	肌张力	精神状态
轻度(Ⅰ度)	80%~< 90%	0.8~0.4cm	正常	不明显	干燥	正常	正常
中度(Ⅱ度)	70%~< 80%	<0.4cm	低于正常	明显	干燥、苍白	降低、肌肉松弛	烦躁不安
重度(Ⅲ度)	<70%	消失	明显低于正常	皮包骨样	苍白、干皱、无弹性	肌肉萎缩	萎靡、抑制与烦躁交替

根据患儿体重及身高(长)减少情况,5岁以下儿童营养不良分型如下:①体重低下:患儿体重低于同年龄、同性别参照人群值的均数减2SD(或中位数的80%以下),体重为均值减2~3SD(或中位数的70%~79%)为中度,低于均值减3SD(或中位数的70%以下)为重度,此项指标主要反映患儿有慢性或急性营养不良,但单凭此指标不能区别是急性还是慢性营养不良。②生长迟缓:患儿身高(长)低于同年龄、同性别参照人群值的均数减2个SD(或中位数的90%以下),身高(长)为均值减2~3SD(中位数的85%~89%)为中度,低于均值减3SD(中位数的85%以下)为重度。此指标主要反映长期慢性营养不良。③消瘦:患儿体重低于同性别、同身高参照人群值的均数减2SD(或中位数的80%以下),体重为均值减2~3SD(或中位数的70%~79%)为中度,低于均值减3SD(或中位数的70%以下)为重度,此项指标主要反映患儿有近期、急性营养不良。

(4) **并发症**:最常见的并发症为营养性缺铁性贫血,也可有各种维生素和微量元素缺乏(以维生素A和锌缺乏常见)、自发性低血糖及各种感染性疾病等。

3. **辅助检查**　血清蛋白浓度降低是最突出的改变,但其半衰期较长(19~21d),故不够灵敏。胰岛素样生长因子1（IGF-1）水平降低，是诊断营养不良的较敏感指标。此外，多种血清酶活性降低；血糖、胆固醇、各种电解质、维生素及微量元素均可下降，生长激素水平升高。

4. 心理-社会状况　评估父母的育儿知识水平及患儿的心理个性发育情况，评估患儿家庭经济状况以及家长角色是否称职，评估家长对疾病的认识程度。

5. 诊断要点　根据小儿年龄及喂养史、体重下降、皮下脂肪减少、全身各系统功能紊乱及其他营养素缺乏的临床症状和体征。诊断营养不良的基本测量指标为身高（长）和体重。

6. 治疗要点　早发现、早治疗，采取综合性治疗措施，包括去除病因、调整饮食、积极处理各种并发症、促进消化功能的恢复。

【常见护理诊断/问题】

1. 营养失调：低于机体需要量　与能量、蛋白质等缺乏有关。

2. 生长发育迟缓　与营养物质缺乏，不能满足生长发育的需要有关。

3. 有感染的危险　与机体免疫力低下有关。

4. 潜在并发症：贫血、低血糖、维生素A缺乏等。

5. 知识缺乏：家长缺乏正确的儿童营养、喂养知识。

【护理目标】

1. 患儿体重逐渐增加，体重、身高等体格发育指标能达到同龄儿的水平。

2. 患儿不发生感染、低血糖等并发症或发生时被及时发现并得到及时处理。

3. 家长能说出导致营养不良的原因，正确选择食品，合理喂养儿童。

【护理措施】

1. 调整营养

（1）**饮食管理：**根据营养不良患儿的实际消化吸收能力，逐步调整饮食的量和内容。调整原则是由少到多、由稀到稠、循序渐进、逐渐补充，直至恢复正常。

1）能量供给：①轻度营养不良患儿，开始每日可供给热量250~330kJ（60~80kcal）/kg，以后逐渐增加；②中、重度营养不良患儿，热量从每日165~230kJ（40~55kcal）/kg开始，逐步增加；③所有营养不良患儿，若消化吸收能力较好，热量可逐渐增加到每日500~710kJ（120~170kcal）/kg，并根据实际体重计算热量，待体重接近正常后，恢复供给正常生理需要量。母乳喂养儿可根据患儿的食欲按需哺乳；人工喂养儿可先给予稀释牛奶，少量多次喂哺，适应后逐渐增加奶量和浓度。

2）蛋白质供给：摄入量从每日1.5~2.0g/kg开始，逐渐增加到3.0~4.5g/kg，若过早给予高蛋白食物，可引起腹胀和肝大。

3）食物中应含有丰富的维生素和微量元素。

4）注意喂养方法，对食欲差、吞咽困难、吸吮力弱的患儿，应耐心、细心地喂哺，防止呕吐，必要时采用鼻饲喂养；病情严重或完全不能进食者，按医嘱选用葡萄糖、氨基酸、脂肪乳剂等静脉滴注；低蛋白水肿者可静脉滴注清蛋白。

（2）**促进消化、增加食欲：**按医嘱给予胃蛋白酶、胰酶、多酶片等以帮助消化；给予蛋白类固醇制剂，如苯丙酸诺龙以促进蛋白质合成；对食欲差的患儿可给予胰岛素注射增加饥饿感，以增加食欲。

2. 促进生长发育　提供舒适的环境，安排合适的生活制度，保证患儿精神愉快和充足的睡眠，及时纠正先天畸形，加强户外活动和体格锻炼，促进新陈代谢，以利于生长发育。定期测量体重、身高（长）及皮下脂肪厚度，以判断治疗效果。

3. 预防感染　保持室内空气清新、生活环境舒适卫生。采取保护性隔离，避免交叉感染。保持皮肤清洁、干燥，防止皮肤破损，做好口腔护理。注意保暖，避免受凉。

4. 观察病情　观察患儿有无皮肤黏膜苍白、头晕、乏力等症状，一旦发现贫血，遵医嘱酌情补充造血物质及输成分血。重度营养不良的患儿在夜间或清晨可出现自发性低血糖，表现为体温不升、面色苍白、冷汗、脉弱、血压下降、神志不清、呼吸暂停等，一旦发现，应立即按医嘱静脉注射25%~50%的葡萄糖溶液进行抢救。观察有无角膜干燥、夜盲等症状，一旦出现可用生理盐水湿润角膜及涂抗生素眼膏，同时补充维生素A制剂。在输液过程中应注意观察病情，输液速度宜慢，输液总量宜偏少，并注意电解质的补充，发现异常情况应及时报告，并做好抢救工作。

5. 健康教育　介绍科学的育儿知识，大力提倡母乳喂养，指导各种喂养方法的正确实施，及时添加辅食，纠正患儿不良的饮食及卫生习惯。合理安排生活作息制度，坚持户外活动，保证充足的睡眠。按时进行预防接种，预防感染。对患有先天畸形患儿应及时手术治疗。做好生长发育监测，如发现体重增长缓慢或不增，应尽快查明原因，及时予以纠正。

【护理评价】

1. 患儿体重是否逐渐增加，体重、身高等体格发育指标是否能达到同龄儿的水平。

2. 患儿是否未发生感染、低血糖等并发症，发生时是否被及时发现并得到及时处理。

3. 家长能否说出导致营养不良的原因，正确选择食品，合理喂养儿童。

知识拓展

营养不良的五阶梯治疗

营养不良无论在住院患者，还是社区人群都是一个严重问题，老年人、恶性肿瘤及其他良性或慢性消耗性疾病患者是营养不良的高发人群。营养不良的严重后果众所周知，而营养不良的规范治疗仍然是一个有待讨论的问题。营养不良治疗的基本要求应该是满足能量、蛋白质、液体及微量营养素的目标需要量，即要求四达标；最高目标是调节异常代谢、改善免疫功能、控制疾病（如肿瘤）、提高生活质量、延长生存时间。营养不良的规范治疗应该遵循五阶梯治疗原则：首先选择营养教育，然后依次向上晋级选择口服营养补充（oral nutritional supplements，ONS）、全肠内营养（total enteral nutrition，TEN）、部分肠内营养（partial enteral nutrition，PEN）+部分肠外营养（partial parenteral nutrition，PPN）、全肠外营养（total parenteral nutrition，TPN）。当下一阶梯不能满足60%目标能量需求3~5d时，应该选择上一阶梯。

二、单纯性肥胖

单纯性肥胖（obesity）是由于能量的摄入长期超过人体的消耗，导致体内脂肪蓄积，体重超过一定范围的一种营养障碍性疾病。体重超过同性别、同身高参考人群均值的20%即称为肥胖。小儿单纯性肥胖在我国呈逐步增多的趋势，目前占5%~8%，肥胖不仅影响儿童的健康，且儿童期肥胖可延续至成人，容易引起高血压、冠心病、糖尿病等疾病，故对本病的防治已引起社会和家庭的重视。

【病因】

1. 能量摄入过多　长期过多摄入淀粉类、高脂肪的食物，超过机体代谢需要，剩余的能量转化为脂肪储存体内。

2. 活动量过少　活动过少或缺乏适当的体育锻炼是发生肥胖症的重要因素，即使摄入不多，也可引起肥胖，且肥胖儿童大多不爱运动，形成恶性循环。

3. 遗传因素　肥胖具有高度遗传性。目前认为与多基因遗传有关。肥胖双亲的后代发生肥胖者高，达70%~80%。

4. 病理生理　引起肥胖的原因为脂肪细胞数目增多或体积增大。

5. 其他　进食过快或饱食中枢和饥饿中枢调节失衡以致多食；精神创伤、家庭溺爱等心理异常也可导致儿童进食过多而肥胖。

【护理评估】

1. 健康史　主要评估患儿有无相关的病因及病史。应询问患儿的饮食习惯、饮食量及活动情况，有无肥胖家族史，是否受到精神创伤，近期治疗史及其效果。

2. 身体状况　肥胖可以发生于任何年龄，但最常见于婴儿期、5~6岁和青春期。

(1) 症状、体征：患儿食欲旺盛，喜吃高脂肪食物或甜食。活动较少，运动时动作笨拙，常有疲劳感，用力时气短或腿痛。严重肥胖者由于脂肪的堆积限制了胸廓及膈肌的运动，导致肺通气不良，引起低氧血症、气促、发绀、红细胞增多、心脏扩大或心力衰竭甚至死亡，称匹克威克综合征(Pickwickian syndrome)，又称肥胖低通气综合征。体格检查可见患儿体态肥胖，皮下脂肪丰满但分布均匀，腹部膨隆下垂，重者可因皮下脂肪过多，使胸、腹、臀部及大腿皮肤出现白纹或紫纹。双下肢因负荷过重可致扁平足和膝外翻。女孩胸部脂肪堆积应与乳房发育相鉴别；男孩因大腿内侧和会阴部脂肪堆积，阴茎可隐匿在阴阜脂肪组织中而被误诊为阴茎发育不良。肥胖儿童性发育常较早，导致最终身高略低于正常儿。

(2) 分度：以同性别、同身高正常儿童体重均值为标准，体重超过均值10%~19%者为超重；体重超过20%即为肥胖；超过20%~29%者为轻度肥胖；超过30%~49%者为中度肥胖；超过50%者为重度肥胖。

3. 辅助检查　血清甘油三酯、胆固醇大多增高，常有高胰岛素血症，血生长激素水平减低，生长激素刺激试验的峰值也较正常儿为低。肝脏超声检查常有脂肪肝。

4. 心理－社会状况　评估体形变化对患儿心理所造成的影响，患儿因体态肥胖，怕别人讥笑而不愿与其他儿童交往，常出现自卑、胆怯、孤独等心理障碍；评估家长对肥胖症病因及其危害的认知程度。

5. 诊断要点　儿童肥胖的诊断可以采用体重指数来衡量。体重指数(body mass index，BMI)，是指体重(kg)/身长的平方(m²)，当儿童的BMI在同性别、同年龄段参考值的P_{85}~P_{95}为超重，超过P_{95}为肥胖。

6. 治疗要点　采取控制饮食，适量运动，消除心理障碍，配合药物治疗的综合措施，以饮食疗法和运动疗法为最重要，药物及外科手术治疗均不宜用于儿童。

【常见护理诊断/问题】

1. 营养失调：高于机体需要量　与能量摄入过多和/或缺乏运动等有关。

2. 自我形象紊乱　与肥胖引起自身体形改变有关。

3. 社交障碍　与肥胖造成的心理障碍有关。

4. 知识缺乏：家长或患儿缺乏合理营养、运动的知识。

【护理措施】

1. 饮食管理　患儿每日摄入的热量应低于机体消耗的总热量，但必须满足其基本营养需要，多推荐低脂肪、低糖类和高蛋白饮食，鼓励多吃体积大、饱腹感明显而能量低的蔬菜水果，如萝卜、青菜、黄瓜、番茄、竹笋、苹果、柑橘等。良好的饮食习惯对减肥具有重要作用，故应少食多餐，细嚼慢咽，不吃夜宵和零食，避免晚餐过饱和进食油炸食品及甜食。

2. 增加运动　适当的运动能使脂肪分解，减少胰岛素分泌，脂肪合成减少，蛋白质合成增加，减轻体重。肥胖儿常因动作笨拙及活动后易疲劳而不愿运动，应鼓励患儿选择喜爱、有效又易于坚持的运动，如散步、慢跑、体操、踢球、游泳等，每日坚持运动至少30min，同时鼓励患儿通过走路上学和做家务等方式进行运动，运动量以运动后轻松愉快，不感到疲劳为原则。运动要循序渐进，持之以恒。

3. 心理支持　家长应引导患儿正确认识自身体态改变，帮助其树立信心，消除因肥胖带来的负面情绪，避免对患儿的形象及进食习惯经常指责而引起其精神紧张，鼓励并创造机会让患儿参与正常的社交活动。引导患儿参与制订饮食和运动计划，以提高他们坚持控制饮食和运动锻炼的兴趣。

4. 健康教育　向患儿家长说明肥胖是疾病，使其转变观念，认识到肥胖给患儿成年后带来的危害；向家长讲述科学喂养的知识，培养儿童良好的饮食习惯，避免营养过剩；鼓励患儿树立信心，长期坚持饮食治疗，并创造条件增加活动量。

第五节　营养性维生素 D 缺乏

情境导入

　　小李是 6 床患儿的责任护士，上午巡视病房时，患儿妈妈向小李表达了自己的担忧："我的宝宝已经 1 岁了，但还不会站立，别的小宝宝这个时候都已经扶着走了。我很担心，想知道现在是否可以训练宝宝学站立呢？"

　　患儿 1 岁，因上呼吸道感染、佝偻病收入院，治疗已 3d。

　　工作任务：

　　1. 请分析是否可以训练患儿站立？

　　2. 如何对该患儿及家长进行健康指导？

一、维生素 D 缺乏性佝偻病

　　维生素 D 缺乏性佝偻病（rickets of vitamin D deficiency）是由于维生素 D 不足使钙、磷代谢失常，产生的一种以骨骼病变为特征的慢性营养性疾病。其主要见于 2 岁以下的婴幼儿，北方患病率高于南方，是我国儿童保健重点预防的"四病"之一。近年来，随着卫生保健水平和人民生活水平的提高，其发病率逐年降低，病情也趋于减轻。

　　【维生素 D 的来源、转化及生理功能 】

　　1. 维生素 D 的来源　①皮肤的光照合成：是人类维生素 D 的主要来源，人类皮肤中的 7- 脱氢胆固醇（维生素 D_3 原）经日光中紫外线照射后变为胆钙化醇即维生素 D_3；②食物中摄取：动物肝脏、蛋黄、鱼肝油、奶类等含维生素 D_3，酵母、植物油中含维生素 D_2；③母体 - 胎儿转运：胎儿可通过胎盘从母体获得维生素 D，胎儿体内 25-（OH）D_3 的储存可满足出生后一段时间的生长需要，早期新生儿体内维生素 D 的量与母体的维生素 D 的营养状况及胎龄有关。

　　2. 维生素 D 的转化　维生素 D_3 和 D_2 均无生物活性，需经两次羟化作用后方能发挥生物效应，首先在肝细胞内 25- 羟化酶作用下转变为 25- 羟维生素 D[25-（OH）D_3]，然后在肾脏中经过 1-a 羟化酶的作用，合成具有很强生物活性的 1,25- 二羟维生素 D[1,25-（OH）$_2D_3$]。

　　3. 维生素 D 的生理功能　①促进小肠黏膜对钙、磷的吸收；②增加肾小管对磷的重吸收，减少尿中钙、磷的排出，提高血磷、血钙的浓度；③促进成骨细胞的增殖和破骨细胞的分化，直接影响钙、磷在骨的沉积和重吸收。

　　【病因】

　　1. 围生期维生素 D 不足　母亲妊娠期特别是妊娠后期维生素 D 营养不足，如母亲严重营养不良、肝肾疾病、慢性腹泻，以及早产、双胎均可导致婴儿体内维生素 D 储存不足。

　　2. 日光照射不足　是维生素 D 缺乏的主要原因。紫外线不能透过玻璃窗，儿童缺少户外活动，可使内源性维生素 D 不足。城市高大建筑可阻挡日光照射，大气污染如尘埃、烟雾可吸收部分紫外线，气候因素如冬季日照时间短，紫外线较弱，亦可影响内源性维生素 D 的合成。

　　3. 需要量增加　婴儿生长发育迅速，尤其早产儿、多胎儿，所需维生素 D 多，故易发生佝偻病。

但重度营养不良患儿生长缓慢，发生佝偻病较少。

4. 维生素 D 摄入不足 天然食物中含维生素 D 较少，即使纯母乳喂养，若不及时补充富含维生素 D 的辅食，也易患佝偻病。

5. 疾病与药物的影响 胃肠道、肝胆疾病影响维生素 D 的吸收；肝、肾严重损害可影响维生素 D 的羟化；长期服用抗惊厥药物可使维生素 D 加速分解为无活性的代谢产物；糖皮质激素可对抗维生素 D 对钙的转运作用。

【发病机制】

当维生素 D 缺乏时，肠道吸收钙磷减少，血中钙、磷水平降低，血钙降低刺激甲状旁腺分泌甲状旁腺素（PTH）增加，从而加速旧骨溶解，释放骨钙入血，以维持血钙正常或接近正常水平。但因 PTH 抑制肾小管对磷的重吸收而使尿磷排出增加，导致血磷降低，钙磷乘积降低，使骺软骨正常生长和钙化受阻，软骨细胞失去增殖、分化和凋亡的正常程序，骨基质不能正常矿化，成骨细胞代偿性增生，骨样组织堆积在骨骺软骨处且取代坚硬的骨皮质，从而形成以骨骼病变为特征的一系列变化及生化异常（图 6-1）。

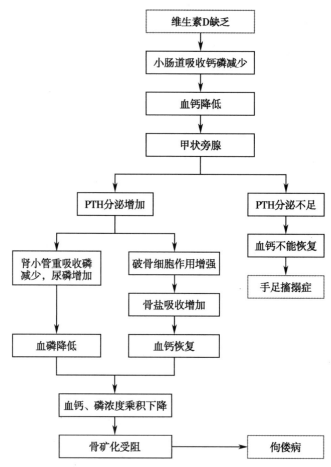

图 6-1　维生素 D 缺乏性佝偻病和手足搐搦症的发病机制

【护理评估】

1. 健康史 详细询问孕妇妊娠期是否补充维生素 D 制剂；患儿喂养方法、食物转换情况；患儿生活环境及户外活动情况；患儿是否早产、双胎或多胎；患儿有无慢性腹泻、肝肾疾病及用药史。

2. 身体状况 维生素 D 缺乏性佝偻病多见于 3 个月 ~2 岁的婴幼儿，主要表现为生长最快部位的骨骼改变、肌肉松弛和神经、精神症状，临床分为初期（早期）、激期（活动期）、恢复期和后遗症期（表 6-4）。

（1）**初期（早期）**：多见于 6 个月以内，特别是 3 个月以内的小婴儿。其主要表现为神经兴奋性增高，如易激惹、睡眠不安、烦躁、夜惊、多汗、枕秃等。

枕秃

（2）**激期（活动期）**：除初期症状外，主要表现为骨骼改变和运动功能发育迟缓。

1）骨骼改变：①3~6 个月患儿可出现颅骨软化，重者用手指轻压枕骨或顶骨中央有压乒乓球样的感觉；7~8 个月患儿可出现方颅，严重者呈"鞍状"或"十字状"；前囟增宽及闭合延迟，重者可延迟至 2~3 岁才闭合；出牙延迟、牙釉质缺乏并易患龋齿。②1 岁左右的患儿胸部可出现肋骨串珠、鸡胸、漏斗胸或肋膈沟（郝氏沟）。③6 个月以上的患儿腕、踝可形成钝圆形环状隆起的手镯、足镯，1 岁左右患儿开始站立与行走后双下肢负重，下肢弯曲出现膝内翻（"O"形腿）（图 6-2）或膝外翻（"X"形腿）（图 6-3）。④患儿久坐或久站可因韧带松弛致脊柱弯曲，出现脊柱侧弯或后凸。

2）运动功能发育迟缓：患儿全身肌肉松弛，肌张力低下，头颈软弱无力，抬头、坐、立、行等运动功能落后；腹部肌张力下降，出现膨隆如蛙腹。

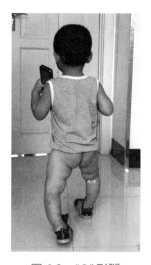

图 6-2 "O"形腿

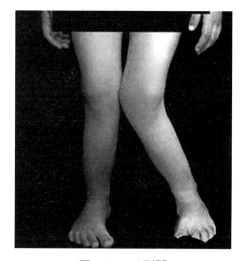

图 6-3 "X"形腿

蛙腹

（3）**恢复期**：经适当治疗后临床症状和体征减轻或接近消失。

（4）**后遗症期**：多见于 2 岁及以上的患儿。临床症状消失，仅留下不同程度的骨骼畸形。

表 6-4 营养性维生素 D 缺乏性佝偻病临床四期的特点

鉴别要点	初期	激期	恢复期	后遗症期
发病年龄	3 个月左右	>3 个月		大多 >2 岁
症状	非特异性神经精神症状	骨骼改变和运动功能发育迟缓	症状减轻或接近消失	一般无
体征	枕秃	生长发育最快部位骨骼改变，肌肉松弛	一般无	正常
血钙	正常或稍低	稍降低	数日内恢复正常	正常
血磷	降低	明显降低	数日内恢复正常	正常
AKP	升高或正常	明显升高	1~2 个月逐渐正常	正常
25-（OH）D$_3$	下降	<12ng/ml（<30nmol/L）可诊断	数日内恢复正常	正常
骨 X 线检查	多正常	骨骺端钙化带消失，呈杯口状、毛刷状改变，骨骺软骨带增宽（>2mm），骨质疏松，骨皮质变薄	长骨干骺端临时钙化带重现、增宽、密度增加、骨骺软骨盘增宽（<2mm）	干骺端病变消失

3. 辅助检查

（1）**血生化检查**：初期血清 25-（OH）D$_3$ 下降，PTH 升高，一过性血钙下降，血磷降低，碱性磷酸酶正常或稍高；激期除血钙稍低外，其余指标改变更加明显；恢复期血钙、血磷逐渐恢复正常，碱性磷酸酶需 1~2 个月降至正常；后遗症期血生化正常。

（2）**X 线检查**：初期可正常或钙化带稍模糊；激期长骨片显示骨骺端临时钙化带消失，呈毛刷状、杯口状改变，骨骺软骨盘增宽（>2mm），骨质疏松，密度减低，骨皮质变薄；可见骨干弯曲或有青枝骨折；恢复期治疗 2~3 周后骨骼 X 线改变有所改善，出现不规则的钙化线，以后钙化带致密增厚，骨骺软骨盘＜2mm，骨质密度逐渐恢复正常；后遗症期 X 线检查骨骼干骺端病变消失。

4. 心理－社会状况

评估患儿家长对合理喂养、户外活动必要性的认识程度，日常照顾患儿是否有困难，对患儿出现的骨骼变化是否表现出焦虑；骨骼畸形的年长儿有无自卑；家庭气氛及家庭成员能否相互支持。

5. 诊断要点

依据维生素 D 缺乏性佝偻病的病因、临床表现、血生化及骨骼 X 线检查进行诊断。应注意早期的神经兴奋性增高的症状无特异性，如多汗、烦躁、夜惊等，仅依据临床表现的诊断准确率较低；骨骼的改变、血清 25-（OH）D$_3$ 水平、血生化与骨骼 X 线检查为诊断的可靠指标。

6. 治疗要点

治疗原则是控制病情活动，防止骨骼畸形。治疗以口服维生素 D 为主，一般剂量为每日 50~100g（2 000~4 000IU）或 1,25-（OH）$_2$D$_3$ 0.5~2.0g，视临床和 X 线骨片改善情况而定，1 个月后改预防量每日 10g（400IU），不可长期大量服用，以免中毒。当重症佝偻病有并发症或无法口服者可一次肌内注射维生素 D 15 万 ~30 万 IU，1 个月后改为预防量。后遗症期有骨骼畸形者可考虑矫形治疗。

知识拓展

常用的钙剂

1. **乳酸钙**　来源于奶制品，不良反应少。其溶解度大，吸收较好，是理想的补钙制品。

2. **活性钙**　是以天然牡蛎科动物的贝壳煅烧并添加辅料而成；是氧化钙、苯酚钙、磷酸氢钙的混合物。活性钙吸收差，易引起消化道反应。

3. **苯酚钙**　优点是钙的含量高，钙提取简单。但其溶解度差，且在胃中难以消化，耗费大量的胃酸，从而促进胃酸分泌，导致胃溃疡。不良反应是消化道症状，严重影响食欲。

4. **维丁胶性钙**　含有苯酚氢钙、维生素 D$_2$ 等，钙的吸收较好。缺点是钙与维生素 D 同时补充，长期服用易发生维生素 D 中毒。

5. **醋酸钙**　钙含量高，易溶于水，是较好的补钙产品。

6. **枸橼酸钙**　可溶性强，遇到胃酸不形成二氧化碳气体引起腹胀，可运用于结石患者的治疗，能预防结石的形成。

【**常见护理诊断/问题**】

1. **营养失调：低于机体需要量**　与日光照射不足及维生素 D 摄入不足有关。

2. **有感染的危险**　与机体免疫力低下有关。

3. **潜在并发症**：骨骼畸形、药物不良反应。

4. **知识缺乏**：家长缺乏佝偻病的预防及护理知识。

【**护理目标**】

1. 患儿体内的维生素 D 维持在正常水平。

2. 患儿不出现骨骼畸形、骨折等损伤。

3. 患儿不发生感染。

4. 家长能说出导致佝偻病的原因并能正确护理患儿。

【护理措施】

1. 增加体内的维生素 D

(1)定期户外活动：指导家长带患儿多到户外活动，初生婴儿在出生后 2~3 周开始，户外活动时间从数分钟逐渐延长至 2h，冬季也要保证每日 1~2h。夏季气温过高，应避免太阳直接照射，可在阴凉处活动，尽量多暴露皮肤；冬季室内活动时应注意开窗，让紫外线能直接射入。

(2)补充维生素 D：添加富含维生素 D、钙、磷和蛋白质的饮食；按医嘱给予维生素 D 制剂，大量应用时应注意中毒症状，如食欲缺乏、呕吐、腹泻、便秘、头痛、多饮多尿、烦躁不安等；当使用鱼肝油制剂时，还应注意有无维生素 A 中毒的症状。注射维生素 D 时要深部肌内注射。

知识拓展

维生素 D 中毒

维生素 D 中毒剂量的个体差异较大。儿童每日服用 2 万 ~5 万 IU，或每日 2 000IU/kg，连续数周或数月可发生中毒。敏感儿童每日 4 000IU，连续 1~3 个月可发生中毒。

临床表现：早期症状为厌食、恶心、倦怠、烦躁不安、低热，继而出现呕吐、顽固性便秘，体重下降。重症出现惊厥、血压升高、烦渴、尿频、夜尿、脱水、酸中毒；尿中出现蛋白质、红细胞、管型等改变，继而发生慢性肾衰竭。

辅助检查：早期血钙增高 >3mmol/L，尿钙强阳性；X 线检查可见长骨干骺端钙化带增宽（>1mm），致密，骨干皮质增厚，骨质疏松或骨硬化；肾脏 B 超示肾萎缩。

治疗要点：①立即停用维生素 D 和钙剂，限制钙盐和富含钙的食物摄入。②加速钙的排泄，口服氢氧化铝或依地酸二钠减少肠钙吸收，使钙从肠道排出，口服泼尼松抑制肠内钙结合蛋白生成而降低肠钙的吸收；亦可使用降钙素。③注意保持水、电解质的平衡。

---

2. 预防感染　保持室内空气清新，阳光充足，避免交叉感染。保持皮肤清洁、干燥，汗多时要及时擦干，以防受凉。尽量少带患儿到公共场所，以减少呼吸道感染的机会。

3. 预防骨骼畸形　衣服柔软、宽松，床铺松软，避免早坐、久坐和早站、久站、早走，以免加重骨骼畸形。活动期患儿要卧床休息，保持正确的姿势；护理操作时动作要轻柔，避免重压或强行牵拉，以防骨折。已有骨骼畸形者可采取主动或被动运动的方法进行矫正，如胸廓畸形，可做俯卧位抬头展胸运动，下肢畸形可以施行肌肉按摩；进行外科手术矫治者，指导家长正确使用矫形器具。

4. 健康教育

(1)向父母讲述佝偻病的预防知识：①鼓励孕妇多晒太阳，妊娠后 3 个月补充维生素 D 800~1 000IU/d；②婴幼儿多进行户外活动，<6 个月的小婴儿户外活动应避开正午时间，避免日光直射，尽量选择夏季早晨或午后，避免 10：00~16：00 的太阳照射；提倡母乳喂养，选择富含维生素 D、钙、磷、蛋白质的食物；足月儿出生后 2 周开始每日给予预防量维生素 D 400IU，至 2 岁；早产儿、低出生体重儿、多胎儿出生后 1 周每日给予维生素 D 800~1 000IU/d，3 个月后改为预防量；夏季户外活动多，可暂停或减量服用。

(2)指导患儿家长佝偻病的护理知识：包括正确的户外活动、服用维生素 D 的注意事项、按摩肌肉进行矫形的方法等。

【护理评价】

1. 患儿体内的维生素 D 是否维持在正常水平。

2. 患儿是否未发生感染。

3. 患儿是否未出现骨骼畸形、骨折等损伤。

4. 家长是否能说出导致佝偻病的原因并能正确护理患儿。

二、维生素 D 缺乏性手足搐搦症

维生素 D 缺乏性手足搐搦症（tetany of vitamin D deficiency）又称佝偻病性手足搐搦症或佝偻病性低钙惊厥，主要是由于维生素 D 缺乏，血钙降低导致神经肌肉兴奋性增高，出现惊厥、喉痉挛和手足抽搐等症状。其多见于婴幼儿，尤其 6 个月以内的小婴儿。

【病因和发病机制】

当维生素 D 缺乏时，血钙下降，而甲状旁腺不能代偿性分泌增加，血钙继续降低，当血清总钙浓度低于 1.75~1.88mmol/L（7~7.5mg/dl）或血清离子钙浓度 <1.0mmol/L（4mg/dl）以下时，即可出现抽搐等症状。

诱发血钙降低的原因：①初春紫外线照射突然增多时，或佝偻病患儿用维生素 D 治疗之初，骨骼加速钙化，血钙迅速向骨骼转移，使血钙下降；②发热、感染、饥饿等使组织细胞分解释放磷，血磷增高，血钙降低；③人工喂养婴儿食用含磷过高的奶制品，导致高血磷、低血钙；④纠正酸中毒后、输入碱性溶液过多、严重频繁呕吐、过度换气等，使血液 pH 上升，离子钙降低。

【护理评估】

1. **健康史** 询问患儿的喂养史、户外活动情况，是否有发热、感染史，近期是否使用维生素 D 等。

2. **身体状况**

（1）**典型发作**

1）惊厥：最常见，多见于婴儿。表现为突然发生四肢或面部肌肉抽动，两眼上翻，神志不清，发作时间持续数秒至数分钟，发作停止后意识恢复，精神萎靡而入睡，醒后活泼如常，发作次数可数日 1 次或 1 日数次。一般不发热。

2）手足搐搦：多见于较大婴儿、幼儿及年长儿。表现为突然发生手足痉挛呈弓状呈"助产士手"，手腕屈曲，手指强直，拇指内收掌心，踝关节伸直，足趾向下弯曲呈"芭蕾舞足"，发作停止后活动自如。

3）喉痉挛：多见于婴儿。表现为喉部肌肉和声门突发痉挛，呼吸困难，严重者可发生窒息，甚至死亡。

（2）**隐匿型**：在不发作时，可通过刺激神经肌肉引出下列体征。①低钙击面征（Chvostek sign）：又称面神经征，用指尖或小锤轻叩患儿颧弓与口角间的面颊部，引起眼睑和口角抽动者为阳性，正常新生儿可出现假阳性；②低钙束臂征（Trousseau sign）：又称陶瑟征，以血压袖带包裹上臂，充气使血压维持在收缩压和舒张压之间，5min 之内该手出现痉挛者为阳性；③腓反射（peroneal sign）：又称腓神经征，用小锤叩击膝下外侧腓骨小头处的腓神经，足部向外侧收缩者为阳性。

3. **辅助检查** 血钙浓度和离子钙的浓度下降。

4. **心理-社会状况** 评估家长对手足搐搦症有关知识的认知水平，是否存在紧张、恐惧、焦虑等心理问题；评估家庭成员是否相互支持，生活环境是否有影响日光照射的因素。

5. **诊断要点** 因早期症状与佝偻病的症状有重叠，如烦躁不安、多汗等，应仔细询问病史加以鉴别。早期血钙升高 >3mmol/L（12mg/dl），尿钙强阳性（萨尔科维奇反应），尿常规检查示尿蛋白阳性，严重时可见红细胞、白细胞、管型。X 线检查可见长骨干骺端钙化带增宽（>1mm）、致密，骨干皮质增厚，骨质疏松或骨硬化等。

6. **治疗要点**

（1）**急救处理**：立即吸氧，保持呼吸道通畅，喉痉挛者立即将舌拉出口外，并进行口对口呼吸或

ER 6-8

手足搐搦

加压给氧,必要时做气管插管或气管切开。控制惊厥或喉痉挛可用10%水合氯醛,每次40~50mg/kg,保留灌肠,或地西泮每次0.1~0.3mg/kg,肌内或静脉注射。

（2）**钙剂治疗**：10%葡萄糖酸钙5~10ml,稀释后静脉注射或静脉滴注,惊厥停止后改口服钙剂。

（3）**维生素D治疗**：急症情况控制后,按维生素D缺乏性佝偻病给予维生素D治疗。

【**常见护理诊断/问题**】

1. **有窒息的危险**　与惊厥、喉痉挛发作有关。

2. **有受伤的危险**　与惊厥发作有关。

3. **营养失调：低于机体需要量**　与维生素D缺乏有关。

【**护理措施**】

1. **防止窒息**　按医嘱立即使用镇静剂和钙剂,控制惊厥、喉痉挛发作；及时吸氧；松解领口衣扣,立即将患儿头偏向一侧,将舌拉出口外,清除口鼻分泌物,保持呼吸道通畅,做好气管插管和气管切开的术前准备,必要时行气管插管或气管切开。

2. **防止外伤**　选用软质材料制作、无棱角的玩具,创造安全环境。专人守护,防止坠床,床栏周围可用棉质护围保护,以防惊厥发作时造成损伤；已出牙的患儿发作时在上下两齿之间放牙垫,以防舌咬伤；剪短指甲,两掌心置球形软布,以防皮肤损伤。

3. **补充维生素D**　鼓励患儿多晒太阳,注意饮食的合理搭配,选择富含维生素D的食物。

4. **用药护理**

（1）**应用镇静剂的护理**：静脉使用镇静药时需缓慢推注,密切观察呼吸,注射量过大或速度过快可抑制呼吸,引起呼吸骤停。

（2）**应用钙剂的护理**：①静脉注射10%葡萄糖酸钙,需用10%~25%葡萄糖液稀释1~3倍,缓慢推注（10min以上）或静脉滴注,同时监护心率,避免药液外渗,应选择较大的血管,避免使用头皮静脉；② 10%氯化钙口服吸收好,服用前用糖水稀释3~5倍,以减少对胃黏膜的刺激,一般连服3~5d后,改为10%葡萄糖酸钙,以防高氯性酸中毒。钙剂与奶类同服时可影响钙的吸收,最好于两次喂奶中间口服。

5. **健康教育**　指导家长合理喂养幼儿,告知家长在出院后按医嘱补充维生素D及钙剂。教会家长惊厥、喉痉挛发作时的处理方法：使患儿平卧,松开衣领,颈部伸直,头后仰,以保持呼吸道通畅,同时呼叫医护人员。

知识拓展

儿童维生素D缺乏诊断标准

维生素D缺乏需依据其高危因素、临床表现、相关影像学检查结果等综合判断,确诊需根据血清25-(OH)D₃水平。

1. **高危因素**　日照不足,缺乏阳光照射；未预防性补充维生素D₃。

2. **临床表现**　维生素D不足甚至轻度缺乏无特异性临床表现。少数患儿可能表现为易激惹、烦躁不安、哭闹不止等非特异性神经精神症状。

3. **实验室检查**　血清25-(OH)D₃水平是维生素D营养状况的最佳指标,是维生素D缺乏和佝偻病早期诊断的主要依据,应逐步开展。目前,将血清维生素D水平达到50~250nmol/L（20~100μg/L）认定为适宜的维生素D营养状况。

（刘　宇）

1.患儿,女,10个月。因厌食、消瘦2个月入院。2个月前,因患儿母亲到外地打工而突然断母乳,采用稀饭加牛奶喂养后,开始少食、厌食、哭闹不安,逐渐消瘦,大便4~6次/d,量不多,为蛋花水样便,无脓血,稍加肉、蛋类就出现恶心、呕吐,反复感冒。曾在当地卫生院治疗未见好转。查体:T 37℃,R 32次/min,P 110次/min,体重5.8kg,身长68cm。精神萎靡,面色苍白,皮肤干燥弹性较差,心率110次/min,心音低钝,双肺呼吸音清晰,腹部皮下脂肪厚度0.2cm,肝肋下2cm,质软,脾肋下未触及。诊断为"营养不良"。

请思考:

(1)患儿有哪些主要的护理诊断?应实施哪些护理措施?

(2)患儿出院时应进行哪些健康教育?

2.患儿,男,10个月,因哭闹、多汗、易惊2个月来院就诊。入院前2个月家长发现患儿经常无诱因哭闹,夜间惊醒,常摇头擦枕,至今不能站立,尚未出牙。患儿系人工喂养,未添加辅食。查体:T 36.8℃,P 110次/min,R 32次/min,体重7.2kg。表情淡漠,面色苍白,消瘦,前囟2cm×2cm,枕秃,乳牙未出,轻度方颅、肋骨串珠。心肺无异常,腹软,肝右肋下2cm,四肢肌张力低下。血生化:血钙1.9mmol/L,碱性磷酸酶增高。腕部X线检查:钙化带消失,骨骺端增宽,骨密度降低。

请思考:

(1)患儿目前存在哪些护理问题?

(2)针对护理问题如何进行合理的护理?

3.患儿,男,1岁4个月。因手足"抽筋"2次入院。患儿系人工喂养,家住高楼,很少外出活动,半年来烦躁,易惊。前天、昨天晒太阳后突然发生手足"抽筋",发作时手腕弯曲、足呈"芭蕾舞足",每次持续数分钟,发作后一切如常。无发热、头痛、呕吐。查体:T 37℃,P 100次/min,R 30次/min,体重10kg,前囟0.5cm×1cm,颈软,鸡胸,心肺无异常,生理反射存在,病理反射未引出。血生化:血钙1.6mmol/L,血磷0.9mmol/L,碱性磷酸酶增高。腕部X线检查:干骺端增宽,临时钙化带消失,骨质疏松。

ER 6-9

练习题

请思考:

(1)该患儿目前存在哪些护理问题?如何实施有效的护理措施?

(2)患儿出院时应进行哪些健康教育?

第七章 | 消化系统疾病患儿的护理

教学课件

思维导图

学习目标

1. 掌握口炎、腹泻病患儿的临床表现、护理诊断及护理措施，以及儿童液体疗法与护理。
2. 熟悉口炎、腹泻病的病因及治疗要点，以及儿童常见的水、电解质紊乱和酸碱平衡失调。
3. 了解儿童消化系统解剖生理特点；腹泻病的发病机制；先天性巨结肠的护理评估及护理措施。
4. 学会运用护理程序对消化系统疾病患儿实施整体护理。
5. 具备严谨慎独的工作态度、团队协作精神及良好的沟通能力。

消化系统疾病是小儿最常见的疾病之一，该系统疾病常常对营养物质的摄取、消化和吸收造成影响，加之儿童消化功能尚未完善，对水、电解质调节功能差，故易发生消化功能紊乱，水、电解质及酸碱平衡失调，从而引起慢性营养障碍性疾病影响小儿的生长发育，因此，护士应全面评估消化系统疾病对消化功能及儿童的身心健康所造成的影响。

第一节　小儿消化系统解剖生理特点

（一）口腔

婴儿两颊脂肪垫发育良好，足月新生儿出生后即具有较好的吸吮能力和吞咽功能，但早产儿吸吮能力和吞咽功能较差，因此常出现哺乳困难。新生儿及小婴儿口腔黏膜薄嫩，血管丰富，唾液腺发育不完善，唾液分泌少，故口腔黏膜干燥，易发生损伤和感染。婴儿3~4个月时唾液分泌开始增多，5~6个月时更为显著，但由于口底浅，尚不能及时吞咽，故常出现生理性流涎。3个月以下婴儿唾液中淀粉酶分泌不足，故不宜喂淀粉类食物。

生理性流涎

（二）食管

新生儿和婴儿食管似漏斗状，缺乏腺体，弹力组织及肌层尚不发达，食管下端贲门括约肌发育不成熟，控制能力较差，常发生胃食管反流，一般在小儿8~10个月时症状消失。食管长度在新生儿为8~10cm，1岁为12cm，5岁为16cm，学龄儿童为20~25cm，成人为25~30cm。

（三）胃

婴儿胃呈水平位，贲门较松弛，幽门括约肌较紧张。婴儿常发生胃肠逆向蠕动，加上吸吮时常吸入过多空气，故易发生溢奶和呕吐。新生儿胃容量为30~60ml，1~3个月时为90~150ml，1岁时为250~300ml，5岁时为700~850ml。由于哺喂后不久幽门即开放，内容物逐渐进入十二指肠，故实际哺喂容量多于上述容量。胃排空时间因食物种类不同而异，水为1.5~2h；母乳为2~3h；牛奶为3~4h。早产儿胃排空慢，易发生胃潴留。

（四）肠

儿童肠管相对成人较长，一般为身长的 5~7 倍，分泌面积及吸收面积较大，有利于消化吸收。儿童的肠壁薄、通透性高、屏障功能差，肠道内的毒素、过敏原和消化不全的产物可经肠黏膜吸收，易引起全身性感染或变态反应性疾病。由于儿童肠系膜相对较长且活动度大，肠管固定性差，易发生肠扭转和肠套叠。儿童的肠蠕动协调功能差，易发生粪便滞留甚至功能性肠梗阻。早产儿肠乳糖酶活性低，易发生乳糖吸收不良。

（五）胰腺

婴儿出生后 6 个月内胰淀粉酶分泌少且活性较低，胰液分泌随年龄增长而增加，1 岁后才接近成人，故不宜过早喂淀粉类食物。新生儿及婴幼儿胰脂肪酶和胰蛋白酶的活性均较低，故对脂肪和蛋白质的消化和吸收不完善。

（六）肝脏

年龄越小肝脏相对越大，婴幼儿在右肋缘下 1~2cm 可触及，柔软，无压痛，6 岁后肋缘下不能触及。肝细胞发育尚未完善，肝功能发育未成熟，解毒能力差，在感染、缺氧、中毒等情况下易发生肝大和变性。婴儿肝细胞再生能力强，不易发生肝硬化，但胆汁分泌较少，影响脂肪的消化和吸收。

（七）肠道细菌

胎儿消化道内无细菌，出生后细菌很快从口、鼻、肛门侵入肠道，大多集中在结肠及直肠内。肠道菌群受食物成分影响，母乳喂养儿以双歧杆菌为主，人工喂养和混合喂养儿肠道内的大肠埃希菌、嗜酸杆菌、双歧杆菌及肠球菌所占比例几乎相等。正常肠道菌群对侵入肠道的致病菌有一定的拮抗作用。

（八）健康儿童粪便

1. 人乳喂养儿粪便 单纯人乳喂养儿粪便呈金黄色，均匀糊状，偶有细小乳凝块，不臭，有酸味，每日 2~4 次。添加辅食后次数减少，1 周岁后减至每日 1~2 次。

2. 人工喂养儿粪便 呈淡黄色，较干燥，多成形，有臭味，呈碱性或中性反应，每日 1~2 次。

3. 混合喂养儿粪便 介于母乳喂养儿和人工喂养儿之间，添加辅食后粪便性状逐渐接近成人。

第二节 口 炎

> **情境导入**
>
> 患儿，女，1 岁 6 个月，因发热、流涎、拒食 2d 就诊，体格检查：舌、唇内颊黏膜出现散在或成簇黄白色小水疱，部分水疱已破溃呈溃疡，其上覆盖有黄白色模样渗出物，颌下淋巴结肿大。初步诊断为疱疹性口炎。
>
> **工作任务：**
> 1. 对该患儿如何进行护理评估？
> 2. 如何进行正确的健康指导？

口炎（stomatitis）是指口腔黏膜的炎症，如病变局限于舌、齿龈、口角，亦可称为舌炎、牙龈炎或口角炎等。全年可发病。可单独发生，也可继发于全身性疾病，如急性感染、腹泻、营养不良、久病体弱和维生素 B 或维生素 C 缺乏等。食具消毒不严、口腔卫生不良也有利于口炎的发生。

【病因】

1. 鹅口疮（thrush） 又名雪口病，由白念珠菌感染所致，多见于新生儿、营养不良、腹泻、长期应用广谱抗生素或激素的患儿，使用不洁奶具或哺乳时奶头不洁亦可导致感染，而新生儿出生时可经产道感染。

2. 疱疹性口炎（herpetic stomatitis） 由单纯疱疹病毒感染所致，多见于 1~3 岁儿童，传染性较强，可在集体托幼机构小流行。

3. 溃疡性口炎（ulcerative stomatitis） 由链球菌、金黄色葡萄球菌、肺炎链球菌、铜绿假单胞菌或大肠埃希菌等感染所致，多见于婴幼儿，常发生于急性感染、慢性腹泻的儿童。

【护理评估】

1. 健康史 评估患儿家长有无奶具消毒的习惯，患儿有无急性感染、营养不良等疾病史，有无长期应用广谱抗生素或糖皮质激素史。

2. 身体状况

ER 7-4
鹅口疮

（1）**鹅口疮**：口腔黏膜出现白色乳凝块状物，初起时呈点状或小片状，可逐渐融合成大片，不易拭去，强行拭去可见局部黏膜潮红、粗糙，可有渗血。最常见于颊黏膜，其次是舌、齿龈、上腭，甚至蔓延到咽部。患处不痛、不流涎、不影响吃奶，一般无全身症状，严重者可累及消化道或呼吸道，引起真菌性肠炎或真菌性肺炎。

（2）**疱疹性口炎**：起病时发热，体温达 38~40℃，常有上呼吸道感染症状。齿龈红肿触之易出血，继而在舌、唇内颊黏膜出现散在或成簇黄白色小水疱，直径 2~3mm，迅速破溃后形成溃疡，上面覆盖黄白色膜样渗出物，有时可累及上腭和咽部，绕以红晕。几个小溃疡可融合成较大溃疡，局部疼痛明显，患儿拒食、流涎、烦躁，颌下淋巴结肿大。病程 1~2 周。本病需与疱疹性咽峡炎鉴别，后者由柯萨奇病毒引起，多发生在夏秋季，疱疹主要分布在咽部和软腭，但不累及齿龈和颊黏膜，颌下淋巴结无肿大。

ER 7-5
溃疡性口炎

（3）**溃疡性口炎**：初起时口腔黏膜充血、水肿，继而形成大小不等的糜烂面或浅溃疡，边界清楚，表面有纤维性炎性渗出物形成的灰白色假膜，易拭去，露出溢血的创面，但不久又被假膜覆盖。常有发热，体温可达 39~40℃，局部疼痛、拒食、流涎、哭闹、烦躁，颌下淋巴结肿大。

3. 辅助检查

（1）**血常规**：细菌感染表现为白细胞总数和中性粒细胞显著增多。

（2）**渗出物涂片检查**：可区分细菌感染和白念珠菌感染。在显微镜下如见真菌的菌丝和孢子可诊断为鹅口疮。

4. 心理－社会状况 评估患儿是否因疼痛出现哭闹、烦躁；家长是否因患儿不能顺利进食出现焦虑；评估托幼机构有无采取预防口炎的措施。

5. 诊断要点 根据患儿年龄、营养状况、抗生素应用情况以及口腔黏膜改变等即可做出诊断。

6. 治疗要点 治疗以保持口腔清洁、局部涂药、对症处理为主，发热者及时降温，有继发感染时使用抗生素，并注意补充足够的营养和水分。

【常见护理诊断／问题】

1. 口腔黏膜完整性受损 与口腔黏膜炎症有关。

2. 急性疼痛 与口腔黏膜损伤及炎症刺激有关。

3. 体温过高 与感染有关。

4. 知识缺乏：家长及保育人员缺乏口炎的预防及护理知识。

【护理措施】

1. 口腔护理

（1）**清洗口腔及局部用药**：鹅口疮患儿可用 2% 碳酸氢钠溶液于哺乳前后清洁口腔，并局部涂抹 10 万 ~20 万 U/ml 制霉菌素鱼肝油混悬溶液，每日 2~3 次。疱疹性口炎患儿可用 3% 过氧化氢溶液清洗溃疡面,局部可涂碘苷,也可喷洒西瓜霜、锡类散等。溃疡性口炎患儿用3%过氧化氢溶液清洗溃疡面,局部涂2.5%~5%金霉素鱼肝油、锡类散等。鼓励患儿多饮水,进食后漱口,减少口腔细菌繁殖,保持口腔黏膜湿润和清洁。

（2）**正确涂药**：涂药前应先清洁口腔,然后将纱布或干棉球置于颊黏膜腮腺管口或舌系带两侧隔断唾液,以防止药物被冲掉,再用干棉球蘸干溃疡表面后涂药。涂药时,动作要轻、快、准,用棉签在溃疡面上滚动式涂药。涂药后嘱患儿闭口10min再取出棉球或纱布,不可立即漱口、饮水或进食。

2. 减轻疼痛　饮食以高能量、高蛋白、含丰富维生素的温凉的流质或半流质食物为宜,避免酸、咸、辣、热、粗、硬等刺激性的食物。疼痛严重者在进食前局部涂2%利多卡因。

3. 发热的护理　监测体温、精神状态,观察进食和口腔黏膜的炎症情况,有发热者遵医嘱给予物理降温或使用退热剂。

4. 健康指导　患儿的食具、玩具、毛巾等要及时消毒,鹅口疮患儿使用过的奶瓶、水瓶及奶嘴应放于5%碳酸氢钠溶液浸泡30min后洗净再煮沸消毒。哺乳妇女的内衣应每日更换并清洗。疱疹性口炎具有较强的传染性,应注意隔离,以防传染。给家长讲解口炎发生的病因、影响因素及护理。教育孩子养成良好的卫生习惯,不吮手指,正确刷牙,年长儿进食后漱口,纠正偏食、挑食等不良习惯。指导家长对食具、玩具进行清洁消毒,教育哺乳妇女勤换内衣、喂奶前后应清洗乳头。

第三节　腹　泻　病

情境导入

　　患儿,女,1岁,因腹泻伴发热3d就诊,患儿于3d前开始腹泻,每日10余次,呈黄色稀水样便,量中等,无腥臭味,伴有呕吐,为胃内容物。体温波动于38~39℃。体格检查:T 38.8℃,P 135次/min,R 36次/min,精神萎靡,皮肤弹性差,前囟、眼窝凹陷,口腔黏膜干燥,咽充血,腹稍胀,肠鸣音2次/min,四肢稍凉,肛周皮肤发红,四肢腱反射可引出。辅助检查:血钾3.2mmol/L,血钠132mmol/L,血HCO_3^- 16mmol/L。

工作任务:

1. 该患儿腹泻的可能病因是什么?

2. 根据临床表现,判断该患儿属于轻型腹泻还是重型腹泻并说出依据。

3. 如果患儿需要补液,在补液过程中应注意观察哪些内容?

　　腹泻病(diarrhea disease)是由多病原、多因素引起的以大便次数增多和大便性状改变为特征的消化道综合征,严重者可引起脱水和电解质紊乱,是儿科最常见疾病之一,也是我国重点防治的"四病"之一。以6个月~2岁婴幼儿多见,其中1岁以下者约占50%。一年四季均可发病,夏秋季发病率最高。

【分类】

　　小儿腹泻按病因分为感染性腹泻和非感染性腹泻两大类,以感染性腹泻多见;按病程分为急性腹泻(<2周)、迁延性腹泻(2周~2个月)和慢性腹泻(>2个月);按病情轻重分为轻型腹泻和重型腹泻。

【病因】

1. 易感因素

（1）**消化系统发育不完善**：胃酸和消化酶分泌少,且消化酶的活性低。

（2）**生长发育快**：对营养物质的需求相对较多,消化道负担较重。

（3）**机体防御功能差**：婴儿血液中免疫球蛋白、胃肠道 SIgA 及胃内酸度均较低。牛奶中缺乏 SIgA 等成分，喂养时食物、食具易被污染，因此人工喂养儿更易患腹泻。

（4）**肠道正常菌群失调**：新生儿出生后尚未建立正常肠道菌群，或因长期使用抗生素等导致肠道菌群失调，易发生消化功能紊乱及肠道感染导致腹泻。

2. 感染因素

（1）**肠道内感染**：可由病毒、细菌、寄生虫和真菌等引起，其中以病毒和细菌多见。①病毒感染：寒冷季节的婴幼儿腹泻 80% 是由病毒感染所致，以轮状病毒感染引起的秋冬季腹泻最为常见，其次是埃可病毒和柯萨奇病毒等；②细菌感染（不包括法定传染病）：以致腹泻大肠埃希菌为主，包括致病性大肠埃希菌（EPEC）、产毒性大肠埃希菌（ETEC）、侵袭性大肠埃希菌（EIEC）、出血性大肠埃希菌（EGEC）和黏附 - 集聚性大肠埃希菌（EAEC），其次是空肠弯曲菌和耶尔森菌等；③真菌感染：以白念珠菌多见，其次是曲菌和毛霉菌等；④寄生虫感染：常见有蓝氏贾第鞭毛虫、阿米巴原虫和隐孢子虫等。

（2）**肠道外感染**：因发热及病原体毒素作用使消化功能紊乱，或肠道外感染的病原体（主要是病毒）同时感染肠道，故当上呼吸道感染、肺炎、泌尿道感染或中耳炎时可伴有腹泻。

3. 非感染因素

（1）**饮食因素**：如喂养不定时、食物的质和量不适宜、过早添加淀粉类或脂肪类食物等均可引起腹泻。

（2）**气候因素**：气候突然变化、腹部受凉使肠蠕动增加；或因天气太热致消化液分泌减少等，都可引起消化功能紊乱而致腹泻。

（3）**过敏或其他因素**：对牛奶、豆浆或某些食物成分过敏或不耐受可引起腹泻。原发性或继发性双糖酶缺乏，肠道对糖的消化吸收能力下降，使乳糖积滞而引起腹泻。

【发病机制】

1. 感染性腹泻

（1）**病毒性肠炎**：病毒侵入肠道后，在小肠绒毛顶端的柱状上皮细胞内复制，使小肠绒毛细胞发生空泡变性、坏死，微绒毛肿胀、排列紊乱和变短，受累的肠黏膜上皮细胞脱落导致小肠黏膜回吸收水分、电解质的能力下降，肠液在肠腔内大量积聚，引起水样腹泻；同时，发生病变的肠黏膜细胞分泌双糖酶不足且活性降低，使食物中糖类消化不全并被细菌分解成小分子的短链有机酸，使肠液的渗透压增高；此外，微绒毛破坏使载体减少，上皮细胞钠转运功能障碍，进一步加重水和电解质丧失。

（2）**产毒性细菌性肠炎**：产毒性大肠埃希菌、霍乱弧菌等虽不直接侵袭破坏肠黏膜，但能分泌不耐热肠毒素（LT）和耐热肠毒（ST）。两者最终通过抑制小肠绒毛上皮细胞吸收 Na^+、Cl^- 和水，并促进肠腺分泌 Cl^-，导致小肠液总量增多，超过结肠的吸收限度而发生腹泻，排出大量水样便，出现脱水和电解质紊乱。

（3）**侵袭性细菌肠炎**：如侵袭性大肠埃希菌、沙门菌属、志贺菌属、空肠弯曲菌、耶尔森菌和金黄色葡萄球菌等直接侵入小肠或结肠肠壁，使肠黏膜充血、水肿、炎症细胞浸润、渗出甚至溃疡，产生广泛的炎症反应，大便中可有大量白细胞和红细胞，甚至出现脓血便。结肠不能充分吸收来自小肠的液体，且某些致病菌的肠毒素作用，亦可出现水样便。

2. 非感染性腹泻　主要由饮食不当引起。当食物质和量的改变并超过消化道的承受能力时，食物不能被完全消化吸收而积滞在小肠上部，使肠腔局部酸度降低，有利于肠道下部细菌上移和繁殖，使食物发酵和腐败而产生短链有机酸，致使肠腔内渗透压增高，加之腐败性毒性产物刺激肠壁，使肠蠕动增加，引起腹泻，进而发生水、电解质紊乱。

【护理评估】

1. 健康史　评估患儿的喂养史，包括喂养方式、添加辅食及断奶情况；发病前有无饮食不洁、喂养不当或腹部受凉史；是否有中耳炎、急性上呼吸道感染、肺炎等肠道外感染病史；有无长期应用广谱抗生素或肾上腺糖皮质激素等情况；有无食物过敏史。

2.身体状况

(1)**轻型腹泻**：多由肠道外感染、饮食或气候等因素引起。以胃肠道症状为主，主要表现为食欲缺乏、恶心、呕吐、大便次数增多及性状改变，每日大便在十次以内，量不多，呈黄色或黄绿色，有酸味，无脱水及全身中毒症状。

(2)**重型腹泻**：多由肠道内感染引起。起病常较急，除有较重的胃肠道症状外，还有明显的脱水、电解质紊乱及全身中毒症状。

1) 胃肠道症状：腹泻频繁，每日大便可达十余次至数十次，每次量较多，呈蛋花汤样或水样，可有少量黏液，可致肛周皮肤发红或糜烂。食欲低下，常伴呕吐（严重者可吐出咖啡样液体）、腹胀、腹痛等。

2) 全身中毒症状：发热（体温可达40℃）、烦躁不安、精神萎靡或嗜睡，进而意识模糊，甚至昏迷、休克等。

3) 水、电解质和酸碱平衡紊乱症状：有脱水、代谢性酸中毒、电解质紊乱（低钾血症、低钙血症和低镁血症）等（见本章第四节 小儿液体疗法及护理）。

(3)**常见类型肠炎的临床特点**

1) 轮状病毒肠炎：秋、冬季流行，故又称秋季腹泻。其多见于6~24个月的婴幼儿，潜伏期为1~3d，起病急，常伴有发热和上呼吸道感染症状，病初即出现呕吐，大便每日数次到数十次，量多，呈黄色水样或蛋花汤样，无腥臭味，常伴有脱水、酸中毒及电解质紊乱。自然病程为3~8d，少数病例病程较长。

知识拓展

轮状病毒疫苗

轮状病毒肠炎是6~24个月婴幼儿急诊和死亡（除呼吸道感染之外）的第二位病因。我国每年大约有1 000万婴幼儿患轮状病毒肠炎，占婴幼儿总人数的1/4。而接种轮状病毒减毒活疫苗是预防轮状病毒肠炎的最经济、最有效的手段。目前我国使用的轮状病毒减毒活疫苗，其保护率能够达到73.72%，对重症腹泻的保护率达90%以上，保护时间为1年。该疫苗是一种口服制剂，用手开启瓶盖，用吸管吸取本疫苗，直接喂于婴幼儿，切勿用热水送服。每年应服一次。对于发热（体温在37.5℃以上）、急性传染病、严重心、肝、肾疾病、活动性肺结核、免疫缺陷病、接受免疫抑制剂治疗、消化道疾病、重度营养不良、过敏体质等患儿不宜接种。

---

2) 诺如病毒肠炎：全年散发，暴发高峰多见于寒冷季节（11月至次年2月）。在轮状病毒疫苗高普及的国家，诺如病毒甚至超过轮状病毒成为儿童胃肠炎的首要元凶。该病毒是集体机构急性暴发性胃肠炎的首要致病原，最常见的场所是餐馆、托幼机构、医院、学校等地点，因常为暴发性，从而造成突发公共卫生问题。该病毒感染潜伏期多为12~36h，急性起病。首发症状多为阵发性腹痛、恶心、呕吐和腹泻，全身症状有畏寒、发热、头痛、乏力和肌肉痛等。可伴有呼吸道症状。吐泻频繁者可发生脱水、酸中毒及低钾血症。本病为自限性疾病，症状持续12~72h。粪便及周围血常规检查一般无特殊表现。

3) 产毒性细菌引起的肠炎：多发生在夏季，潜伏期为1~2d。起病较急，轻症仅大便次数稍增多，性状轻微改变。重者腹泻频繁，大便呈水样或蛋花汤样，混有黏液，量多，大便镜检无白细胞，常发生水、电解质紊乱和酸中毒。为自限性疾病，病程为3~7d或较长。

4) 侵袭性细菌肠炎：全年均可发病，以夏季多发，潜伏期长短不等。临床症状与志贺杆菌性痢疾相似,起病急,可出现严重的全身中毒症状,如高热、烦躁,甚至昏迷和惊厥等;腹泻频繁,大便呈黏液样或脓血便,有腥臭味,伴恶心、呕吐、腹痛和里急后重;大便镜检可见大量白细胞和数量不等的红细胞,大便细菌培养可找到相应致病菌。空肠弯曲菌肠炎多发生在夏季,常侵犯空肠和回肠,腹痛剧烈,且有脓血便。耶尔森菌小肠结肠炎多发生在冬春季,可引起淋巴结肿大,亦可产生肠系膜淋巴结炎,严重者可出现肠穿孔和腹膜炎,以上两者需与阑尾炎相鉴别。鼠伤寒沙门菌小肠结肠炎多发生于新生儿和1岁以下婴儿,易在新生儿室流行,有胃肠炎型和败血症型,年龄越小,病情越重,新生儿多为败血症型。

5) 抗生素相关性腹泻:多见于长期使用抗生素、肾上腺皮质激素和免疫功能低下、体弱的患儿,因肠道菌群失调而继发肠道内耐药的金黄色葡萄球菌、变形杆菌、某些梭状芽孢杆菌和白念珠菌等大量繁殖引起的肠炎。金黄色葡萄球菌肠炎大便为暗绿色海水样,黏液多,少数为血便;白念珠菌肠炎为黄色稀便,泡沫多有黏液,有时可见豆腐渣样细块。

(4) **迁延性腹泻和慢性腹泻**:迁延性腹泻和慢性腹泻多与营养不良和急性期未彻底治疗有关。以人工喂养儿多见,表现为腹泻迁延不愈,病情反复,大便次数和性质极不稳定,严重时可出现水、电解质紊乱。由于营养不良儿患腹泻时易迁延不愈,持续腹泻又加重了营养不良,最终引起免疫功能低下,继发感染,形成恶性循环,导致多脏器功能异常。

(5) **生理性腹泻**:多见于6个月内的婴儿,外观虚胖,常有湿疹。出生后不久即出现腹泻,但除大便次数增多外,无其他症状,小儿食欲佳、精神好,体重增长满意,不影响生长发育。添加辅食后,大便逐渐转为正常。

3. **辅助检查**

(1) **大便常规**:轻型腹泻大便镜检可见大量脂肪球和少量白细胞;重型腹泻大便镜检可见大量白细胞及不同数量的红细胞。

(2) **病原学检查**:细菌性肠炎大便培养可检出致病菌;白念珠菌肠炎大便涂片可发现念珠菌孢子和假菌丝。

(3) **血生化和血气检查**:血钠测定可了解脱水的性质;血钾、血钙和血镁测定可了解有无电解质紊乱;血气分析可了解体内酸碱平衡紊乱的程度和性质。

4. **心理-社会状况** 评估家长及患儿对疾病的心理反应;评估家长的文化程度、对疾病的认识程度;评估患儿家庭的经济状况、居住环境、卫生习惯等。

5. **诊断要点** 根据发病季节、病史(包括喂养史和流行病学资料)、临床表现和大便性状较容易做出诊断。同时应进一步做出病情诊断，判断有无脱水（程度和性质）、电解质和酸碱平衡紊乱以及病因诊断。

6. 治疗要点

（1）**调整饮食**：根据疾病特殊病理生理状况、个体消化吸收功能及平时的饮食习惯进行合理饮食调整。强调坚持喂养满足生理需要，补充疾病消耗，缩短疾病恢复时间。

（2）**液体疗法**：合理补液是降低急性腹泻脱水患儿病死率的关键（见本章第四节 小儿液体疗法及护理）。

（3）**药物治疗**

1）控制感染：病毒性肠炎以饮食疗法和支持疗法为主，一般不用抗生素。细菌性肠炎根据病原体选择敏感抗生素。如大肠埃希菌肠炎可选用抗 G^- 杆菌抗生素，抗生素诱发性肠炎应停用原来使用的抗生素，可选用万古霉素、新青霉素、抗真菌药物等。

2）微生态疗法：用双歧杆菌、乳酸杆菌等恢复肠道正常菌群的生态平衡，抵御病原菌侵袭，控制腹泻。

3）肠黏膜保护剂：常用蒙脱石散以吸附病原体和毒素，维持肠细胞的吸收和分泌功能，与肠黏膜糖蛋白相互作用，增强其屏障功能。

4）抗分泌治疗：脑啡肽酶抑制剂消旋卡多曲可以通过加强内源性脑啡肽来抑制肠道水、电解质的分泌，可以用来治疗分泌性腹泻。

5）补锌治疗：对于急性腹泻患儿，6 个月以上患儿每日给予元素锌 20mg，6 个月以下婴儿每日 10mg，疗程为 10~14d。

6）中医疗法：可配合使用敷脐疗法、推拿、捏脊及中药等。

知识拓展

"敷脐疗法"治疗小儿腹泻

敷脐疗法源流历史悠久，最早见于在春秋战国时期的帛书《五十二病方》，书中记载了敷脐疗法的内容，开脐疗法之先河。医圣张仲景在《金匮要略·杂疗方》中记载用脐疗法治疗中暍，温脐法治疗中暑等脐疗方法。晋·葛洪在《肘后备急方》曰："以盐纳脐中，灸二七壮"以治疗霍乱等病。明清之后相关脐疗治法较为详备，吴师机著《理瀹骈文》记载脐疗方药达三百多处，对脐疗方法进行丰富的阐述。

敷脐疗法是在中医基础理论的指导下，用药物或者非药物对脐部施法，以防治各种疾病的疗法。具有操作简便、针对性强、疗效确切等特点，值得临床推广运用。由于给药途径特殊，减少了患者的痛苦，不良反应较少，易于被接受，又被称为绿色疗法，也被 WHO 推荐为第三代给药法。该方法在小儿腹泻治疗中取得了显著的效果，已被临床研究证实与传统的中西药疗法相比，具有协同加强疗效的作用，同时强于西药疗效。敷脐疗法在小儿腹泻的推广运用，体现健康中国战略中充分发挥中医药独特优势做法。

（4）**对症治疗**：腹泻一般不用止泻剂，尤其是发热时，止泻会增加毒素的吸收；腹胀明显者可肌内注射新斯的明或肛管排气；呕吐严重者可肌内注射氯丙嗪或针刺足三里。

【**常见护理诊断/问题**】

1. **腹泻** 与饮食不当、感染、消化道功能紊乱等有关。
2. **体液不足** 与呕吐、腹泻致体液排出过多及摄入量不足有关。
3. **体温过高** 与肠道感染有关。

4. 有皮肤完整性受损的危险　与大便次数增多刺激臀部皮肤有关。

5. 潜在并发症：代谢性酸中毒、电解质紊乱。

6. 知识缺乏：家长缺乏有关腹泻的护理及预防知识。

【护理目标】

1. 患儿排便次数减少至正常。

2. 患儿腹泻、呕吐逐渐好转，脱水纠正。

3. 患儿感染得到控制，体温逐渐恢复正常。

4. 患儿臀部皮肤保持完好无损。

5. 患儿不发生酸中毒、低钾血症等并发症。

6. 家长能掌握小儿喂养知识及腹泻的护理和预防知识。

【护理措施】

1. 调整饮食　母乳喂养者应继续母乳喂养，暂停换乳时期食物添加，缩短每次喂奶时间，少量多次喂哺。人工喂养儿可喂米汤、酸奶、脱脂奶等，腹泻次数减少后，给予流质或半流质饮食如粥、面条等。严重呕吐者，可暂时禁食 4~6h（不禁水），待好转后继续喂食。病毒性肠炎多有双糖酶缺乏，不宜用蔗糖，并暂停奶类喂养，改用去乳糖配方奶粉、酸奶、豆浆等喂养。腹泻停止后逐渐恢复营养丰富的饮食，并每日加餐 1 次，共 2 周。

2. 补液护理

（1）口服补液：按 2002 年 WHO 公布的新配方（见本章第四节　小儿液体疗法及护理）配制口服补液盐（ORS 液），口服补充累积损失量及继续损失量。2 岁以下的患儿每 1~2min 喂 5ml，年长儿用杯子少量多次直接饮用。若患儿呕吐可停止，10min 后再慢慢喂服，每 2~3min 喝 5ml。服用 ORS 液期间应让患儿多饮水，防止高钠血症的发生，如患儿出现眼睑水肿，应停止服用 ORS 液，改服白开水，新生儿慎用或不用。

（2）静脉补液：见本章第四节　小儿液体疗法及护理相关内容。

3. 控制感染　遵医嘱应用抗生素，严格执行消毒隔离，与其他疾病患儿分室居住；护理患儿前后要洗手；对腹泻患儿的尿布、便盆、被污染的衣、被进行消毒处理，防止交互感染。监测体温，有发热者及时降温，维持体温正常。

4. 臀部皮肤护理　选用清洁、柔软、吸水性强的棉质或纸质尿布，避免使用塑料布或橡皮布，注意及时更换。每次便后用温水清洗臀部，蘸干，保持会阴部及肛周皮肤清洁、干燥。局部皮肤发红处涂以 5% 鞣酸软膏或 40% 氧化锌油；有渗出或溃疡者，可采用暴露法或灯光照射，每次照射 15~20min，每日 2~3 次，照射灯距一般为 35~45cm，照射时应注意避免烫伤，照射后局部涂以药膏。

ER 7-6

尿布皮炎护理

知识拓展

尿布皮炎的分度

尿布皮炎是臀部皮肤长期受尿液、粪便及潮湿尿布刺激（亦可因尿布冲洗不净、使用橡胶布或塑料布）引起皮肤潮红、破溃甚至糜烂及表皮脱落，又称臀红。其多发生于会阴、生殖器及臀部，易继发感染。根据皮肤受损程度，可将尿布皮炎分为轻度和重度。轻度主要表现为皮肤潮红。重度尿布皮炎根据皮肤损害程度再分为Ⅰ度、Ⅱ度及Ⅲ度。Ⅰ度主要表现为皮肤潮红伴有少量皮疹；Ⅱ度除以上表现外，并有皮肤破溃、脱皮；Ⅲ度主要表现为局部皮肤大片糜烂或表皮剥脱，可有继发感染，甚至可导致败血症。

ER 7-7

尿布皮炎

5. 心理护理 关心爱护患儿，加强护患之间的沟通，提高家长疾病防护知识，促进患儿康复，消除家长紧张、焦虑情绪。对慢性腹泻患儿家长采取以家庭为中心的护理模式。

6. 健康教育

（1）**疾病护理指导**：向家长介绍小儿腹泻的病因、潜在并发症、治疗、预防和预后知识。指导家长正确洗手，污染尿布和衣物的处理方法，臀部正确的清洁及护理方法。说明饮食调整的重要性。指导家长记录出入量，观察患儿病情，如注意患儿尿量、眼窝及前囟的凹陷、皮肤弹性等变化。教会家长配制和使用 ORS 液。

（2）**宣教预防知识**：宣传母乳喂养的优点，指导合理喂养，婴儿食物转换要循序渐进。注意食物新鲜、清洁。奶瓶和食具每次用后要洗净、煮沸或高温消毒，教育儿童饭前便后要洗手。加强体格锻炼，适当户外活动，注意气候变化，防止受凉或过热。及时治疗营养不良、佝偻病，切忌滥用抗菌药物，以免造成菌群失调。

【护理评价】

1. 患儿排便次数是否减少至正常。
2. 患儿腹泻、呕吐是否好转，脱水是否纠正。
3. 患儿感染是否控制，体温是否恢复正常。
4. 患儿臀部皮肤是否保持完好无损。
5. 患儿是否发生酸中毒、低钾血症等并发症。
6. 家长是否能掌握小儿喂养知识及腹泻的护理和预防知识。

第四节　小儿液体疗法及护理

一、小儿体液平衡的特点

1. 体液总量与分布 体液总量包括细胞内液和细胞外液，后者分为血浆及间质液两部分。年龄越小，体液总量占体重的百分比越高。主要是间质液比例较高，血浆、细胞内液占体重的比例则与成人相近（表 7-1）。

表 7-1　不同年龄的体液分布（占体重的百分比）　　　　　　　　　　单位：%

年龄	细胞内液	细胞外液		体液总量
		间质液	血浆	
新生儿	35	37	6	78
~1 岁	40	25	5	70
2~14 岁	40	20	5	65
成人	40~45	10~15	5	55~60

2. 体液的电解质成分特点 小儿体液电解质成分与成人相似。细胞外液的电解质以 Na^+、Cl^-、HCO_3^- 等为主，其中 Na^+ 占阳离子总量 90% 以上，对维持细胞外液的渗透压起主导作用。细胞内液以 K^+、Ca^{2+}、Mg^{2+}、HPO_4^{2-} 和蛋白质等离子为主，其中 K^+ 是维持细胞内液渗透压的主要离子。新生儿出生后数日血钾、氯和磷偏高，血钠、钙和碳酸氢盐偏低。

3. 水的交换

（1）**小儿水代谢旺盛**：小儿由于新陈代谢旺盛，水的需要量多（表 7-2），水的排出速度也较成人快，年龄越小，出入水量相对越多。婴儿每日水的交换量约等于细胞外液的 1/2，而成人仅为 1/7，婴幼儿水交换率比成人快 3~4 倍，所以小儿较成人对缺水的耐受力差，容易发生脱水。

表 7-2　小儿每日水的需要量

年龄/岁	<1岁	1~3岁	4~9岁	10~14岁
需水量/(ml·kg⁻¹)	120~160	100~140	70~110	50~90

（2）**不显性失水多**：小儿生长发育快，新陈代谢旺盛，不显性失水也较多（表 7-3），按体重计算约为成人的 2 倍，平均 42ml/418kJ（100kcal）。体温升高、呼吸加快均可使不显性失水增加。体温每升高 1℃，约增加不显性失水 13ml/（kg·d），相当于增加 0.5ml/（kg·h）；当呼吸增快时，不显性失水增加 4~5 倍；环境湿度大小可减少或增加不显性失水；当体力活动增多时，不显性失水增加 30% 左右。

表 7-3　不同年龄每日不显性失水量

年龄	婴儿	幼儿	年长儿
不显性失水量/(ml·kg⁻¹)	19~24	14~17	12~14

（3）**肾脏调节能力差**：年龄越小，肾脏调节能力越差，其浓缩、稀释功能及酸化尿液和保留碱基的能力均较低，易发生水、电解质、酸碱平衡紊乱。因此婴儿补液时更应注意补液量和速度，并根据病情的变化、尿量、尿比重等调节输液方案。

二、小儿水、电解质和酸碱平衡紊乱

1.**脱水**　由于水分摄入不足或丢失过多致使体液总量尤其是细胞外液量减少，脱水时除丧失水分外，尚有钠、钾、HCO₃⁻ 和其他电解质的丢失。

（1）**脱水程度**：指患病以来累积损失的体液总量，常以损失液体量占体重的百分比表示。但临床实践中一般根据病史和精神状态、皮肤弹性、前囟眼窝、尿量、循环情况等综合分析判断（表 7-4）。

表 7-4　脱水的临床分度

项目	轻度	中度	重度
失水占体重百分比	3%~5%	5%~10%	>10%
累积损失量	30~50ml/kg	50~100ml/kg	100~120ml/kg
精神状态	无明显改变	烦躁或萎靡	嗜睡或昏迷
皮肤弹性	稍差	差	极差
口腔黏膜	稍干燥	干燥	极干燥
前囟及眼窝	稍凹陷	明显凹陷	极度凹陷
眼泪	有	少	无
尿量	稍少	明显减少	少尿或无尿
四肢	正常	四肢稍凉	四肢厥冷
周围循环衰竭	无	不明显	明显

临床上应予注意营养不良患儿因皮下脂肪少，皮肤弹性较差，脱水程度容易估计过高；而肥胖儿因皮下脂肪多，脱水程度易估计过低，因此应综合考虑，不能仅凭皮肤弹性来估计脱水程度。

（2）**脱水性质**：反映水和电解质的相对丢失量，钠是决定细胞外液渗透压的主要成分，因此根据血清钠的浓度将脱水分为等渗、低渗和高渗性脱水（表 7-5），其中等渗性脱水最常见，其次是低渗性脱水，高渗性脱水较少见。

ER 7-8

重度脱水

表 7-5　脱水的性质

性质	低渗性	等渗性	高渗性
血钠浓度	<130mmol/L	130~150mmol/L	>150mmol/L
原因及诱因	以失钠为主,补充非电解质多,常见于病程较长、营养不良者	水与电解质丢失大致相同,常见于病程较短、营养状况较好者	以失水为主,补充高钠液体过多,高热,入水量少,大量出汗者
口渴	不明显	明显	较明显
皮肤弹性	极差	稍差	尚可
血压	明显下降	下降	正常或稍低
神志	嗜睡或昏迷	精神萎靡	烦躁或惊厥

2. 代谢性酸中毒　是小儿最常见的酸碱平衡紊乱类型,主要是由于细胞外液 H^+ 增加或 HCO_3^- 减少所致。

(1)**病因**:腹泻时大多数患儿都存在代谢性酸中毒,主要因为:①腹泻时丢失大量的碱性物质;②进食少和肠吸收不良,摄入热量不足,体内脂肪氧化增加,酮体生成增多;③血容量减少,血液浓缩,循环缓慢,组织缺氧,乳酸堆积;④肾血流不足,尿量减少,酸性代谢产物在体内堆积。

(2)**临床表现**:轻度酸中毒或小婴儿发生酸中毒缺乏典型症状,仅为呼吸稍快;中、重度酸中毒表现为口唇樱桃红色或发绀、呼吸深快、心率增快、呼气有酮味、恶心呕吐、厌食、精神萎靡或烦躁不安、嗜睡甚至昏迷。根据 HCO_3^- 的测定结果将酸中毒分为轻度(18~13mmol/L)、中度(13~9mmol/L)和重度(<9mmol/L)。

3. 低钾血症　血清钾浓度<3.5mmol/L 时称低钾血症,临床上较为常见。

(1)**病因**:腹泻时患儿都有不同程度的低钾,主要由于腹泻、呕吐时大量丢失钾及钾摄入不足。低血钾症状易发生于纠正脱水、酸中毒过程中或之后,其原因有:①输入不含钾的溶液后脱水纠正,血钾被稀释;②酸中毒被纠正、输入的葡萄糖合成糖原等,钾由细胞外向细胞内转移;③利尿后钾排出增加。

(2)**临床表现**:主要表现为神经、肌肉兴奋性降低,如精神萎靡、四肢无力、腱反射减弱或消失;腹胀、肠鸣音减弱甚至消失;心音低钝或心律失常等。心电图示 T 波增宽、低平或倒置,ST 段下降,出现 U 波等心电图改变。

4. 低钙血症和低镁血症

(1)**病因**:腹泻患儿进食少,吸收不良,从大便丢失钙、镁,可使体内钙、镁减少,但一般不严重。腹泻较久、营养不良或有活动性佝偻病的患儿血钙较低。但在脱水和酸中毒时,由于血液浓缩和离子钙增加,可不出现低钙表现。在脱水和酸中毒被纠正后,离子钙减少,出现低钙症状。

(2)**临床表现**:低钙血症表现为抽搐或惊厥等。极少数患儿经补钙后症状仍不好转,应考虑为低镁血症,表现为手足震颤、手足搐搦、惊厥。

三、液体疗法的常用溶液

1. 非电解质溶液　常用的有 5% 葡萄糖溶液和 10% 葡萄糖溶液,主要供给水分和部分热量。5%葡萄糖溶液为等渗液,10% 葡萄糖溶液为高渗液,但输入体内后不久被氧化成二氧化碳和水,同时供给能量或转变成糖原储存于肝内,没有维持血浆渗透压的作用,不计其张力。

2. 电解质溶液　主要用于补充损失的液体、电解质和纠正酸、碱失衡。

(1)**生理盐水(0.9% 氯化钠溶液)**:为等渗液,常与其他液体混合后使用,其含 Na^+ 和 Cl^- 各为 154mmol/L, Na^+ 接近于血浆浓度(142mmol/L), Cl^- 高于血浆浓度(103mmol/L),输入过多可使血氯过高,尤其在严重脱水酸中毒或肾功能不佳时,有加重酸中毒的危险,故临床常以2份生理盐水和1份1.4%碳酸氢钠溶液混合,使其Na^+与Cl^-之比为3:2,与血浆中钠与氯之比相近。

（2）**高渗氯化钠溶液**：常用的有3%氯化钠溶液和10%氯化钠溶液,均为高浓度电解质溶液,3%氯化钠溶液用以纠正低钠血症,10%氯化钠用于配制各种混合液。

（3）**碱性溶液**：用于纠正酸中毒。①碳酸氢钠溶液：可直接增加缓冲碱,纠正酸中毒作用迅速,是治疗代谢性酸中毒的首选药物,1.4%碳酸氢钠溶液为等渗液,市售5%碳酸氢钠溶液为高渗液,可用5%或10%葡萄糖溶液按3.5倍稀释为等渗液使用。在紧急抢救酸中毒时也可直接静脉推注,但不宜多用；②乳酸钠溶液：需在有氧的条件下经肝脏代谢产生HCO_3^-而起缓冲作用,显效较慢,在休克、缺氧、肝功能不全、新生儿或乳酸潴留性酸中毒时不宜使用。1.87%乳酸钠溶液为等渗液,市售制剂浓度为11.2%,需用葡萄糖溶液稀释6倍后即可为等渗液。

（4）**氯化钾溶液**：用于纠正低钾血症,补充生理需要和继续丢失的钾。常用的有10%氯化钾溶液和15%氯化钾溶液。

3. **混合溶液** 为适应临床不同情况的需要,将几种溶液按一定比例配制成不同的混合液,以互补其不足,以下是常用混合液的组成（表7-6）。

表7-6　常用混合溶液的组成

种类	生理盐水	5%或10%葡萄糖	1.4%碳酸氢钠或 1.87%乳酸钠	张力
1:1	1	1		1/2
2:1	2		1	等张
2:3:1	2	3	1	1/2
4:3:2	4	3	2	2/3
1:2	1	2		1/3
1:3	1	3		1/4
1:4	1	4		1/5

注：1:4液1 000ml+10%氯化钾15ml配成的液体即为生理维持液。

4. **口服补液盐**（oral rehydration salts, ORS） 是世界卫生组织WHO推荐用于治疗急性腹泻合并脱水的一种溶液。2002年WHO公布的新配方为氯化钠2.6g、氯化钾1.5g、枸橼酸钠2.9g、无水葡萄糖13.5g,加水至1 000ml。其电解质渗透压为160mOsm/L,张力约为1/2张,钾浓度为0.15%,总渗透压为245mOsm/L,是一种低渗透压口服补液配方。WHO传统的配方是由氯化钠3.5g、碳酸氢钠2.5g、氯化钾1.5g、葡萄糖20g,加水至1 000ml配制而成,张力约为2/3张。低渗口服补液盐比传统配方更为安全。

四、液体疗法的实施

合理补液是降低急性腹泻脱水患儿病死率的关键。根据病情选择口服补液或静脉补液。

1. **口服补液** 一般适用于预防脱水和轻、中度脱水无明显呕吐、腹胀的患儿,主要用于补充累积损失量和继续损失量。轻度脱水补液量为50~80ml/kg,中度脱水补液量为80~100ml/kg,于8~12h内补足累积损失量。继续损失量根据实际损失补给。

2. **静脉补液** 适用于严重呕吐及腹泻伴中、重度脱水患儿。儿童静脉补液的基本原则：做好"三定"（定量、定性、定速）、"两补"（见尿补钾、见惊补钙或镁）及"三先"（先快后慢、先盐后糖、先浓后淡）。

(1)纠正脱水：入院第1日补液总量包括补充累积损失量、继续损失量及生理需要量三个方面。

1）补充累积损失量：累积损失量是指自发病到补液前所损失的水和电解质的量。①定量：补液量应根据脱水程度而定，原则上婴幼儿轻度脱水补液为30~50ml/kg，中度脱水补液为50~100ml/kg，重度脱水补液为100~120ml/kg。②定性：补液的种类根据脱水的性质而定。低渗性脱水补2/3张含钠液；等渗性脱水补1/2张含钠液；高渗性脱水补1/5~1/3张含钠液。③定速：补液的速度取决于脱水的程度，原则上先快后慢。重度脱水或有周围循环衰竭者应首先静脉推注或静脉快速滴入2:1等张含钠液20ml/kg，总量不超过300ml，于30~60min内静脉输入，以扩充血容量，改善血液循环和肾功能。其余累积损失量应在8~12h内补足，滴速为每小时8~10ml/kg。

2）补充继续损失量：继续损失量是指补液开始后继续丢失的液体量，此部分按实际损失量补充，即"丢多少，补多少"。但腹泻患儿的大便量较难准确计算，一般按照10~40ml/kg估算，适当增减。一般用1/3~1/2张含钠液。

3）供给生理需要量：供给基础代谢需要的水60~80ml/kg，实际用量应除去口服部分，用1/5~1/4张含钠液补充。此部分连同继续损失量于补充完累积损失量后在12~16h内均匀滴入，滴速为每小时5ml/kg。

以上三部分合计为婴幼儿禁食情况下第1日24h补液总量：轻度脱水90~120ml/kg；中度脱水120~150ml/kg；重度脱水150~180ml/kg。第2日及以后的补液量视脱水纠正情况而定，主要补充继续损失量和生理需要量，于12~24h均匀输入，能口服者尽量口服。

(2)纠正电解质及酸碱平衡紊乱

1）纠正酸中毒：轻、中度酸中毒无需另行处理，因输入的液体中已含有部分碱性溶液，输液后循环和肾功能得到改善，酸中毒即可纠正。重度酸中毒可用1.4%碳酸氢钠溶液，兼有扩充血容量及纠正酸中毒的作用，也可根据临床症状和血气测定结果，另给碱性液纠正。

2）纠正低钾血症：有尿后或补液前6h内排过尿者应及时补钾，静脉补钾的浓度不应超过0.3%，每日静脉补钾的时间不应少于8h，补钾的时间一般要持续4~6d。

3）纠正低钙血症和低镁血症：出现低钙症状时可给10%葡萄糖酸钙5~10ml加葡萄糖溶液稀释后静脉缓注。补钙无效者应考虑有低镁血症，可给25%硫酸镁0.1ml/kg，深部肌内注射，每6h一次，每日3~4次，症状缓解后停用。

五、液体疗法的护理

1.补液前的准备阶段　补液前全面了解患儿的病史、病情、补液目的及其临床意义。熟悉常用液体的种类、成分和配制。做好家长工作，取得配合，对于患儿也要做好鼓励与解释，以消除其恐惧心理，不合作患儿加以适当的约束或给予镇静剂。

2.输液过程中注意事项

(1)按医嘱要求全面安排24h的液体总量，并本着急需先补、先快后慢、先浓后淡、先盐后糖、见尿补钾的原则分批输入。

(2)掌握输液速度，明确每小时应输入量，计算出每分钟输液滴数，有条件者，最好使用输液泵。

3.密切观察补液效果

(1)**观察生命体征**：若出现烦躁不安、脉率增快、呼吸加快等，应警惕是否有输液量过多或输液速度太快、发生心力衰竭和肺水肿等情况。

(2)**观察脱水纠正情况**：观察患儿的精神状态、口渴、皮肤黏膜、眼窝、前囟、尿量、呕吐及大便次数及量等，作为补液方案调整的依据，如补液合理，补液后3~4h排尿，说明血容量恢复，所以应记录补液后首次排尿时间和量；补液24h皮肤弹性恢复，眼窝凹陷消失说明脱水已被纠正；补液后眼睑水肿，可能是钠盐过多；补液后尿多而脱水未纠正，则可能是葡萄糖液过多。

（3）**观察酸中毒表现**：最重要的是呼吸的改变，其次是口唇樱红和神经精神系统抑郁的表现，如乏力、精神不振、呕吐、嗜睡。

（4）**观察低钾血症表现**：补钾时应按照补钾的原则，见尿补钾；严格掌握补钾的浓度，浓度小于0.2%~0.3%；每日总量滴注时间不少于8h，绝不可静脉推注。

（5）**观察低钙低镁表现**：注意酸中毒纠正后，由于血浆稀释、离子钙降低，可出现低钙惊厥，个别抽搐患儿补钙无效应考虑低血镁的可能。

（6）观察静脉输液是否通畅，有无堵塞、肿胀及漏出血管外。

（7）**准确记录液体出入量**：在补液过程中应准确计算并记录24h液体出入量。液体入量包括口服液体和胃肠道外补液量，出量包括尿、大便和不显性失水。观察并记录大便次数、颜色、性状、量。

第五节　先天性巨结肠

先天性巨结肠（congenital megacolon）是儿童较多见的先天性肠道畸形。由于直肠或结肠远端的肠管持续痉挛，粪便瘀滞在近端结肠而引起肠管肥厚、扩张。发生率为1/5 000~1/2 000，男女比例为3∶1~4∶1，有家族性发病倾向。

【病因及病理】

目前认为本病是多基因遗传和环境因素共同作用的结果。酪氨酸激酶受体基因被认为是主要致病基因。另外，缺血、缺氧、空气污染、有害食品添加剂、宫内病毒感染等因素影响了胚胎期神经节细胞的发育，是一种先天性发育停顿。其基本病理变化是肠壁肌间和黏膜下神经丛内缺乏神经节细胞，在形态学上可分为痉挛段、移行段和扩张段三部分。根据病变肠管痉挛段的长度，可分为常见型（病变自肛门向上达乙状结肠远端，约占85%）、短段型（病变局限于直肠下段，约占10%）、长段型（病变肠段延伸至降结肠以上，约占4%）、全结肠型（约占1%）和全胃肠型（罕见）。

【护理评估】

1. 健康史　评估母亲怀孕期间生活环境、饮食情况等，有无病毒感染、致胎儿缺氧、缺血等疾病。评估患儿进食情况，了解患儿有无出生后24~48h内不排便或少量排便情况，有无逐渐出现顽固性便秘。

2. 身体状况

（1）**胎便排出延迟、顽固性便秘和腹胀**：出生后2~3d不排便，出现腹胀、拒食、呕吐、便秘等急性低位性肠梗阻表现，扩肛或使用开塞露排便后症状暂时缓解，以后即有顽固性便秘，患儿数日甚至1~2周以上排便一次，腹胀明显，可见肠型和蠕动波，肠鸣音增强，膈肌上升引起呼吸困难。在自发排便和灌肠后腹胀减轻，最终可发展成不灌肠不排便，常并发小肠结肠炎、肠穿孔及继发感染。

（2）**呕吐、营养不良和发育迟缓**：由于功能性肠梗阻，可出现呕吐，量不多，呕吐物含少量胆汁，严重者可见粪样液，加上长期腹胀、便秘使患儿食欲下降，影响营养物质吸收致发育迟缓、消瘦、贫血或有低蛋白血症伴水肿。常见并发症为小肠结肠炎、肠穿孔及继发感染，如败血症、肺炎等。

3. 辅助检查

（1）**X线检查**：一般可确定诊断，其中钡剂灌肠诊断率在90%左右，可显示典型的痉挛段、移行段和扩张段，呈漏斗状改变，痉挛段及其上方的扩张肠段，排钡功能差。

（2）**直肠黏膜活检**：组化法测定痉挛肠管乙酰胆碱含量和胆碱酯酶活性，但对新生儿诊断率较低。

（3）**直肠肌层活检**：从直肠壁取全层肠壁组织活检，病变肠段缺乏神经节细胞。

4. 心理-社会状况　评估家长有无焦虑等情绪反应，如担心本病影响患儿的健康，有无自愈的可能及手术对患儿的危险性等。

5. 诊断要点　新生儿出生后胎粪排出延迟或不排胎粪，伴有腹胀、呕吐应考虑本病；钡灌肠见典型的痉挛段、移行段和扩张段，呈漏斗状改变，痉挛段及其上方的扩张肠段，排钡功能差；直肠肌层组织活检提示无神经节细胞可确定诊断。

6. 治疗要点

（1）**内科治疗**：针对轻症、诊断未完全确定、并发感染或全身情况较差患儿，主要是维持营养及水、电解质平衡，加强支持疗法，改善全身状况，控制感染。

（2）**结肠造瘘术**：适用于急性肠梗阻不能缓解或并发小肠结肠炎的患儿，待全身情况、肠梗阻及小肠结肠炎症状缓解后再行根治术。

（3）**根治术**：切除无神经节细胞肠段和部分扩张结肠。施行根治术前应清洁灌肠，纠正脱水、电解质紊乱及酸碱平衡失调，加强支持疗法，改善全身状况。

近年来，应用腹腔镜辅助下巨结肠根治术越来越多，其优越性包括手术创面小，术后进食早，肠功能恢复快，腹部瘢痕小，住院时间短等。

【常见护理诊断 / 问题】

1. 手术前

（1）**便秘**　与远端肠段痉挛、低位性肠梗阻有关。

（2）**营养失调：低于机体需要量**　与便秘、腹胀引起食欲下降有关。

（3）**潜在并发症**：小肠结肠炎、肠穿孔。

（4）**知识缺乏**：家长缺乏疾病治疗及护理的知识。

2. 手术后

（1）**有感染的危险**　与身体状况差及手术创伤有关。

（2）**潜在并发症**：吻合口狭窄。

【护理措施】

1. 手术前护理

（1）**清洁肠道，解除便秘**：口服缓泻剂、润滑剂，帮助排便；使用开塞露、扩肛等刺激括约肌，诱发排便；部分患儿需用生理盐水进行清洁灌肠，每日 1 次，每次注入 50~100ml，反复数次，直到积粪排尽为止。肛管插入深度要超过狭窄段肠管，忌用清水灌肠，以免发生水中毒。

（2）**改善营养**：对营养不良、贫血者应加强营养支持。

（3）**观察病情，防治并发症**：注意观察有无小肠结肠炎的征象，如发热、腹泻、排出奇臭粪液、伴腹胀、脱水、电解质紊乱等，一旦发生，配合治疗。

（4）**健康指导**：向家长说明先天性巨结肠的治疗已有较大改进，解除其心理负担，争取对治疗和护理的支持与配合。

2. 手术后护理

（1）**预防感染**：按下消化道手术后常规护理，预防伤口感染。

（2）**观察病情**：如术后仍有腹胀，并且无排气、排便，可能与病变肠段切除不彻底或吻合口狭窄有关。

（3）**排便训练**：有些患儿术后近期大便次数多或失禁，则需较长时间进行排便训练，术后 2 周左右开始每日扩肛 1 次，坚持 3~6 个月，同时训练排便习惯，以改善排便功能，如不能奏效，应进一步检查和处理。

（4）**健康指导**：指导家长掌握对患儿排便自控能力的训练。如发现大便变细时，应想到吻合口狭窄的可能，应及时去医院进一步检查，以明确是否需要再次手术。

（王香菊）

思考题

1. 患儿，男，20d，因"肺炎"应用抗生素治疗 10d。今日见患儿口腔颊黏膜有白色乳凝块样附着物，不易擦掉，强行擦去局部有红色创面。

请思考：

（1）该患儿患何种疾病？

（2）如何对该患儿进行口腔护理？

2. 患儿，女，8 个月，因"呕吐、腹泻 3d"入院，患儿于入院前 3d 无明显诱因出现呕吐，进食即吐，吐出胃内容物，量少，呈非喷射状，每日 3~4 次，继而出现腹泻，大便每日数十次，呈黄色蛋花汤样便，有时呈稀水便，量多，无腥臭味，伴有发热，体温波动于 38.5~39.5℃ 之间，并有流涕。今日患儿精神差，进食少，口渴，6h 内未排尿。查体：T 39.0℃，体重 7kg，昏睡，皮肤干燥，弹性极差，前囟约 1.5cm×1.5cm，极度凹陷，眼不能闭合，口唇及口腔黏膜极干燥，口唇呈樱桃红，咽部红，双肺呼吸音清，心率 130 次/min，律齐，无杂音，腹胀，肝脾肋下未及，肠鸣音 2 次/min，四肢厥冷，膝腱反射减弱。辅助检查：血钠 135mmol/L，血钾 3.0mmol/L，血 HCO_3^- 12mmol/L。

请思考：

（1）评估该患儿存在哪些水、电解质及酸碱平衡紊乱情况？

（2）该患儿目前首优护理诊断是什么？

（3）针对上述护理诊断首先采取的具体护理措施和病情观察要点分别是什么？

ER 7-9

练习题

第八章 ｜ 呼吸系统疾病患儿的护理

ER 8-1　　ER 8-2

教学课件　　思维导图

学习目标

1. 掌握急性上呼吸道感染、支气管肺炎的护理评估、护理诊断、护理措施。

2. 熟悉急性感染性喉炎、急性支气管炎的概述、临床表现、护理诊断、护理措施；急性上呼吸道感染、支气管肺炎的概述、治疗要点。

3. 了解儿童呼吸系统解剖生理特点；急性感染性喉炎、急性支气管炎的辅助检查和治疗要点。

4. 学会按照护理程序对支气管肺炎患儿实施整体护理。

5. 具备严谨求实的工作态度，关心关爱体贴患儿及家长的能力。

第一节　儿童呼吸系统解剖生理特点

小儿各年龄阶段的呼吸系统具有不同的解剖生理特点，而这些特点与呼吸道疾病的发生、预后及防治有着密切的关系。因此，了解这些特点有助于疾病的诊断、治疗和预防。

一、解剖特点

呼吸系统由呼吸道、肺和胸膜组成。

呼吸道是气体进出肺的通道，以环状软骨为界，划分为上、下呼吸道。上呼吸道包括鼻、鼻窦、咽、咽鼓管、会厌及喉；下呼吸道包括气管、支气管、毛细支气管、呼吸性细支气管、肺泡管及肺泡（图 8-1）。儿童呼吸系统解剖特点及临床意义（表 8-1）。

表 8-1　儿童呼吸系统解剖特点及临床意义

部位	特点	临床意义
鼻	鼻腔相对短小、无鼻毛，后鼻道狭窄，黏膜柔嫩，血管丰富	易感染，炎症时易充血肿胀引起鼻塞而致呼吸困难，影响吮乳
鼻窦	鼻窦口相对较大，且鼻窦黏膜与鼻腔黏膜相连	急性鼻炎时易导致鼻窦炎，以上颌窦及筛窦最易感染
鼻泪管	鼻泪管较短，开口瓣膜发育不全	上呼吸道感染时易致结膜炎
咽	咽部狭窄且垂直；咽鼓管宽、短、直，呈水平位。腭扁桃体在1岁内发育差，4~10岁时发育达高峰，14~15岁后逐渐退化	鼻炎、咽炎时易致中耳炎；扁桃体炎多见于年长儿，1岁以内少见
喉	喉部较长、相对狭窄，呈漏斗状，软骨柔软，喉腔及声门裂较窄，黏膜柔嫩且富有血管及淋巴组织	炎症时出现局部充血、肿胀，易引起呼吸困难和声音嘶哑
气管、支气管	管腔相对狭窄，黏膜柔嫩，血管丰富，软骨柔软，缺乏弹力组织；黏液腺分泌不足，气道较干燥，纤毛运动差，清除能力弱；右支气管粗短，为气管的直接延伸	气管、支气管易于感染，并可导致呼吸道阻塞；气管异物易进入右侧支气管，引起右肺不张和肺炎

部位	特点	临床意义
肺	弹力纤维发育差,血管丰富,间质发育旺盛;肺泡小且数量少,含血量相对多而含气量少	肺部易感染,易引起间质性炎症、肺不张或肺气肿
胸廓	较短,呈桶状,肋骨呈水平位,膈肌位置较高;胸腔较小而肺相对较大,呼吸肌发育差;纵隔相对较大,纵隔周围组织松软、富于弹性	肺的扩张受到一定的限制,不能充分通气、换气,患病时易发生缺氧发绀;胸腔积液或积气时易致纵隔移位

二、生理特点

1.呼吸频率和节律 儿童代谢旺盛,需氧量较高,但其解剖特点使其肺活量受到一定限制,为满足机体代谢和生长需要,只能通过加快呼吸频率来满足其生理需要。故年龄越小,呼吸频率越快(表8-2)。同时,由于婴幼儿呼吸中枢发育不完善,易出现呼吸节律不齐,甚至呼吸暂停,尤以早产儿、新生儿明显。

表 8-2　各年龄儿童呼吸和脉搏频率比较

年龄	呼吸 /(次·min⁻¹)	脉搏 /(次·min⁻¹)	呼吸:脉搏
新生儿	40~45	120~140	1:3
1 岁以下	30~40	110~130	1:(3~4)
2~3 岁	25~30	100~120	1:(3~4)
4~7 岁	20~25	80~100	1:4
8~14 岁	18~20	70~90	1:4

2.呼吸类型 婴幼儿膈肌较肋间肌相对发达,且肋骨呈水平位,肋间隙小,胸廓活动范围受限,呈腹式呼吸。随着年龄增长,肋间肌逐渐发育,膈肌下降,肋骨逐渐变为斜位,呈胸腹式呼吸。

3.呼吸功能 儿童肺活量、潮气量、每分通气量和气体弥散量均较成人小。肺活量为 50~70ml/kg,按单位体表面积计算,为成人肺活量的 1/3;年龄越小,潮气量越小,无效腔 / 潮气量比值大于成人;气道管径细小,气道阻力较成人大,肺泡数量少,故呼吸功能的储备能力较低。因此,当患呼吸道疾病时,易发生呼吸衰竭。

三、免疫特点

儿童呼吸道非特异性免疫及特异性免疫功能均较差,如咳嗽反射、呼吸道纤毛运动功能差,不能有效清除吸入的尘埃和异物颗粒;婴幼儿体内免疫球蛋白含量低,尤以分泌型 IgA(SIgA)更低(不能从母乳获得分泌型 IgA 的人工喂养儿更低),肺泡巨噬细胞功能不足,乳铁蛋白、溶菌酶、干扰素、补体等数量和活性都不足,故婴幼儿易发生呼吸系统感染。

第二节　急性上呼吸道感染

情境导入

患儿,女,10 个月,3d 前受凉后出现发热、流涕,鼻塞严重而哭闹不安,不愿意吃奶。

【概述】

急性上呼吸道感染（acute upper respiratory infection，AURI）简称上感（俗称"感冒"），是由各种病原体引起的上呼吸道的急性感染。如感染局限在某部位，亦可称为急性鼻炎、急性咽炎、急性扁桃体炎等。本病是儿童时期最常见的疾病，全年均可发生，以冬、春季节及气候骤变时多见。

【病因及发病机制】

1. 病因 引起上感的病原体 90% 以上是病毒，主要有鼻病毒、呼吸道合胞病毒、流感病毒、副流感病毒、腺病毒、冠状病毒等。病毒感染后可继发细菌感染，最常见的是溶血性链球菌，其次为肺炎球菌、流感嗜血杆菌等。

2. 发病机制 婴幼儿时期由于上呼吸道的解剖和免疫特点，原先存在于上呼吸道或外界侵入的病毒和细菌迅速繁殖，易患本病；罹患疾病、气候改变、护理不当或生活环境不良等因素均可使儿童全身或呼吸道局部防御功能降低，从而诱发本病。

【护理评估】

1. 健康史 主要评估患儿有无相关的病因及病史。仔细询问有无受凉等诱因；有无传染病接触史；有无维生素 D 缺乏性佝偻病、营养不良、贫血等疾病；患儿家庭居住环境有无通风不良、居住拥挤、空气浑浊、阳光不足等。

2. 身体状况 症状的轻重与年龄、病原体和机体抵抗力有关。一般年长儿症状较轻，以局部症状为主，全身症状较轻或无全身症状；婴幼儿病情大多较重，常有明显的全身症状。

（1）一般类型上感

1）症状：局部症状主要表现为鼻塞、流涕、喷嚏、干咳、咽部不适、咽痛等，多于 3~4d 自然痊愈。全身症状主要表现为发热、头痛、食欲缺乏、乏力、全身不适等。部分患儿早期可有脐周疼痛，与发热所致肠痉挛或肠系膜淋巴结炎有关。婴幼儿全身症状常较重，多有高热，常伴有呕吐、腹泻、烦躁不安，甚至热性惊厥。

2）体征：咽部充血，扁桃体可充血肿大、表面可有炎性渗出物，颌下淋巴结肿痛，肺部听诊一般正常，肠道病毒引起者可有不同形态的皮疹。

（2）两种特殊类型的上感

1）疱疹性咽峡炎（herpangina）：由柯萨奇 A 组病毒引起，好发于夏秋季。起病急，症状有高热、咽痛、流涎、厌食、呕吐等。体检可见咽部充血，腭咽弓、腭垂、软腭处可见数个 2~4mm 大小灰白色的疱疹，周围有红晕，1~2d 破溃后形成小溃疡。病程为 1 周左右。

2）咽 - 结合膜热（pharyngo-conjunctival fever）：由腺病毒 3 型、腺病毒 7 型所致，好发于春夏季，散发或发生小流行。以发热、咽炎、结膜炎为特征，症状有高热、咽痛、流泪、眼部刺痛、消化道症状等。体检可见咽部充血，一侧或双侧滤泡性咽结合膜炎、颈部及耳后淋巴结肿大。病程为 1~2 周。

流行性感冒

流行性感冒（influenza）简称流感，是由流感病毒引起，可引起大流行。其常突然发生，迅速蔓延，发病率高，流行期短。流感的早期症状类似感冒的症状，有高热、头痛、身体虚弱、全身肌肉酸痛，部分患者流清涕、鼻塞、咽痛、眼结膜充血等。特点是全身症状重而呼吸道局部症状较轻。预防流感最有效的方法：睡充足、饮食均衡、进行适量的运动及保持空气流通。

3. 辅助检查　当病毒感染时外周血白细胞计数正常或偏低，中性粒细胞减少，淋巴细胞计数相对增高。当细菌感染时白细胞及中性粒细胞增高。病毒分离和血清学检测可明确病原。胸部 X 线检查无异常改变。

4. 心理 – 社会状况　因鼻塞影响患儿进食及发热可导致患儿烦躁、哭闹，家长产生焦虑。因患儿出现高热或惊厥等严重表现，家长易产生抱怨、急躁、紧张、恐惧等不良情绪。评估家长对病因、预防及护理知识的了解程度。

5. 诊断要点　根据发病诱因、病史、临床表现以及是否有接触感染者或旅行史等，同时配合体格检查可进行初步判定。结合实验室检查（血常规、病原学检查：如咽拭子、鼻拭子等），确定病原体，影像学检查有助于了解肺部是否受累。

6. 治疗要点

（1）**控制感染**：病毒感染者常用利巴韦林或干扰素，如为流行性感冒，可在病初使用磷酸奥司他韦口服，3~5d 为一个疗程。细菌感染者常用青霉素类、头孢菌素类或大环类酯类抗生素，如为链球菌感染，常规使用青霉素 10~14d。

（2）**对症治疗**：高热者给予物理或药物降温，惊厥者给予镇静、止惊，咽痛者给予咽喉片含服，鼻塞严重妨碍吸吮者，用 0.5% 麻黄碱液滴鼻。

7. 并发症　婴幼儿多见，如高热可引起热性惊厥；炎症波及邻近器官或向下蔓延，可引起中耳炎、鼻窦炎、咽后壁脓肿、颈淋巴结炎、气管炎、肺炎等；年长儿如为乙型溶血性链球菌感染者，可引起急性肾炎、风湿热等疾病。

知识拓展

关于降温措施的选择

1. 对乙酰氨基酚和布洛芬是目前应用最普遍，也是目前认为最适合儿童使用的退热药。建议每次疾病过程中选用一种即可，不推荐两者交替应用或联合用于儿童退热。解热镇痛药不能有效地预防热性惊厥发生。

2. 物理降温（包括温水擦浴、冰敷或乙醇擦浴等）不再推荐应用。虽然对乙酰氨基酚联合温水擦浴短时间内退热效果更好些，但会明显增加患儿不适感，因此不推荐使用温水擦浴退热，更不推荐冰水或乙醇擦浴方法退热。

3. 糖皮质激素不能作为退热剂用于儿童退热。

【**常见护理诊断 / 问题**】

1. 体温过高　与上呼吸道感染有关。

2. 舒适度减弱：鼻塞、咽痛　与上呼吸道炎症有关。

3. 潜在并发症：热性惊厥、急性肾小球肾炎、风湿热、支气管炎等。

【**护理目标**】

1. 患儿体温恢复正常。

2. 患儿呼吸道通畅，舒适度提高。

3. 患儿不发生并发症，或发生时得到及时发现和处理。

【护理措施】

1. 发热护理

（1）**一般护理**：卧床休息，保持室内安静、通风良好、温度适宜。衣被厚薄适当，不宜过度保暖，以免影响机体散热。保持皮肤清洁，及时更换被汗水浸湿的衣被。注意补充水分，必要时静脉补液。给予富含营养、易消化的饮食，宜少食多餐。

（2）**降温措施**：一般每4h测体温一次，如为超高热或有热性惊厥史者应1~2h测量一次。体温超过38.5℃，遵医嘱给予物理降温或药物降温，以防发生惊厥。新生儿体温调节中枢发育不完善，对冷较敏感，当体温小于38.5℃时通过松解包被、多喂水降低体温。若婴幼儿虽有发热甚至高热，但精神较好，玩耍如常，在严密观察下可暂不处置。如既往有热性惊厥病史，则应及早降温处理，控制患儿体温是预防热性惊厥发生的根本措施。退热措施实施30min后复测体温，并随时观察有无新的症状和体征出现，以防惊厥发生或体温骤降。如有虚脱表现，应给予保暖，饮热水，严重者给予静脉补液。做好记录，观察效果及有无副作用的发生。

（3）**用药护理**：遵医嘱应用抗病毒药物或抗生素控制感染。如用青霉素类需做皮试，阴性者仍需密切观察有无过敏反应发生。使用退热剂后应注意多饮水，以免大量出汗引起虚脱或休克。

2. 促进舒适的护理

（1）室温维持在18~22℃，湿度50%~60%，以减少空气对呼吸道黏膜的刺激。

（2）及时清除鼻腔分泌物，如因鼻塞而严重妨碍吸吮的婴儿，宜在哺乳前15min清除鼻腔分泌物后，用0.5%麻黄碱溶液滴鼻，每次1~2滴（过频或过量可引起心悸），使鼻腔通畅，保证吸吮。

（3）咽部不适或咽痛时可给予润喉含片或雾化吸入。

（4）婴幼儿进食后喂少许温开水清洗口腔，年长儿饭后漱口，保持口腔清洁。

3. 观察病情，防止并发症

应密切观察体温变化和惊厥先兆表现，若高热患儿出现兴奋、烦躁、惊跳等先兆症状，应立即遵医嘱给予镇静剂，并注意观察止惊的效果及药物的不良反应。注意咳嗽的性质、有无出现皮疹、神经系统症状等，以便早期发现传染病，及时采取隔离措施。如为链球菌感染，应彻底清除病灶，防止发生急性肾炎、风湿热。如患儿病情加重，高热持续不退，应考虑感染病灶波及邻近器官或向下蔓延，需及时报告和处理。

4. 心理护理

对患儿多关心爱护，及时处理患儿的不适，以减轻患儿的哭闹烦躁情绪。与家长多沟通交流，消除家长的焦虑，取得家长的理解和配合。对有热性惊厥史的患儿，告诉家长只要控制好体温，完全可以避免惊厥发生，以消除和缓解家长的焦虑和恐惧心理。

5. 健康教育

（1）**疾病护理指导**：介绍上呼吸道感染的病因、并发症及相关的治疗措施。强调注意休息、多饮水、做好呼吸道隔离。指导患儿正确擤鼻涕，避免用力，以防止发生中耳炎。因绝大多数上感是由病毒引起，不要随意使用抗生素。指导患儿家长预防热性惊厥的方法及热性惊厥发生时如何处理。

（2）**预防知识宣教**：强调预防的关键是增强体质。加强体格锻炼，多进行户外活动以增强机体抵抗力；科学喂养，婴儿提倡母乳喂养，及时添加换乳期食物，保证足量蛋白质和维生素的摄入；定期健康检查，按时预防接种，积极防治各种营养障碍疾病，如佝偻病、营养不良及贫血等；儿童居室采取湿式清扫，注意通风，保持室内空气新鲜；在上呼吸道感染流行期间，避免去人多拥挤的公共场所，居室可用食醋熏蒸法进行消毒（5~10ml/m³，加水1~2倍，加热熏蒸到全部汽化）；气候骤变时及时增减衣服，避免过热或过冷。

【护理评价】

1. 患儿的体温是否稳定在正常范围内。

2. 患儿呼吸困难或气急症状是否减轻，舒适度是否提高。

3. 患儿是否发生并发症或发生时是否及时发现并处理。

第三节　急性感染性喉炎

情境导入

毛毛，2岁，昨日开始咳嗽，今声音嘶哑、吸气时发出鸡鸣声，诊断"急性感染性喉炎"收住入院。晚上当班护士小李发现毛毛又出现气急、犬吠样咳嗽，症状加重，并有吸气性喉鸣。

工作任务:

1. 为什么患儿夜间的症状比白天严重？
2. 吸气性喉鸣音严重时会出现哪种危险？
3. 为配合医生的治疗，小李应该准备好哪些急救用品？

【概述】

急性感染性喉炎（acute infectious laryngitis）是喉部黏膜急性弥漫性炎症，以声音嘶哑、犬吠样咳嗽、喉鸣和吸气性呼吸困难为临床特征，多发生于冬春季节，以婴幼儿多见。

【病因及发病机制】

1. 病因　本病由病毒（副流感病毒、流感病毒等）或细菌（金黄色葡萄球菌、链球菌和肺炎链球菌等）感染引起，亦可并发于麻疹、百日咳和流感等急性传染病。

2. 发病机制　病原体侵入喉部后，通过黏膜上皮细胞的受体结合，进入细胞内部。病原体释放出的毒素和抗原刺激黏膜上皮细胞，引起炎症反应。除病原体的侵入外，小儿急性感染性喉炎还与宿主的免疫状态密切相关。由于小儿喉部较长、狭窄，软骨柔软、黏膜柔嫩，血管丰富，炎症时易充血、水肿而导致喉梗阻的发生，甚至死亡。

【护理评估】

1. 健康史　主要评估患儿有无相关的病因及病史。应详细询问患儿发病情况及发病前有无麻疹、百日咳等原发病；患儿有无发热、犬吠样咳嗽、声嘶等症状及出现时间。

2. 身体状况　声音嘶哑为急性喉炎的主要症状，初起可以不明显，但很快加重，甚至失音。犬吠样咳嗽，是小儿急性喉炎的重要特征之一。本病起病急，症状重，可有不同程度发热、喉鸣和吸气性呼吸困难，初起哭闹时喘息，较重者可有吸气性喉鸣、三凹征、烦躁不安、发绀等喉梗阻表现。一般白天症状轻，夜间加重，因为入睡后喉部肌肉松弛，分泌物易潴留、阻塞所致，若不及时抢救易致喉梗阻、窒息死亡。体检可见咽部充血，间接喉镜检查可见喉部及声带充血、水肿。

临床根据吸气性呼吸困难的轻重，将喉梗阻分为四度（表8-3）。

表8-3　喉梗阻的分度

分度	临床表现	体征
Ⅰ度	仅于活动后出现吸气性喉鸣和呼吸困难	呼吸音及心率正常
Ⅱ度	安静时有喉鸣和吸气性呼吸困难	可闻及喉传导音或管状呼吸音，心率加快
Ⅲ度	喉鸣和吸气性呼吸困难，烦躁不安、口唇及指（趾）发绀，双眼圆睁，惊恐状，出汗	呼吸音明显减弱，心音低钝，心率快
Ⅳ度	渐显衰竭，昏睡或昏迷。由于无力呼吸，三凹征可不明显，面色苍白发灰，可因窒息而死亡	呼吸音几乎消失，仅有气管传导音，心音钝，心律不齐

3. 辅助检查　病毒感染者白细胞计数正常或偏低，细菌感染者白细胞计数增高。咽拭子或喉、气管吸出物可做病毒分离和细菌培养，以明确病原体。

4. 心理－社会状况　评估患儿有无因呼吸困难而出现的烦躁、情绪紧张。评估患儿家长对急性感染性喉炎相关知识了解的程度，有无因患儿出现声音嘶哑、吸气性呼吸困难等而表现出焦虑、恐惧。

5. 诊断要点　依据喉镜检查、实验室检查（血常规、病原学检查：如咽拭子、鼻拭子等），确定病原体。根据需要，可进行其他辅助检查，如喉部超声、CT 扫描等。

综合以上检查结果，结合患者的临床症状和体征，可以做出急性感染性喉炎的诊断。但需要注意的是，急性感染性喉炎的症状与其他喉部疾病（如过敏性喉炎、喉癌等）的症状相似，因此诊断时需要排除其他可能的疾病。如果症状严重或持续时间较长，建议及时就医并接受专业医生的诊断和治疗。

6. 治疗要点

（1）**保持呼吸道通畅**：应用糖皮质激素，可雾化吸入，以减轻喉部黏膜水肿；痰多者可吸痰，雾化吸入以湿化分泌物易于痰液咳出。

（2）**控制感染**：病毒感染者可给予利巴韦林等抗病毒，细菌感染者及时用抗生素，如青霉素、大环内酯类或头孢菌素类等，严重者可联合使用两种以上抗生素。

（3）**对症治疗**：缺氧者予以吸氧，烦躁不安者予以异丙嗪、水合氯醛等镇静药物。经上述处理后仍有严重缺氧或有Ⅲ度以上喉梗阻者，应立即行气管切开术。

【常见护理诊断/问题】

1. 低效性呼吸型态　与喉头水肿有关。

2. 有窒息的危险　与喉梗阻有关。

3. 体温过高　与感染有关。

【护理目标】

1. 患儿喉头水肿症状逐渐改善、消失，呼吸平稳。

2. 患儿未出现窒息，或得到及时发现和处理。

3. 患儿体温恢复正常。

【护理措施】

ER 8-3

保持呼吸道
通畅的护理

1. 改善呼吸功能，保持呼吸道通畅

（1）**一般护理**：保持室内安静，空气清新、湿润，室温维持在 18~22℃，湿度 55%~60%，减少浑浊空气对喉部的刺激。置患儿于有利于呼吸的舒适体位，如抬高床头、半坐卧位。保持患儿安静，避免哭闹，减少活动。尽可能将护理操作集中进行，避免对患儿的刺激，以免加重呼吸困难。保证充足的营养供给，给予易消化、营养丰富的流质或半流质饮食，少量多餐。婴幼儿哺喂时应耐心和细心，防止呛咳引起窒息。

（2）**用药护理**：遵医嘱使用抗感染药物、糖皮质激素及镇静剂，以迅速消除喉头水肿、恢复气道通畅。观察、记录药物的疗效和副作用。

（3）**观察病情，做好急救准备**：严密观察患儿发绀、三凹征、吸气性呼吸困难、喉鸣、肺部听诊的变化，及时对喉炎的临床分度做出判断；对经治疗不能有效缓解呼吸困难者和Ⅲ度以上的喉梗阻患儿，应迅速报告医生，准备好气管切开包等急救用品，以备及时行气管切开术。

2. 发热护理　见本章第二节 急性上呼吸道感染。

3. 心理护理　给予患儿更多的关爱，避免情绪激动及紧张的活动。当气急发作时，抚摸和搂抱患儿，并鼓励患儿，不要紧张、害怕，促使其放松紧张的心理，缓解和消除其恐惧。允许患儿及家长表达感情，鼓励患儿及时将不适告诉医护人员，并尽量满足其合理的要求。

4. 健康教育

（1）**疾病护理指导**：介绍急性感染性喉炎的病因、临床表现及相关的治疗措施。及时向家长解释病情的发展和可能采取的治疗方案,指导家长正确护理患儿。

(2)预防知识宣教:见本章第二节 急性上呼吸道感染相关内容。

【护理评价】

1. 患儿喉头水肿症状是否改善至消失,呼吸平稳。

2. 患儿是否发生窒息并及时处理。

3. 患儿体温是否稳定在正常范围内。

第四节 急性支气管炎

情境导入

南南,2岁,4d前因为受凉后出现发热、咳嗽,初为干咳,近2d喉咙口听到"呼噜呼噜"的痰声,但咳不出。母亲在药店购买了"小儿止咳糖浆"给南南服用,未见明显好转,遂来医院就诊。

工作任务:

1. 南南出现发热、咳嗽的原因可能是什么?

2. 如何指导家长协助排痰?

3. 如何帮助南南及家长提高保健意识,预防疾病的发生和复发?

【概述】

急性支气管炎(acute bronchitis)是由各种病原体引起的支气管黏膜的急性感染,常继发于上呼吸道感染之后或为急性呼吸道传染病的早期表现,是儿童时期常见的呼吸道疾病,以婴幼儿多见。

【病因及发病机制】

1. **病因** 病原体可为病毒、细菌或混合感染。特异性体质、免疫功能低下等均为本病的危险因素;气候变化、空气污染、化学因素的刺激为本病的诱发因素。

2. **发病机制** 急性支气管炎的发病机制主要是病原体感染引起的炎症反应和支气管收缩。当病原体进入呼吸道时,它们会侵入支气管黏膜细胞并繁殖,导致炎症反应的发生。炎症反应包括黏膜充血、水肿、黏液分泌增加等,这些改变会导致支气管管腔狭窄,阻碍气流通过,从而引起咳嗽、咳痰、呼吸困难等症状。此外,炎症还会刺激支气管平滑肌收缩,导致支气管痉挛,加重症状。

【护理评估】

1. **健康史** 主要评估患儿有无相关的病因及病史。应详细询问患儿有无上呼吸道感染史;患儿家庭居住环境,有无通风不良、居住拥挤、空气浑浊、化学刺激、阳光照射不足等;既往有无本病反复发作史、湿疹或其他过敏史;有无免疫功能低下、营养性障碍性疾病等。

2. **身体状况**

(1)临床表现:大多先有上呼吸道感染症状,随后以咳嗽为主要症状,开始为刺激性干咳,以后有痰。婴幼儿全身症状较重,常有发热、乏力、食欲下降、呕吐、腹泻等。年长儿一般症状较轻,可有头痛、胸痛等症状。听诊双肺呼吸音粗糙,可有不固定的散在的干啰音、湿啰音,其特点是随体位变化或咳嗽后啰音可减少或消失。一般无气促和发绀。

(2)**特殊类型支气管炎**:婴幼儿可发生一种特殊类型的支气管炎,称为哮喘性支气管炎,也称喘息性支气管炎,泛指一组以喘息为突出表现的婴幼儿急性支气管感染,除上述临床表现外,其特点为:①多见于3岁以下、常有湿疹或其他过敏史的患儿;②有类似哮喘的临床表现,如呼气性呼吸困难,肺部叩诊过清音,双肺听诊满布哮鸣音及少量粗湿啰音;③有反复发作倾向,一般随年龄增长发作逐渐减少,至学龄期痊愈,少数可发展为支气管哮喘。

3. 辅助检查 病毒感染外周血白细胞数正常或偏低,当合并细菌感染时,可明显增高。胸部 X 线检查多无异常改变或有肺纹理增粗,肺门阴影增浓。

4. 心理－社会状况 评估家长有无因患儿反复发作担心会发展成为支气管哮喘而产生焦虑或恐惧。患儿有无因呼吸困难而烦躁或因陌生的住院环境及与父母分离而出现恐惧、焦虑。

5. 诊断要点 根据患儿的病史和临床表现,结合体格检查,可初步判定小儿支气管炎。通过实验室检查(如血常规、病毒检测等)和影像学检查可以做出小儿支气管炎的诊断。

6. 治疗要点 主要是控制感染和止咳、化痰、平喘等对症治疗。有细菌感染时可选用青霉素类、大环内酯类等抗生素。止咳祛痰可口服复方甘草合剂、氨溴索等,喘息者可口服氨茶碱止喘或用支气管扩张剂行超声雾化吸入。一般不用镇静或镇咳药,以免抑制咳嗽反射,影响痰液咳出。

【常见护理诊断/问题】

1. 清理呼吸道无效 与呼吸道分泌物过多、痰液黏稠不易排出有关。

2. 体温过高 与病毒或细菌感染有关。

【护理目标】

1. 患儿能有效咳出痰液,呼吸道通畅。

2. 患儿体温恢复正常。

【护理措施】

1. 保持呼吸道通畅 保持室内空气清新,温度和湿度适宜,减少对支气管黏膜的刺激,以利于排痰。观察咳嗽、咳痰的性质,指导并鼓励患儿有效咳嗽;对咳嗽无力的患儿,经常变换体位、拍背,促使呼吸道炎症消散及分泌物的排出;痰液黏稠可适当提高室内湿度,以湿化空气,湿润呼吸道,并鼓励患儿多饮水,使痰液稀释易于咳出,也可超声雾化吸入;如果分泌物多,影响呼吸,可用吸引器吸痰,以及时清除痰液;遵医嘱使用抗生素、止咳化痰及平喘药。

2. 发热护理 见本章第二节 急性上呼吸道感染。

3. 用药护理 注意观察药物的疗效和不良反应。口服止咳糖浆后不要马上喝水,以使药物更好地发挥疗效。

4. 健康教育

(1)**疾病护理指导**:向家长解释急性支气管炎的病因、相关的治疗措施及预后,树立治疗信心,减轻焦虑和恐惧心理。

(2)**预防知识宣教**:见本章第二节 急性上呼吸道感染。

【护理评价】

1. 患儿是否能有效咳出痰液,呼吸道是否通畅。

2. 患儿体温是否稳定在正常范围内。

第五节　支气管肺炎

情境导入

夜班护士小李巡视病房时,发现 3 床患儿鑫鑫非常烦躁,呼吸很快,鼻翼扇动,嘴唇发紫,立即向医生汇报。鑫鑫已 14 个月,发热、咳嗽 3d,医生诊断为"支气管肺炎",今天刚收住入院。

工作任务:

1. 鑫鑫哭闹、气急的原因是什么?

2. 小李护士配合医生要迅速采取哪些治疗措施?

【概述】

支气管肺炎(bronchopneumonia)是指不同病原体或其他因素所致的肺部炎症。临床以发热、咳嗽、气促、呼吸困难和肺部固定湿啰音为主要表现。严重者可出现循环、神经、消化系统相应的表现。它是儿童肺炎中最常见的病理类型,为婴幼儿时期的常见病,是我国住院儿童死因的第一位,严重威胁着儿童健康,被国家卫生健康委员会列为儿童重点防治的四病之一。本病一年四季均可发生,以冬春寒冷季节及气候骤变时多见。

1. 目前小儿肺炎常用的分类方法

(1)**病理分类**:可分为支气管肺炎、大叶性肺炎、间质性肺炎等。

(2)**病因分类**:可分为感染性肺炎如病毒性肺炎、细菌性肺炎、真菌性肺炎、支原体肺炎、衣原体肺炎、原虫性肺炎;非感染性肺炎如吸入性肺炎、过敏性肺炎等。

(3)**病程分类**:可分为急性肺炎(病程 <1 个月)、迁延性肺炎(病程 1~3 个月)、慢性肺炎(病程 > 3 个月);

(4)**病情分类**:可分为轻症肺炎、重症肺炎。

(5)**临床表现典型与否分类**:可分为典型肺炎、非典型肺炎。

(6)**肺炎发生的地点分类**:可分为社区获得性肺炎、医院获得性肺炎。

2. 病因

(1)**自身因素**:婴幼儿中枢神经系统发育不完善,免疫功能不健全,加上呼吸系统解剖生理特点,故易患肺炎。患有营养不良、维生素 D 缺乏症、先天性心脏病、免疫缺陷等儿童易患本病,且病情严重,迁延不愈。

(2)**环境因素**:居室拥挤、通风不良、冷热失调均可使小儿机体抵抗力下降,对病原体的易感性增加。

(3)常见病原体为病毒和细菌。病毒以呼吸道合胞病毒最多见,其次为腺病毒、流感病毒等。细菌以肺炎链球菌多见,其他有葡萄球菌、链球菌、革兰氏阴性杆菌等。发达国家儿童肺炎以病毒感染为主,发展中国家则以细菌为主。近年来肺炎支原体、衣原体和流感嗜血杆菌有增加趋势。

3. 发病机制 病原体多由呼吸道入侵,也可经血行入肺,引起支气管、肺泡的炎症。支气管因黏膜水肿、炎性渗出而管腔变窄,肺泡壁因充血水肿而增厚,肺泡腔内充满炎性渗出物,从而造成通气和换气功能障碍,导致低氧血症和高碳酸血症。由于缺氧,患儿出现代偿性呼吸与心率加快,出现鼻翼扇动和三四征,严重时可发生呼吸衰竭。由于病原体毒素的作用,重症患儿常伴有毒血症,而引起不同程度的感染中毒症状。缺氧、二氧化碳潴留及毒血症共同作用可累及重要脏器,而导致循环系统、消化系统、神经系统的一系列改变及酸碱平衡失调和电解质紊乱。

【护理评估】

1. 健康史 主要评估患儿有无相关的病因及病史。应详细询问患儿出生史,有无羊水或胎粪吸入;喂养史,有无溢奶、呛咳等;患病史及过敏史,有无先天性心脏病、营养障碍性疾病,病前有无上呼吸道感染或支气管炎病史,有无麻疹、百日咳等病史;有无如受凉、室内空气污浊等诱因。询问患儿发病情况,如发热、咳嗽出现的时间等。

2. 身体状况

(1)**轻症肺炎**:以呼吸系统症状和相应的肺部体征为主。主要表现为发热、咳嗽、气促和肺部固定的湿啰音。

1)症状:①发热:热型不定,多为不规则热,但小婴儿及重度营养不良儿童可不发热,甚至体温不升;②咳嗽:较频繁,初为刺激性干咳,恢复期咳嗽有痰,新生儿则表现为口吐白沫;③气促:多在发热、咳嗽、哭闹后出现;④全身症状:精神不振、烦躁不安、食欲减退、轻度腹泻或呕吐。

2)体征:①呼吸增快:40~80 次 /min,可见鼻翼扇动和三四征;②发绀:口周、鼻唇沟和指(趾)

端发绀；③肺部啰音：早期不明显或仅呼吸音粗糙，以后可闻及固定的中、细湿啰音，以背部两肺下方及脊柱两旁较多，吸气末更加明显。肺部叩诊多正常，如病灶融合，可有肺实变体征。

（2）重症肺炎：除呼吸系统症状外，全身中毒症状明显，并可累及其他重要系统，并发心力衰竭、中毒性脑病、中毒性肠麻痹等。

1）循环系统：常见心肌炎和心力衰竭。心肌炎患儿表现为面色苍白，心动过速、心音低钝、心律不齐，心电图表现为 ST 段下移和 T 波低平、双向或倒置。心力衰竭患儿表现为：①呼吸突然加快，>60 次 /min；②心率突然增快（婴儿 >180 次 /min，幼儿 >160 次 /min），与体温升高和呼吸困难不相称；③突然极度烦躁不安，面色苍白或发灰且明显发绀，指（趾）甲微循环再充盈时间延长；④肝脏迅速增大，超过肋下 3cm；⑤心音低钝或有奔马律，颈静脉怒张；⑥尿少或无尿，眼睑或下肢水肿。

2）神经系统：常见脑水肿和中毒性脑病。患儿表现为烦躁或嗜睡，哭声尖叫，眼球上翻、凝视，反复惊厥。前囟饱满、隆起。晚期出现意识障碍、呼吸节律不齐等。

3）消化系统：常见中毒性肠麻痹和消化道出血。患儿表现为明显腹胀、呼吸困难加重，肠鸣音减弱或消失。呕吐咖啡样物，便血。

4）其他：当发生循环衰竭及 DIC 时，表现为血压下降，四肢凉，脉搏细速而弱，以及皮肤、胃肠道出血。

（3）几种不同病原体所致肺炎的特点见表 8-4。

表 8-4　几种不同病原体所致肺炎的特点

	好发年龄	临床特点	肺部体征	胸部 X 线检查	外周血检查	治疗
呼吸道合胞病毒肺炎	婴儿	起病急，低、中度热或高热，以喘憋为突出表现，很快出现呼气性呼吸困难及缺氧	哮鸣音及中、细湿啰音	小点片状、斑片状阴影及肺气肿	白细胞数大多正常	抗病毒
腺病毒肺炎	6个月~2岁	起病急，稽留高热，可持续 2~3 周，中毒症状重，咳嗽剧烈，可出现喘憋、呼吸困难、发绀	出现晚，高热 3~7d 后出现啰音	出现早，呈大小不等的片状阴影或融合成大病灶，有肺气肿	白细胞数大多正常	抗病毒
金黄色葡萄球菌肺炎	新生儿及婴幼儿	起病急，多呈弛张热，中毒症状重，有皮疹，易并发脓胸、脓气胸、肺大疱等	出现早，双肺可闻及中、细湿啰音	小片状浸润影，迅速出现小脓肿、肺大疱或胸腔积液	白细胞数明显增高	苯唑西林等抗生素
肺炎支原体肺炎	婴幼儿及年长儿	起病缓慢，症状与体征不成比例，常有发热，可持续 1~3 周，刺激性干咳为突出表现，有全身多系统受累表现	多不明显，婴幼儿啰音比年长儿多	肺门阴影增浓；支气管肺炎改变；间质性肺炎改变；均一的片状影	白细胞数正常或增高	

3. 并发症　若延误诊断或病原体致病力强，则可引起脓胸、脓气胸、肺大疱等并发症，表现为在治疗中出现中毒症状或呼吸困难加重，体温持续不退，或退而复升。其多见于金黄色葡萄球菌肺炎。

4. 辅助检查

（1）**外周血检查**：病毒感染时白细胞总数正常或降低，细菌感染时白细胞总数和中性粒细胞数常增高，可见核左移，胞质中可有中毒颗粒。

（2）**病原学检查**：血、痰、气管吸出物、胸腔积液、肺穿刺液、肺活检组织等做细菌培养和鉴定；鼻咽或气管分泌物做病毒分离鉴定；采用特殊分离培养明确肺炎支原体、沙眼衣原体、真菌；病原特异性抗原检测和病原特异性 IgM 检测有早期诊断价值。

（3）**胸部 X 线检查**：早期可见肺纹理增粗，以后出现大小不等的斑片状阴影，可融合成片，以双肺下野、中内带居多，可伴有肺不张、肺气肿。并发脓胸、脓气胸、肺大疱时则出现相应的 X 线改变。

ER 8-4

肺炎的临床表现

5. 心理 - 社会状况　本病病情较重，发病率、死亡率较高，病程较长，常需住院治疗，患儿因发热、咳嗽等不适害怕打针等，常有烦躁不安、哭闹、易怒、不合作现象。家长因患儿住院，家庭的正常生活秩序被打乱，同时缺乏肺炎的预防、保健知识和护理知识，而产生焦虑、自责、忧虑、抱怨等心理反应。同时，也应了解患儿既往有无住院经历，家庭居住环境和经济状况等。

6. 诊断要点　主要包括询问患者病史（病程、症状的起始时间和严重程度等）、观察患者临床表现、体格检查（包括听诊肺部、观察呼吸频率和形态等）和辅助检查（如 X 线、血常规、痰液检查等）。

7. 治疗要点　主要为控制感染，改善通气功能，对症治疗，防治并发症。

（1）**控制感染**：明确为细菌感染或病毒感染继发细菌感染者，应使用抗生素。使用原则：①选用敏感并在肺组织中有较高浓度的药物；②早期、联合、足量、足疗程；③重症肺炎宜静脉、联合用药。如肺炎链球菌肺炎首选青霉素或阿莫西林，耐药者首选万古霉素或头孢曲松或头孢噻肟；葡萄球菌肺炎对甲氧西林敏感者首选苯唑西林或氯唑西林，耐药者选用万古霉素或联用利福平；流感嗜血杆菌肺炎首选阿莫西林加克拉维酸或氨苄西林加舒巴坦；肺炎支原体或衣原体肺炎首选大环内酯类抗生素如红霉素、罗红霉素及阿奇霉素。

抗生素一般用至体温正常后 5~7d，临床症状、体征消失后 3d。支原体肺炎至少用药 2~3 周。葡萄球菌肺炎易复发及产生并发症，体温正常后继续用药 2 周，总疗程≥6 周。病毒感染者，可选用利巴韦林、干扰素等抗病毒药物。

（2）**改善肺通气功能**：及时清除呼吸道分泌物，使用祛痰药、雾化吸入，喘憋严重者可选用支气管解痉剂，以保持呼吸道通畅，改善通气功能。

（3）**对症治疗**：有缺氧症状时应及时吸氧；高热患儿给予物理或药物降温；心衰患儿给予镇静、吸氧、强心、利尿、扩血管；中毒性脑病患儿给予脱水、改善通气、扩血管、止痉、糖皮质激素、促进脑细胞恢复的药物；腹胀伴低钾者及时补钾，中毒性肠麻痹者应禁食、胃肠减压、皮下注射新斯的明等；中毒症状明显或严重喘憋、感染性休克、脑水肿、呼吸衰竭者，可短期用糖皮质激素，可减少炎症渗出，解除支气管痉挛，改善血管通透性和微循环，降低颅内压；恢复期可用红外线照射、超短波胸部理疗促进肺部炎症的吸收。

知识拓展

儿童肺炎的胸部物理疗法

儿童肺炎的胸部物理疗法是一种通过外界手段刺激胸部，促进呼吸道排痰和改善肺功能的治疗方法。以按摩、拍背或改变患者的体位、训练患者呼吸调整的动作或咳嗽的技巧，或者借助器械，以减轻气道阻塞、帮助气道分泌物排出，改善通气和气体交换，增加呼吸肌功能和协调性的治疗技术。胸部物理疗法包括体位法、叩击振动法、呼吸控制法、体位引流法、咳嗽运动法、吸痰法等。由于儿童特殊的解剖、生理特点，儿童胸部常用的物理治疗包括体位引流法、体位变换法、超声雾化法。另外，在儿童肺炎的恢复期为了促进炎症的吸收或啰音的消散，常使用超短波治疗。儿童肺炎的胸部物理疗法应在医生的指导下进行，避免过度刺激或不当操作引起不良反应。

（4）**并发症的治疗**：脓胸和脓气胸者应及时进行胸腔穿刺引流，如脓液黏稠经反复穿刺抽脓不畅或发生张力性气胸时，宜采用胸腔闭式引流。

【**常见护理诊断 / 问题**】

1. **气体交换受损**　与肺部炎症有关。
2. **清理呼吸道无效**　与呼吸道分泌物过多、痰液黏稠、无力排痰有关。

3. 体温过高　与肺部感染有关。

4. 营养失调：低于机体需要量　与摄入不足、消耗增加有关。

5. 潜在并发症：心力衰竭、中毒性脑病、中毒性肠麻痹、脓胸、脓气胸等。

【护理目标】

1. 患儿气促、发绀症状逐渐改善、消失，呼吸平稳。

2. 患儿能有效咳出痰液，呼吸道通畅。

3. 患儿体温恢复正常。

4. 患儿营养摄入充足。

5. 患儿不发生并发症，或发生时得到及时发现和处理。

【护理措施】

1. 控制肺部炎症，改善呼吸功能

(1) **环境与休息：**保持室内空气新鲜，室温维持在 18~20℃，湿度以 50%~60% 为宜。置患儿有利于呼吸的舒适体位，减少活动。注意被褥应轻、暖，穿衣不要太多，以免引起不安和出汗，内衣应宽松，以免影响呼吸。治疗护理应集中进行，年长儿做好解释工作，婴幼儿可采取抚摸、搂抱等安抚，尽量使患儿安静，避免哭闹，以减少机体的耗氧量。

(2) **氧疗：**有烦躁、口唇发绀等缺氧表现的患儿应立即给氧，以改善低氧血症。吸氧前应先清除鼻腔内分泌物；吸氧过程中应经常检查导管是否通畅，患儿缺氧症状是否改善，发现异常及时处理。一般采用鼻前庭导管给氧，氧流量为 0.5~1L/min，氧浓度不超过 40%；缺氧明显者可用面罩或头罩给氧，氧流量为 2~4L/min，氧浓度不超过 50%~60%；如出现呼吸衰竭，应使用人工呼吸机。

(3) 按医嘱用抗生素或抗病毒药物，控制肺部炎症，改善通气和换气功能。

2. 清除呼吸道分泌物，保持呼吸道通畅

(1) **湿化痰液：**①提高室内湿度，维持 60% 左右，有利于呼吸道的湿化，帮助分泌物的排出；②保证充足的水分摄入，以湿润呼吸道黏膜，防止痰液黏稠不易排出；③超声雾化吸入，稀释痰液利于咳出，每日 2~3 次，每次雾化吸入时间不超过 20min，以免引起肺部水肿。

(2) **促进痰液排出**

1) 经常变换患儿体位，并叩击背部。具体方法是五指并拢、掌指关节略屈，由下向上、由外向内，轻拍背部，边拍边鼓励患儿有效咳嗽，以促使肺泡和呼吸道的分泌物借助重力和震动排出。根据病情或病变部位可进行体位引流。

2) 及时清理口、鼻腔分泌物，如分泌物较多影响呼吸或排出不畅时，可采用吸痰器吸出痰液。吸痰时动作要轻柔，以防损伤呼吸道黏膜；不能过频、过慢，否则可刺激黏液产生增多、妨碍呼吸使缺氧加重；不宜在哺乳后 1h 内进行，以免引起呕吐；吸痰时患儿多因刺激而咳嗽、烦躁，吸痰后宜立即吸氧。

(3) 按医嘱使用祛痰药，如复方甘草合剂等，严重喘憋者给予支气管扩张剂，如氨茶碱等，由于氨茶碱的有效浓度与中毒浓度很接近，浓度过高、速度过快可强烈兴奋心脏和中枢神经系统，故氨茶碱静脉注射或静脉滴注时，抽吸的剂量要精确、输入的速度应缓慢，防止中毒。

3. 发热护理　密切监测体温的变化，采取相应护理措施，见本章第二节　急性上呼吸道感染。

4. 饮食护理　补充营养和水分，发热期间给予易消化、营养丰富的流质或半流质饮食为宜，婴儿每日热量供给不少于 230kJ（55kcal）/（kg·d），液体入量每日 60~80ml/（kg·d）。少量多餐，避免过饱影响呼吸。哺喂时应耐心，每次喂食时将患儿头部抬高或抱起，防止呛入气管发生窒息。当重症患儿不能进食时，采取静脉营养，静脉输液时，最好采用输液泵，滴注的速度应控制在 5ml/（kg·h）以下，以免发生心力衰竭。

5. 观察病情变化，防止并发症

(1) 密切观察患儿神志、面色、呼吸、心率、肝脏等变化。如出现心力衰竭的表现，应及时报告医生，将患儿取半卧位，并减慢输液速度，遵医嘱给予强心、利尿、镇静、吸氧等治疗；若患儿咳粉红色泡沫样痰则为肺水肿的表现，立即嘱患儿坐位，双腿下垂，给患儿吸入经 20%~30% 乙醇湿化的氧气，但每次吸入不宜超过 20min。

(2) 密切观察患儿有无烦躁或嗜睡、惊厥、昏迷、肌张力增高、呼吸不规则等颅内压增高的表现，应考虑脑水肿、中毒性脑病的可能，发生时应立即报告医生，遵医嘱给予脱水、止痉等治疗。

(3) 密切观察患儿有无腹胀、肠鸣音减弱或消失；是否有呕吐咖啡样物、便血等，以便及时发现中毒性肠麻痹和消化道出血，遵医嘱给予禁食、胃肠减压、皮下注射新斯的明等治疗。

(4) 若患儿病情突然加重，出现烦躁不安、剧烈咳嗽、呼吸困难、面色发绀、胸痛及一侧呼吸运动受限等，提示并发脓胸或脓气胸，应及时配合医生进行胸穿或胸腔闭式引流。

6. 心理护理　对频繁咳嗽、气促的患儿除满足其生理需要外，应经常搂抱和安抚患儿，使其得到心理满足；了解患儿最依恋的人或玩具，允许将其熟悉的玩具、生活用品带进病室；对年长儿可用亲切、通俗的语言进行交流或讲故事，以此消除患儿焦虑、恐惧的情绪，增强其战胜疾病的信心，积极配合治疗与护理。

7. 健康教育

(1) **疾病护理指导**：向家长介绍患儿的病情，解释治疗用药的作用和疗程，缓解患儿和家长的紧张、焦虑心理。指导患儿休息、多饮水、经常更换体位，并解释其意义，教会家长拍背协助排痰的方法。教育患儿咳嗽时用手帕或纸巾捂嘴，不随地吐痰，防止病原传播。

(2) **预防知识宣教**：指导家长合理喂养，婴儿期提倡母乳喂养，多进行户外活动，及时接种各种疫苗。养成良好的卫生习惯。体弱多病的患儿积极治疗，增强抵抗力，教会家长处理呼吸道感染的方法。

【护理评价】

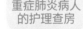

重症肺炎病人
的护理查房

1. 患儿气促、发绀症状是否逐渐改善、消失，呼吸平稳。
2. 患儿是否能有效咳出痰液，呼吸道通畅。
3. 患儿体温及其他生命体征是否恢复正常。
4. 患儿是否得到充足的营养。
5. 患儿是否出现并发症或并发症出现时是否及时发现并处理。

（张　菲）

思考题

1. 患儿，女，3 岁。5d 前受凉后出现发热、犬吠样咳嗽、声音嘶哑、烦躁不安。查体：T 37.8℃，安静时有吸气性喉鸣和三凹征，双肺可闻及喉传导音或管状呼吸音。临床诊断为"急性感染性喉炎"。

请思考：

(1) 该患儿目前首要的护理问题是什么？

(2) 针对首要护理问题，应采取哪些护理措施？

2. 患儿，男，1.5 岁。因支气管肺炎入院。住院 5d 后患儿突然出现烦躁不安，呼吸困难、发绀，呼吸 60 次 /min，心率 180 次 /min，肺部叩诊呈鼓音，肝肋下 2.5cm，X 线检查显示纵隔向左移位。

练习题

请思考：

(1) 请判断该患儿最可能发生了什么？

(2) 应采取哪些护理措施？

第九章 | 循环系统疾病患儿的护理

教学课件　思维导图

学习目标

1. 掌握儿童心率、血压的正常值范围;先天性心脏病的分类、护理诊断和护理措施;病毒性心肌炎的护理诊断和护理措施。

2. 熟悉胎儿血液循环和出生后改变;先天性心脏病的病因和护理评估;病毒性心肌炎的护理评估。

3. 了解心脏的胚胎发育。

4. 能够运用护理程序对先天性心脏病、病毒性心肌炎患儿进行评估,并制订相应护理计划,解答患儿及家属提出的有关先天性心脏病、病毒性心肌炎的问题并进行健康指导。

5. 树立敬畏生命、关爱生命的职业精神,具备慎独、严谨的科学理念,坚定职业使命与担当,对先天性心脏病患及其家属能秉持爱心、仁心、共情心。

第一节　儿童循环系统解剖生理特点

一、心脏胚胎发育

胚胎第 2 周开始形成原始心脏,分为心房、心室和心球三部分。在胚胎第 4 周心房心室共腔,开始有循环作用,第 8 周房室间隔完全形成,成为具有四腔的心脏。因此,心脏胚胎发育的关键时期在是胚胎的 2~8 周,在此期间如受到某些物理、化学和生物因素的影响,则易引起心血管发育畸形。

二、正常胎儿血液循环及出生后的改变

1. 正常胎儿血液循环　胎儿的营养代谢与气体交换,是通过胎盘与母体进行交换的。由胎盘来的动脉血经脐静脉进入胎儿体内,至肝脏下缘分为两支:一支入肝与门静脉汇合后经肝静脉进入下腔静脉;另一支经静脉导管进入下腔静脉,与来自下半身的静脉血混合(以动脉血为主),共同流入右心房,其中一部分(约 1/3)经卵圆孔流入左心房,再经左心室流入升主动脉,主要供应心、脑及上肢(上半身);约 2/3 血量流入右心室。从上腔静脉回流的来自上半身的静脉血,流入右心房后绝大部分流入右心室,与来自下腔静脉的血一起进入肺动脉。由于胎儿的肺尚无呼吸功能,所以仅有少量血液流入肺,大部分进入右心室的血液经动脉导管流入降主动脉,供应腹腔器官和下肢,最后经脐动脉回到胎盘,再次进行营养气体交换(图 9-1)。综上可见,正常胎儿血液循环特点:营养和气体交换是通过脐血管和胎盘与母体之间以弥散的方式进行的;胎儿体内循环的血液,大多是动脉与静脉血的混合,只是混合成分的比例不同,其中肝脏含氧量最高,脑、心和上肢次之,腹腔脏器和下肢含氧量最低;胎儿时期左右心都向全身供血,由于肺尚未建立呼吸,故只有体循环,几乎没有肺循环;胎儿血液循环中有 3 个特殊通道,即静脉导管、卵圆孔和动脉导管。

2. 出生后血液循环的改变　出生后血液循环的主要改变是胎盘循环终止而肺循环建立,血液气体交换由胎盘转移至肺。

(1) **脐血管闭锁**:脐血管在血流停止后 6~8 周完全闭锁,形成韧带,脐动脉变成膀胱韧带,脐静脉变成肝圆韧带。

(2) **卵圆孔闭合**:肺循环压力下降后,从右心经肺动脉入肺的血液增多,左心房压力增高,当左心房压力超过右心房时,卵圆孔发生功能性关闭,出生后 5~7 个月可形成解剖上的闭合。

(3) **动脉导管闭合**:由于肺循环压力的降低与体循环压力的上升,流经动脉导管的血流逐渐减少,最后停止,约 80% 的足月儿动脉导管在出生后24h 发生功能性关闭,约 80% 婴儿在出生后 3 个月、95% 婴儿在出生后 1 年内形成解剖上的闭合。

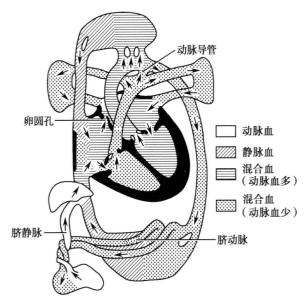

图 9-1　正常胎儿血液循环示意图

三、正常儿童心脏、心率、血压的特点

胎儿血液循环

1. 心脏大小和位置　儿童心脏体积相对比成人大。心脏的位置随年龄增长而变化。2 岁以下婴幼儿心脏多呈横位,心尖搏动位于胸骨左缘第 4 肋间、锁骨中线外侧 1.0~2.0cm,心尖部主要为右心室。2 岁以后随着小儿站立行走,肺和胸部的发育和横膈的下降等,心脏由横位逐渐转为斜位,心尖搏动逐渐移至锁骨中线内侧 0.5~1.0cm。

2. 心率　由于儿童新陈代谢旺盛、交感神经兴奋性较高,故心率较快,年龄愈小,心率愈快,随着年龄的增长逐渐减慢(表 9-1)。儿童心率易受各种内外因素的影响,如哭闹、活动、进食、发热或精神紧张时,心率可明显增快,因此应在小儿安静时测心率、脉搏,每次测量 1min。2 岁以下测量部位为心尖和颞动脉,2 岁以后测量部位为桡动脉和颈动脉。一般体温每升高 1℃,心率增加 10~15 次 /min。入睡时心率减少 10~12 次 /min。

表 9-1　各年龄段心率、血压参考值

年龄	心率 /(次·min⁻¹)	收缩压 /mmHg	舒张压 /mmHg
新生儿	120~140	60~70	40
<1 岁	110~130	70~80	50
2~3 岁	100~120	80~90	50
4~7 岁	80~100	85~95	50~60
8~14 岁	70~90	90~130	60~90

3. 血压　小儿年龄愈小,心搏出量较少,血管口径较粗,故动脉压力愈低。新生儿收缩压平均为 60~70mmHg(8~9.3kPa),1 岁时 70~80mmHg(9.3~10.7kPa)(表 9-1),2 岁以后收缩压可按下列公式计算:收缩压(mmHg)= 年龄 × 2 + 80mmHg 或收缩压(kPa)= 年龄 × 0.26 + 10.7kPa,舒张压为收缩压的 2/3。收缩压高于此标准 20mmHg(2.67kPa)以上为高血压,低于此标准 20mmHg(2.67kPa)以上为低血压。正常下肢血压比上肢约高 20mmHg(2.67kPa)。脉压为收缩压与舒张压之差,正常为 30~40mmHg(4.0~5.2kPa)。

小儿血压受诸多外界因素的影响,如哭叫、体位变动、情绪紧张等皆可使血压暂时升高。故测量血压要保持绝对安静，并注意测量时的体位和血压计袖带的宽度。血压计袖带的宽度约为上臂长度的 2/3，袖带过宽测得的血压偏低，过窄测得的血压偏高。

第二节 常见先天性心脏病

情境导入

护生小王应邀参加"妈妈知道、有问必答"育儿保健咨询的现场活动。有位妈妈询问：2岁的宝宝有先天性心脏病，昨天在哭闹中突然晕厥，面色青紫，指压人中约 1min 清醒过来。自出生后就喂养困难，反复因哭闹出现青紫，平时喜静少动，稍活动就有气急、气促，每次活动后有气急，喜欢蹲下，片刻后可缓解。

工作任务：

1. 宝宝突然发生晕厥的原因是什么？
2. 为何宝宝活动后喜欢"蹲下"？
3. 妈妈非常担心宝宝病情，护生小王怎么做好健康宣教。
4. 宝宝家庭比较困难，先天性心脏病的检查手术费用较高，请结合红十字会先天性心脏病公益活动谈谈你的想法。

【概述】

先天性心脏病（congenital heart disease，CHD）简称先心病，是胎儿期心脏及大血管发育异常而致的先天畸形。它是儿童最常见的心脏病，发病率为活产婴儿的 7‰~8‰。各类先心病中以室间隔缺损发病率最高；存活的青紫型先心病中以法洛四联症最常见。随着心血管医学的迅速发展，许多常见的先心病得到了准确的诊断和合理的治疗及护理，病死率已显著下降。

（一）病因

先天性心脏病的病因目前还不完全明了。目前认为其发生主要由环境和遗传因素所致。

1. 环境因素（外在因素） 主要是孕早期宫内感染，如风疹、流感等病毒感染。其他包括孕妇缺乏叶酸、接触放射线、服用药物（抗肿瘤药、抗癫痫药等）、代谢性疾病（糖尿病、高钙血症等）以及宫内慢性缺氧、妊娠早期酗酒或吸食毒品等。

2. 遗传因素（内在因素） 可由常染色体畸变或多基因突变引起，如 21- 三体综合征、马方综合征等可合并心血管畸形。

（二）分类

临床常根据左心腔、右心腔或大血管之间有无分流和有无青紫，分为三大类。

1. 左向右分流型（潜伏青紫型） 是临床上最常见的类型。在左心、右心之间或主动脉与肺动脉之间有异常通路，由于左心压力高于右心压力，主动脉压力高于肺动脉压力，血液由左向右分流而不出现青紫。当患儿剧烈哭闹、屏气或任何病理情况下致使肺动脉或右心压力增高并超过主动脉或左心压力时，则可出现血液自右向左分流而出现暂时性青紫。常见的有室间隔缺损、房间隔缺损和动脉导管未闭等（图 9-2）。

2. 右向左分流型（青紫型） 为先天性心脏病中最严重、死亡率高的类型。由于畸形的存在，造成右心压力增高超过左心，使血液从右向左分流，或大血管起源异常，使大量静脉血流入体循环，出现持续性青紫。常见的有法洛四联症（图 9-2）和大血管错位等。

3. 无分流型（无青紫型） 心脏左右两侧或动静脉之间不存在异常通道或分流，故不出现青紫。常见的有肺动脉狭窄、主动脉缩窄、右位心等。

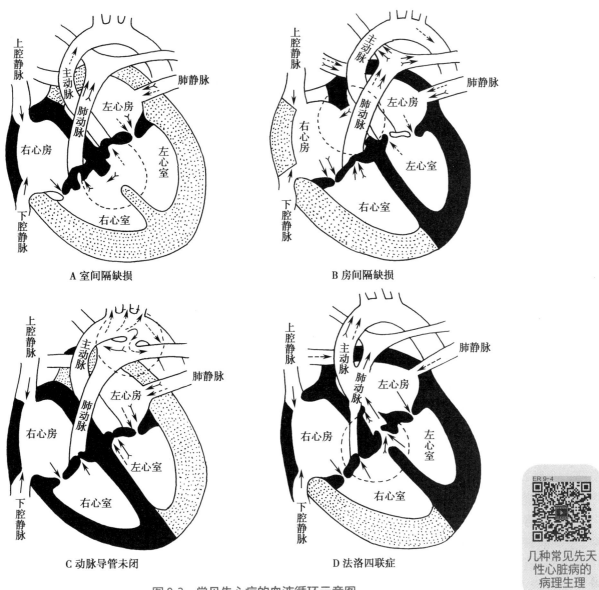

图 9-2　常见先心病的血液循环示意图

【护理评估】

（一）健康史

应详细询问患儿母亲妊娠史，尤其是妊娠早期有无病毒感染、接触放射线、服用药物、吸烟、饮酒及是否患有代谢性疾病；家族中有无先天性心脏病病史；发现患儿心脏病的时间，详细询问有无青紫及出现青紫的时间，小儿生长发育情况，有无喂养困难、声音嘶哑、反复呼吸道感染，是否喜欢蹲踞，有无阵发性呼吸困难或突然昏厥发作等。

（二）身体状况

1. 临床表现

（1）房间隔缺损（atrial septal defect，ASD）：缺损小时可无症状。缺损大时可出现乏力、活动后气急、心悸、生长发育落后，易患呼吸道感染。随着病情进展，大量左向右分流使肺循环血流量明显增加，当超过肺血管的容量限度时，出现容量性肺动脉高压；随肺动脉压力的升高致肺小动脉痉挛，肺小动脉中层和内膜层逐渐增厚、管腔变小最终发展为不可逆的阻力性肺动脉高压。肺动脉压力的增高使右心室压力随之增高，当右心室收缩压超过左心室时，左向右分流逆转为右向左分流，

房间隔缺损杂音

患儿出现持续性发绀，即艾森门格（Eisenmenger）综合征。这一阶段的患儿已失去手术机会。房间隔缺损的患儿体检可见心前区隆起，心尖冲动弥散，心界扩大。胸骨左缘 2~3 肋间闻及Ⅱ~Ⅲ级喷射性收缩期杂音（肺动脉瓣相对狭窄），肺动脉瓣第二音亢进呈固定分裂（肺动脉瓣延迟关闭）。

（2）**室间隔缺损**（ventricular septal defect, VSD）：是先天性心脏病中最常见的类型。患儿临床表现出现的早晚、轻重，取决于缺损的大小及肺循环的阻力。小型缺损常无明显症状，生长发育不受影响。中、大型缺损分流量大者，因体循环血量明显减少，可影响生长发育，患儿出现消瘦、乏力、面色苍白；而肺循环内明显充血，患儿哺乳时气促、发绀、大汗而出现喂养困难，活动后气急、心悸，易患肺部感染。肺动脉扩张可压迫喉返神经，引起声音嘶哑。体检时心前区隆起，心尖冲动弥散，心界扩大。胸骨左缘 3、4 肋间有响亮、粗糙的Ⅲ~Ⅳ级以上全收缩期杂音，杂音最响处可触及收缩期震颤，肺动脉瓣第二音亢进。分流量较大时，肺静脉回流入左心房血量过多，可于心尖部听到舒张期隆隆样杂音。

室间隔缺损杂音

（3）**动脉导管未闭**（patent ductus arteriosus, PDA）：约占先心病发病总数的 9%~12%（不包括早产儿的动脉导管未闭），女性较多见。动脉导管是胎儿期血液循环的重要通道，但出生后持续开放并产生病理、生理改变，即称为动脉导管未闭。分流量小可无症状，分流量大者有体循环供血不足的表现（消瘦、乏力、生长发育落后等），肺循环充血的表现（反复呼吸道感染等），肺动脉扩张压迫喉返神经引起的声音嘶哑等。体检心尖搏动弥散，心界扩大，胸骨左缘第 2 肋间闻及粗糙响亮的连续性机器样杂音，向左锁骨下、颈部和背部传导，常伴有震颤，肺动脉瓣第二音亢进。由于肺动脉分流使舒张压降低，而收缩压多正常，当脉压大于 40mmHg（5.3kPa），可出现周围血管征，如水冲脉、毛细血管搏动和股动脉枪击音等。长期大量分流形成动力性肺动脉高压，随之管壁增厚、硬化导致梗阻性肺动脉高压。当肺动脉压力超过主动脉压时，即产生右向左分流，肺动脉血流逆向分流入主动脉，出现下半身青紫，左上肢轻度青紫，右上肢正常，即为差异性发绀。

动脉导管未闭杂音

（4）**法洛四联症**（tetralogy of Fallot, TOF）：是存活婴儿中最常见的青紫型心脏病。由肺动脉狭窄、室间隔缺损、主动脉骑跨、右心室肥厚 4 种畸形组成，其中以肺动脉狭窄最重要。临床表现有：

1）青紫：出生后青紫逐渐加重为主要表现。其程度和出现时间的早晚与肺动脉狭窄程度有关。青紫常见于毛细血管丰富的部位，如口唇、指（趾）甲、球结膜、耳垂等，患儿在哭闹、情绪激动及活动后，气促及青紫加重。

2）缺氧发作：患儿在吃奶、哭闹或用力排便时可突发呼吸困难、青紫加重，重症可出现晕厥、抽搐，甚至死亡。这是由于狭窄的肺动脉漏斗部突然发生痉挛，引起一时性肺动脉梗阻，使脑缺氧加重所致。

青紫表现

3）蹲踞现象：患儿在行走、活动中常自行下蹲片刻。蹲踞时因下肢屈曲，使静脉回心血量减少，可减轻心脏负荷，同时下肢动脉受压，体循环阻力增加，使右向左分流减少，缺氧的症状得以暂时缓解。

4）杵状指（趾）：由于长期缺氧，致使指（趾）端毛细血管扩张、增生，局部软组织和骨组织也增生肥大，随后指（趾）末端膨大如鼓槌状。

杵状趾

5）体检：患儿体格发育落后，心前区隆起，抬举性心尖冲动，胸骨左缘 2~4 肋间可闻及Ⅱ~Ⅲ级喷射性收缩期杂音，杂音响度取决于肺动脉狭窄程度，严重的狭窄使流经肺动脉的血液减少，杂音则轻而短。部分伴有收缩期震颤。肺动脉瓣第二音减弱或消失。

2. 常见并发症 左向右分流型先天性心脏病易出现反复呼吸系统感染（如肺炎）、心力衰竭、感染性心内膜炎等。法洛四联症由于长期缺氧使红细胞代偿性增多，血液黏稠度增高，易并发脑血栓，若为细菌性血栓，可引起脑脓肿；常见并发症还有亚急性感染性心内膜炎。

（三）实验室及辅助检查

1. 胸部 X 线检查　可反映肺部血量和心脏大小。左向右分流型先心病，如分流量小者可无明显改变。如分流量大者，可见肺野充血、肺动脉段凸出、肺门血管影增粗，搏动增强，可见肺动脉总干及分支随心脏冲动而一明一暗的肺门舞蹈征。室间隔缺损可见左心房、左右心室增大，主动脉影缩小；房间隔缺损可见右心房、右心室增大，主动脉影缩小；动脉导管未闭可见左心室、左心房增大，主动脉弓增宽。法洛四联症可见右心室肥大使心尖圆钝上翘，肺动脉狭窄使心腰凹陷，心影呈靴形，肺门血管影缩小，肺纹理减少，肺野清晰，部分患儿肺野出现网状侧支循环影。

ER 9-11

靴形心

2. 超声心动图　诊断先天性心脏病首选检查方式，可反映心脏解剖结构信息，多普勒彩色血流显像可直接显示分流的方向和大小。

3. 心电图　能反映心房、心室有无肥厚，心脏传导系统有无异常。

4. 心导管检查　可了解心腔及大血管不同部位的血氧含量和压力变化，明确有无分流、分流的部位，是先天性心脏病进一步明确诊断和决定手术前重要的检查方法之一。

ER 9-12

右心导管检查

（四）心理 - 社会状况

评估患儿正常活动、游戏、学习是否受到不同程度的限制和影响而出现抑郁、焦虑、自卑及恐惧等心理。评估家长是否因疾病的检查和治疗比较复杂、风险较大、预后难以预测、医疗费用高而对家庭经济造成压力，出现焦虑和恐惧感等。

（五）治疗要点

（1）**内科治疗**：目的使患儿能安全到达适宜手术的年龄。措施：防止并发症，预防感染，保护心功能。动脉导管未闭的早产儿可在出生后 1 周内使用吲哚美辛（消炎痛）治疗，促使导管平滑肌收缩而关闭导管。

（2）**外科治疗**：手术时间一般选择学龄前期 4~6 岁较适宜。但反复发生呼吸道感染、缺损较大影响生长发育、难以控制的心力衰竭者，包括吲哚美辛无效或禁忌的早产儿，均应及早手术治疗。右向左分流型心脏病出现艾森门格综合征则为手术禁忌证。

（3）**介入治疗**：通过介入性封堵装置关闭缺损，有损伤小、疗效确切、恢复快及并发症少等优点。

知识拓展

先天性心脏病导管介入治疗

心导管的介入治疗已成为除外科手术外治疗先天性心脏病的一种重要手段，一些先天性心脏病患儿可能因此可免予手术治疗或延缓手术治疗时间。

介入心导管术是通过非开胸途径，将特种的导管及装置由外周血管插入，到达所需治疗的心血管腔内，以替代外科手术治疗。这种非手术治疗的优势是无需开胸，避免了体外循环的风险、缩短住院时间及康复时间、没有开胸的手术瘢痕。但与手术治疗相比，发生残余瘘的可能性比手术治疗稍大。

介入治疗的方法包括球囊房间隔造口术及房间隔切开术，球囊肺动脉瓣成形术，球囊主动脉瓣成形术，这些治疗可以使本来狭小的变宽、关闭的结构开放；介入封堵技术可使本来开放的关闭，用封堵装置可治疗房间隔缺损、室间隔缺损、动脉导管未闭和侧支血管。经皮股静脉或股动脉穿刺是最常用的途径。

【常见护理诊断/问题】

1. 活动无耐力 与体循环血量减少或血氧饱和度下降有关。

2. 营养失调：低于机体需要量 与喂养困难及体循环血量减少、组织缺氧有关。

3. 生长发育迟缓 与体循环血量减少或血氧下降影响生长发育有关。

4. 有感染的危险 与肺循环血量增多及心脏畸形易致心内膜损伤有关。

5. 潜在并发症：心力衰竭、感染性内膜炎、脑血栓等。

6. 焦虑 与担心疾病的预后、对检查或手术担忧有关。

【护理目标】

1. 患儿活动量能得到适当控制，满足基本生活所需。

2. 患儿能获得足够的营养，满足生长发育所需。

3. 患儿不发生感染。

4. 患儿不发生并发症，或发生并发症时能被及时发现和适当处理。

5. 家长能获得本病的相关知识及心理支持，减轻或消除焦虑，配合检查和治疗。

【护理措施】

1. 建立合理的生活制度 安排好患儿的作息时间，保证睡眠、休息，根据患儿活动耐力安排适度的活动量。方法：①活动前测量生命体征；②活动后立即测量其生命体征、观察其有无缺氧表现；③休息 3min 后再测量其生命体征，如呼吸、血压恢复到活动前水平，脉率增快不超过 6 次/min，则说明活动耐力适度。若患儿出现面色苍白、皮肤或黏膜发绀、眩晕、胸闷、心悸等症状时，应及时记录及评估其程度，并立即停止活动，卧床休息及抬高床头，及时通知医生。重症患儿需卧床休息，限制活动，减少氧耗，保持患儿舒适，减少不良刺激，护理及诊疗操作集中进行，避免哭闹和烦躁。

2. 供给充足营养 注意营养搭配，供给充足营养，给予高蛋白、高热量、高维生素饮食，保证营养需要，给予适量的蔬菜类粗纤维食品，保证大便通畅。对有水肿或有心力衰竭者，根据其程度，适当限制食盐摄入。对喂养有困难的患儿要耐心喂养，喂奶前可先给予吸氧，取斜抱位间歇喂奶，每次喂奶时间可适当延长，以免呛咳和呼吸困难，必要时滴管喂养或静脉补充营养，哺喂应少量多餐，勿进食过饱。

3. 预防感染 注意体温的变化，按气候变化及时加减衣服，避免受凉引起呼吸系统感染。除严重心力衰竭的患儿，均需按时预防接种；应避免到公共场所、人群集中的地方，以免交叉感染；注意保护性隔离，避免交叉感染；在接受小手术（如拔牙、扁桃体切除术）时，术前、术后均应按医嘱给足量抗生素，预防感染性心内膜炎的发生。

4. 密切观察病情，防止并发症

（1）观察患儿有无面色苍白、烦躁不安、呼吸困难、端坐呼吸、咯粉红色泡沫样痰、肝脏增大、水肿等心力衰竭的表现，一旦发现应立即置患儿于半卧位，给予吸氧，并保持安静，及时报告医生。减少不良刺激，必要时遵医嘱应用镇静药物；严格控制输液速度和量，避免增加心脏负担；尽量避免患儿用力取物或排便；遵医嘱应用强心剂、血管扩张剂及利尿药物。使用洋地黄类药物时，应注意观察、记录疗效及副作用，避免洋地黄中毒。

ER 9-13

膝胸卧位

（2）法洛四联症患儿哭闹、活动、用力排便时易引起缺氧发作，注意减少诱发因素。一旦发生，应立即将患儿置于膝胸卧位，吸氧，并通知医生，同时准备好普萘洛尔（减慢心率，缓解发作）、吗啡（镇静、减轻呼吸急促）等急救药品。保护患儿"蹲踞现象"，蹲踞时不应强行拉起，让其自然蹲踞和起立。

（3）法洛四联症患儿由于血液黏稠度高，可因发热、多汗、吐泻导致体液减少，加重血液浓缩，易形成血栓，尤其是脑血栓，应注意供给充足的水分，必要时静脉输液。密切观察有无偏瘫等脑血栓表现,一旦发现,立即报告医生,配合处理。

5.心理护理 先天性心脏病的治疗需要一个较长的过程,患儿家长可能缺乏这方面的信息支持,护士应关心、爱护患儿,在建立起良好的护患关系基础上,耐心向家长和患儿解释先天性心脏病的相关知识,介绍心脏外科手术的进展及同类型疾病治愈的病例,以消除其焦虑、紧张的情绪,树立信心,配合治疗。

6.健康教育 指导家长学习先天性心脏病的日常护理,建立合理的生活制度;注意营养;预防感染和其他并发症;定期复查,合理用药,维持心功能正常,使患儿能安全到达合适的手术年龄,通过手术根治。

> **知识拓展**
>
> ### 儿童心脏移植
>
> 儿童心脏移植主要针对小儿终末期心脏病又无适当的内外科治疗方法,接受移植的主要以扩张型心肌病和一些无法手术的复杂型先天性心脏病为主。
>
> 心脏供体必须达到脑死亡的标准,分娩窒息、颅内出血、严重畸形死亡的新生儿可作为新生儿和婴幼儿的供体。意外事故死亡者可作为年长儿心脏移植的供体。
>
> 儿童心脏移植术后的抗排异反应治疗与成人一样,主要是应用环孢素A、硫唑嘌呤、肾上腺皮质激素。其副作用主要是影响小儿发育,可造成感染、高血压、肾功能不全等。
>
> 心脏移植术后远期并发症常见的有恶性肿瘤、感染、移植心脏功能衰竭、慢性排异反应、多器官功能衰竭、心性猝死及小儿心脏移植后冠状动脉疾病。
>
> 现有资料提示心脏移植绝大多数的患儿术后能够恢复正常和接近正常的心理状况,能够完成正常的教育、社交和日常生活,基本回归社会。
>
> 但心脏移植并不是人们认为的疾病的治愈,而是另一种需要终身医疗照顾的医疗问题。

【护理评价】
1.患儿活动耐力是否得到改善,能满足基本生活所需。
2.患儿是否获得充足的营养,满足生长发育的需要。
3.患儿住院期间是否发生感染或其他并发症。
4.患儿和家长是否了解相关疾病的知识,消除焦虑,并能积极配合治疗。

第三节 病毒性心肌炎

> **情境导入**
>
> 患儿,天天,7岁。2周前患上呼吸道感染,近3d因乏力、胸闷、气短收住入院。查体:面色苍白,第一心音低钝,有心律不齐。实验室检查心肌酶谱增高。治疗过程中患儿出现烦躁不安、呼吸困难、颈静脉怒张、心率增快、奔马律,双肺布满湿啰音,肝脏肋下3cm。
>
> **工作任务:**
> (1)该患儿最可能的疾病诊断有哪些?
> (2)该患儿应立即采取的体位是什么?
> (3)遵医嘱使用强心药时,应注意哪些事项?

【概述】

病毒性心肌炎（viral myocarditis）是病毒侵犯心肌导致的炎性病变。以心肌细胞的变性和坏死为主要病理改变，病变也可累及心内膜和心包。本病临床表现轻重不一，多数病例属轻症，预后良好，但重症可发生心力衰竭、心源性休克，甚至猝死。近年来，儿童病毒性心肌炎的发病率上升，但重症患儿仍占少数。

很多病毒可引起心肌炎，主要是肠道病毒和呼吸道病毒，最常见是柯萨奇病毒，约占半数以上，其次是埃可病毒，其他还有脊髓灰质炎病毒、腺病毒、流感和副流感病毒、流行性腮腺炎病毒、麻疹病毒、风疹病毒及疱疹病毒等。轮状病毒是婴幼儿秋季腹泻的病原体，也可引起心肌的损害。本病发病机制尚不完全清楚，一般认为与病毒及其毒素早期经血液循环直接侵犯心肌细胞有关，病毒感染后的变态反应和自身免疫也与发病有关。

【护理评估】

（一）健康史

评估患儿有无相关的病因及病史。应详细询问患儿及家长是否有呼吸道或消化道感染史，还应注意询问饮食、睡眠和活动等情况。

（二）身体状况

1. 前驱症状 起病前数日或1~3周多有呼吸道或肠道等前驱病毒感染史，常伴有发热、全身不适、咽痛、肌痛、腹痛、腹泻和皮疹等症状；

2. 心肌炎表现 轻症患儿可无明显症状，仅表现为心电图的异常。一般病例患儿表现为精神萎靡、疲乏无力、食欲缺乏、恶心呕吐、腹痛、气促、心悸和心前区不适或胸痛等表现。重症者则暴发心源性休克、急性心力衰竭，可在数小时或数天死亡。查体可发现心脏有轻度扩大，伴心动过速，第一心音低钝，出现奔马律，伴心包炎时可听到心包摩擦音；可有心律失常，以房性和室性期前收缩最常见；重症患儿可出现血压下降，可发展为心力衰竭或心源性休克。

（三）辅助检查

1. 血常规及血沉 急性期白细胞总数轻度增高，部分病例血沉轻度或中度增快。

2. 心肌损害的血生化指标 病程早期血清肌酸激酶（CK）及其同工酶（CK-MB）、乳酸脱氢酶（LDH）及其同工酶（SLDH）、血清谷草转氨酶（AST）增高，其中血清乳酸脱氢酶同工酶（SLDH）增高对心肌炎早期诊断有提示意义。心肌肌钙蛋白T（cTnT）升高，具有高度特异性。

3. 病毒学诊断 早期可从咽拭子、咽冲洗液、粪便、血液、心包液中分离出病毒，但需结合血清抗体测定才更有意义。

4. 心电图检查 可见严重心律失常，包括各种期前收缩、室上性和室性心动过速、房颤和室颤、房室传导阻滞等。心肌受累明显时可见T波降低、ST-T段改变。但是心电图缺乏特异性，动态观察很重要。

5. 超声心动图检查 可显示心房、心室的扩大，心室收缩功能受损的程度，探查有无心包积液及瓣膜功能的改变。

6. X线检查 心影正常或增大，合并大量心包积液时心影显著增大。心功能不全时两肺呈淤血表现。

7. 心肌活体组织检查 诊断病毒性心肌炎的"金标准"。

（四）心理-社会状况

评估患儿及家长对本病的了解程度，能否配合医院的治疗和护理，是否存在焦虑和恐惧，家庭经济情况如何等。

（五）治疗要点

本病为自限性疾病，目前尚无特效治疗，主要是：①保证患儿充分休息，减轻心脏负担。②改善心肌代谢,促进心肌修复:给予大剂量维生素 C 和能量合剂,清除自由基,改善心肌代谢;辅酶 Q10,保护心肌;1,6-二磷酸果糖可改善心肌能量代谢,促进受损细胞修复。③大剂量丙种球蛋白可通过免疫调节作用减轻心肌细胞损害。④对于急重病如有致死性心律失常、心源性休克、心力衰竭患儿应早期足量使用肾上腺皮质激素。⑤防治并发症:心力衰竭时可根据病情联合应用利尿剂、洋地黄、血管活性药物,由于心肌炎对洋地黄制剂较敏感,一般用饱和剂量的 1/2~2/3;心源性休克时静脉大剂量滴注肾上腺皮质激素或静脉推注大剂量维生素 C 常可取得较好的效果,效果不满意时可应用多巴胺、异丙肾上腺、间羟胺等加强心肌收缩,维持血压和改善微循环。

【常见护理诊断/问题】

1. 活动无耐力 与心肌收缩力下降,组织供氧不足有关。

2. 潜在并发症:心律失常、心力衰竭、心源性休克等。

【护理措施】

1. 休息 卧床休息可改善心功能,减轻心脏负荷。急性期应强调卧床休息,至体温正常后 3~4 周;恢复期避免剧烈的活动,继续限制活动量至少 3 个月,一般总休息时间不少于 6 个月;有心力衰竭及心脏扩大者初期应绝对卧床休息,并延长卧床休息时间,待心衰控制、心脏情况好转后,根据具体情况逐渐增加活动量(以不出现心悸为宜)。

2. 观察病情,防止并发症

(1)密切观察和记录患儿精神状态、面色、心率、心律、呼吸、体温和血压变化。对有明显心律失常者应进行连续心电监护,发现多源性期前收缩、频发室性期前收缩、完全性房室传导阻滞、心动过速、心动过缓应立即通知医生并采取紧急处理措施。

(2)胸闷、气促、心悸时应休息,必要时给予吸氧。烦躁不安者可根据医嘱给予镇静剂。有心力衰竭时置患儿于半卧位,保持其安静,静脉给药应注意滴注的速度不能过快,防止加重心脏负担。使用洋地黄类药物时剂量应偏小,仔细核对剂量,抽吸药物要精确,密切观察药物毒副作用,若出现心率过慢、新的心律失常、恶心呕吐、色觉异常等洋地黄中毒症状,应立即停药,并报告医生。

(3)若患儿出现面色苍白、四肢厥冷、脉搏细速、血压下降等表现,提示心源性休克。应立即配合医生采取紧急措施,使用血管活性药物时,应密切观察心率和血压的变化,要注意控制血管活性药物的滴速,最好使用输液泵,以防血压波动过大。

3. 心理护理 给予患儿良好的休息环境,关心体贴患儿,做到态度亲切、和蔼、耐心,以减轻患儿的分离性焦虑,对年长儿可用通俗语言说明卧床休息对治疗的重要性。根据不同年龄患儿的特点进行有效的沟通,耐心解答问题。关注患儿及家长的心理需求,向家长讲明患儿的病情、治疗方案及预后,减少患儿及家长的焦虑和恐惧,给予家属心理支持。

4. 健康教育

(1)**疾病护理指导**:向患儿及家长介绍本病的治疗过程和预后,减少患儿和家长的焦虑和恐惧心理。强调休息对心肌炎恢复的重要性,使其能严格按心功能状况自觉配合治疗。带药出院的患儿,应让患儿和家长了解药物的名称、剂量、用药方法及副作用,嘱咐出院后应定期门诊随访。

(2)**预防知识宣教**:预防本病重要的措施是加强锻炼、增强体质,按时预防接种,预防呼吸道、消化道等病毒感染。疾病流行期间应尽量避免到公共场所,一旦发病应及时就诊治疗。

(潘 秀)

> **思考题**

1. 患儿,男,7 个月。因反复哭闹后青紫 4 个月,加重伴晕厥 10min 入院。患儿出生后即出现喂养困难,4 个月以来,反复因为哭闹出现青紫,平时稍活动就有气急、气促,今日剧烈哭闹后出现晕厥,遂来院就诊。患儿为剖宫产,出生后混合喂养,体重 6.5kg,身高 67cm。查体:体温 36.4℃,口唇和甲床青紫,有杵状指,心前区稍隆起,2~4 肋可听到收缩期杂音,P_2 减弱。

请思考:

(1) 该患儿的诊断是什么?

(2) 患儿为何出现晕厥?应如何紧急处理?

(3) 该患儿所患疾病常见的并发症有哪些?如何预防?

2. 患儿,3 岁,因"感冒"来医院就诊时,发现有心脏杂音,诊断为"先天性心脏病"收住入院。患儿经常患上呼吸道感染,平时活动后有气促,多汗,哭闹时有口周发绀。查体:身材矮小、消瘦,心前区隆起,胸骨左缘 3~4 肋间闻及响亮粗糙的Ⅱ~Ⅲ级收缩期杂音,杂音最响处可触及收缩期震颤,肺动脉第二音亢进。胸部 X 线检查显示:左心室和右心室增大,肺动脉段突出,肺野充血,肺门舞蹈征。

练习题

请思考:

(1) 该患儿的主要护理诊断是什么。

(2) 请根据列出的护理诊断,制订相应的护理措施。

第十章 | 泌尿系统疾病患儿的护理

ER 10-1 　ER 10-2

教学课件　思维导图

> ## 学习目标
>
> 1. 掌握急性肾小球肾炎、肾病综合征和泌尿道感染的临床表现及护理措施。
> 2. 熟悉急性肾小球肾炎、肾病综合征和泌尿道感染的病因、治疗要点和护理诊断。
> 3. 了解儿童泌尿系统解剖生理特点；急性肾小球肾炎、肾病综合征和泌尿道感染的发病机制、辅助检查。
> 4. 学会按照护理程序对常见泌尿系统疾病患儿实施整体护理。
> 5. 具备良好的人文关怀精神和儿科护士职业素养。

第一节　儿童泌尿系统解剖生理特点

一、解剖特点

1. **肾脏**　儿童年龄越小，肾脏相对越大。婴儿期肾脏位置较低，下极位于髂嵴以下平第4腰椎，2岁以后才达髂嵴以上，故2岁以内健康儿童腹部触诊可扪及肾脏。新生儿肾脏表面呈分叶状，2~4岁时消失。

2. **输尿管**　婴幼儿的输尿管长而弯曲，管壁肌肉和弹力纤维发育不良，容易受压和扭曲而导致梗阻，易发生尿潴留而诱发感染。

3. **膀胱**　婴儿膀胱位置相对较高，尿液充盈时其顶部可在耻骨联合上触及，随着年龄的增长逐渐降至盆腔内。

4. **尿道**　新生女婴的尿道长度仅1cm（性成熟期3~5cm），尿道外口暴露且接近肛门，易受污染引起上行性感染。男婴尿道较长（5~6cm），但常有包茎，积垢时也可引起上行性细菌感染。

二、生理特点

新生儿出生时肾单位的数目已达成人水平，但肾小球滤过率较低，出生后一周时仅为成人的1/4。肾小管的重吸收、排泄、浓缩和稀释功能均不成熟，对水、电解质及酸碱平衡的调节能力较差，易发生脱水、水肿、电解质紊乱及酸中毒等，一般至1~2岁时肾功能接近成人水平。

三、排尿及尿液特点

1. **排尿次数**　93%的新生儿在出生后24h内排尿，99%的新生儿在出生后48h内排尿。出生后前几日因摄入少，每日排尿4~5次；1周后因摄入量增加，代谢旺盛，而膀胱容量小，排尿次数增至每日20~25次；1岁时每日排尿15~16次；学龄前和学龄期每日6~7次，3岁左右能控制排尿。

2. **尿量**　儿童尿量个体差异较大。正常儿童排尿量为：新生儿出生后48h正常尿量为1~3ml/（kg·h），婴儿400~500ml/d，幼儿500~600ml/d，学龄前儿童600~800ml/d，学龄儿童800~1 400ml/d。

当新生儿尿量 < 1.0ml/（kg·h），婴幼儿尿量 < 200ml/d，学龄前儿童 < 300ml/d，学龄儿童 < 400ml/d 时即为少尿；当新生儿尿量 < 0.5ml/（kg·h），其他儿童尿量 < 50ml/d 为无尿。

3. 排尿控制 一般至 3 岁左右儿童已经能够控制排尿，在 1.5~3 岁，儿童主要通过控制尿道外括约肌和会阴肌控制排尿；若 3 岁后仍保留这种排尿机制，不能控制膀胱逼尿肌收缩，被称为不稳定膀胱。

4. 儿童尿液特点

（1）**尿色和酸碱度**：正常儿童尿液淡黄色透明，pH 为 5~7。出生后前几日尿色较深，稍浑浊，放置后有红褐色沉淀，为尿酸盐结晶所致。正常婴幼儿尿液在寒冷季节放置后可出现白色浑浊，此为盐类结晶析出所致，加热后溶解。

（2）**尿渗透压和尿比重**：新生儿尿比重为 1.006~1.008，尿渗透压平均为 240mmol/L，1 岁后接近成人水平。儿童尿比重通常为 1.011~1.025，尿渗透压 500~800mmol/L。

（3）**尿蛋白**：正常儿童尿中仅含微量蛋白，通常 ≤100mg/（m²·24h），定性试验阴性。

（4）**细胞和管型**：正常清洁新鲜尿液离心后沉渣镜检：红细胞 < 3 个 /HP，白细胞 < 5 个 /HP，偶见透明管型。12h 尿细胞计数（Addis count）：红细胞 < 50 万个，白细胞 < 100 万个，管型 < 5 000 个。

知识拓展

世界肾脏日

鉴于当前全球慢性肾脏病发病率不断上升，而公众对该病的防治知识普遍缺乏，经国际肾脏病学会与国际肾脏基金联盟联合提议，决定从 2006 年起将每年 3 月份的第二个星期四确定为世界肾脏日，目的在于提高人们对慢性肾脏病以及相关的心血管疾病和死亡率的认识，并重视对慢性肾脏病的早期检测和预防在全球的迫切需求。国际肾脏病学会和国际肾脏基金联合会呼吁，每个人都应关爱自己"神奇"的肾脏，及早发现肾脏损害并接受必要治疗，以免引发严重病症。世界肾脏日的焦点是让全科医生和肾脏健康的专业护理人员更加清醒地认识到肾脏作用。作为相关慢性病（如糖尿病和心血管病）的危险性标志，早期检测任何形式的肾脏损害是需要急切解决的问题。

第二节 急性肾小球肾炎

情境导入

患儿，男，5 岁。因"水肿、少尿 3d，加重伴血尿 1d"入院。患儿 2 周前患上呼吸道感染，未予以特殊治疗自行缓解。体格检查：T 38.5℃，P 100 次 /min，R 28 次 /min，BP 140/90mmHg，精神稍差，眼睑、颜面部及双下肢水肿，呈非凹陷性，心肺及腹部检查未见异常。实验室检查：尿液检查可见尿蛋白（+），镜下见大量红细胞；尿液 WBC 3~5 个 /HP，RBC 和 Hb 轻度下降，抗链球菌溶血素 O 试验（ASO test）500U、补体 C3 减少；胸部 X 线检查未见异常。初步诊断为急性肾小球肾炎。

工作任务：

1. 对该患儿如何进行评估？

2. 对该患儿如何进行正确的健康指导？

【概述】

急性肾小球肾炎（acute glomerulonephritis，AGN）简称急性肾炎，是一组由不同病因引起的感染后免疫反应所致的急性弥漫性肾小球炎性病变。临床表现为急性起病，多有前驱感染，以血尿为主，伴不同程度的蛋白尿，可有水肿、少尿、高血压，严重病例可发生严重循环充血、高血压脑病和急性肾衰竭。其多见于5~14岁儿童，2岁以下少见，男女比例为2:1。

【病因与发病机制】

急性肾炎大多数是由乙型溶血性链球菌感染引起（图10-1），此外，其他细菌（如草绿色链球菌、肺炎球菌、金黄色葡萄球菌）、病毒、支原体感染也可导致，故可分为急性链球菌感染后肾炎和非链球菌感染后肾炎。

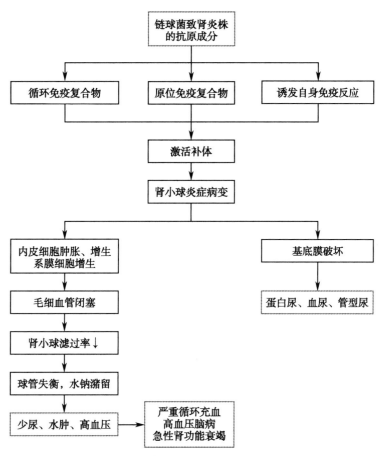

图10-1 急性肾小球肾炎发病机制

【护理评估】

1. **健康史** 主要评估患儿有无相关的病因及病史。应询问患儿发病前1~4周有无上呼吸道或皮肤感染等病史，有无水肿、血尿、高血压等表现；了解水肿开始时间和发生部位，24h尿量和尿的颜色，以及目前治疗情况。

2. **身体状况**

（1）前驱感染：发病前1~4周患儿常有前驱感染史，以上呼吸道感染最多见，其次为皮肤感染。

（2）典型表现：急性期常有全身不适、乏力、食欲缺乏、发热、头痛、恶心、呕吐等全身症状。主要表现为：

1）水肿：为最常见和最早出现的症状，70%的患儿有水肿，多为眼睑及颜面部水肿，重者2~3d遍及全身，呈非凹陷性。

急性肾小球肾炎眼睑水肿

2）少尿：水肿同时可伴有尿量减少，严重者可出现少尿，甚至无尿。

3）血尿：起病时几乎都有血尿，其中肉眼血尿 30%~50%，颜色因尿液的酸碱性不同而异，酸性尿时呈浓茶色或烟蒂水样；中性或弱碱性时呈鲜红色或洗肉水样，肉眼血尿多在 1~2 周后转为镜下血尿，镜下血尿可持续数周或数月，运动后或并发感染时血尿可暂时加剧。

4）高血压：30%~80% 的患儿有高血压，多为轻度或中度增高，一般随尿量增多而降至正常。

3. 并发症 少数患儿在起病 2 周内可出现下列严重表现：

（1）严重循环充血：多发生在起病 1 周内，由于水钠潴留，血浆容量增加而出现循环充血。轻者仅有呼吸急促和肺部湿啰音，严重者表现为呼吸困难、端坐呼吸、频咳、咳粉红色泡沫痰、两肺满布湿啰音、心脏扩大、心率增快甚至奔马律、肝大而硬。极少数危重患儿可因急性肺水肿而死亡。

（2）高血压脑病：常发生在疾病早期，血压可达 150~160mmHg/100~110mmHg 以上，临床表现为剧烈头痛、呕吐、一过性失明，严重者突发惊厥、昏迷。其主要由于脑血管痉挛导致缺血、缺氧、血管通透性增高而发生脑水肿，也有人认为是脑血管扩张所致。若能及时控制血压，高血压脑病的症状可迅速消失。

（3）急性肾衰竭：疾病初期出现持续少尿或无尿症状，引起暂时性的氮质血症、电解质紊乱和代谢性酸中毒，一般持续 3~5d，随尿量增多而缓解。

4. 辅助检查

（1）尿液检查：尿蛋白（+）~（+++）之间，镜下除见大量红细胞外，可见透明、颗粒或红细胞管型。

急性肾小球
肾炎肉眼
血尿标本

（2）血液检查

1）血常规：轻度贫血，血沉增快。

2）血清抗链球菌溶血素"O"（ASO）增高：提示近期有链球菌感染。

3）血清补体测定：血清补体 C3 在病程早期显著下降，多在 6~8 周恢复正常。

4）肾功能检查：少尿期有血尿素氮、肌酐的升高。

5. 心理-社会状况 由于患儿需要休息、调控饮食，必要时需要休学等，改变了原有的生活模式，患儿会产生紧张、忧虑、恐惧等情绪反应。家长因缺乏疾病的相关知识，担心患儿的预后而产生焦虑、沮丧等心理、渴望寻求治疗方法，愿意接受健康指导并与医务人员合作。

6. 诊断要点 根据前期链球菌感染史，急性起病，具备血尿、蛋白尿、水肿、高血压等特点，急性期血清抗链球菌溶血素"O"（ASO）升高，补体 C3 浓度降低等即可做出诊断。

7. 治疗要点 本病为自限性疾病，无特异疗法，重点要做好休息和饮食管理，给予对症治疗。

（1）对症治疗

1）利尿：有明显水肿、少尿、高血压及全身循环充血者，应用利尿剂，一般选用氢氯噻嗪口服，每日 1~2mg/kg，分 2~3 次口服，无效时可用呋塞米注射。

2）降压：经休息、利尿及限制水和钠摄入而血压仍高者，当舒张压高于90mmHg应给予降压药，可选用硝苯地平、卡托普利。

3）控制链球菌感染和清除病灶：青霉素肌内注射10~14d，彻底清除感染灶。

（2）**严重病例的治疗**

1）严重循环充血：严格控制水钠入量，可用呋塞米、硝普钠等，必要时行腹膜透析或血液透析治疗。

2）高血压脑病：首选硝普钠，辅以利尿、镇静等。

3）急性肾衰竭：维持水电解质平衡，及时处理水过多、高钾血症和低钠血症等危及生命的水、电解质紊乱，必要时采用透析治疗。

【**常见护理诊断/问题**】

1.**体液过多**　与肾小球滤过率下降，水、钠潴留有关。

2.**活动无耐力**　与水肿、血压升高有关。

3.**潜在并发症**：严重循环充血、高血压脑病、急性肾衰竭。

4.**知识缺乏**：患儿及家长缺乏本病的护理知识。

【**护理目标**】

1.患儿尿量增加，水肿消退。

2.患儿肉眼血尿消失，血压维持在正常范围。

3.患儿无严重循环充血、高血压脑病及急性肾衰竭发生或发生时能得到及时发现与处理。

4.患儿及家长能了解限制活动的意义及饮食调控的方法，配合治疗及护理。

【**护理措施**】

1.**休息、控制水盐摄入**

（1）**休息**：可以减轻心脏负担，改善肾血流量，预防并发症的发生。强调发病2周内应绝对卧床休息，直至水肿消退、血压正常、肉眼血尿消失方可下床轻微活动；血沉正常可上学，但需避免体育活动；12h尿细胞计数正常后恢复正常活动。

（2）**饮食管理**：给予高糖、高维生素、适量蛋白质、适量脂肪的低盐饮食。水肿、高血压时应限制盐和水的摄入，食盐以60mg/（kg·d）为宜，水分以不显性失水加尿量计算；有氮质血症时应限制蛋白质的摄入，控制在0.5g/（kg·d），并给予优质动物蛋白；尿量增加、水肿消退、血压正常即可恢复正常饮食，以保证儿童生长发育需要。

2.**用药护理**　遵医嘱给予利尿剂和降压药，观察药物的疗效和不良反应。应用利尿剂前后，观察患儿体重、尿量、水肿的变化并做好记录，注意观察有无电解质紊乱的发生。当应用硝普钠时，应新鲜配制，放置4h后不能再用，整个输液系统须用黑纸或铝箔遮盖避光；准确控制滴速，每分钟不宜超过8μg/kg，并严密观察血压和心率。

3.**观察病情变化**

（1）**观察水肿**：注意水肿程度及部位，每日或隔日测体重一次。

（2）**观察尿量及尿色**：每日准确记录出入量，每周送尿常规检查2次。患儿尿量增加，肉眼血尿消失提示病情好转。若持续少尿，甚至无尿，提示可能发生急性肾衰竭，除限制水和钠的摄入外，还应限制蛋白质和钾的摄入，以免发生氮质血症及高钾血症，并做好透析前护理。

（3）**观察并发症的发生**：严密观察生命体征变化，若突然出现血压升高，剧烈头痛、呕吐、一过性失明、眼花等，提示高血压脑病发生，立即配合医生救治，遵医嘱给予降压、镇静和脱水剂；若发现呼吸困难、端坐呼吸、颈静脉怒张、心率增快的表现，提示严重循环充血的发生，应立即使患儿取半卧位、吸氧，并遵医嘱给药；观察有无恶心、呕吐、乏力、嗜睡、惊厥、昏迷等氮质血症的表现；注意有无四肢软弱无力、心音低钝、腹胀、肠鸣音减弱、呼吸困难、膝腱反射减弱等低血钾表现。密切监测尿量,如发生急性肾衰竭表现,配合医生治疗。

4.心理护理 病室的布置要符合儿童心理特点,根据年龄提供患儿所喜爱的床上娱乐活动,调整情绪。多接近患儿及家长,用能理解的语言讲解有关疾病的知识和预后,倾听其心声,做好解释、安慰工作,使患儿树立战胜疾病的信心,消除焦虑和沮丧情绪,积极配合治疗和护理,促进患儿早日康复。

5.健康指导 向患儿和家长介绍本病为自限性疾病,无特异疗法,主要是休息及对症治疗,预后良好,95% 能完全恢复;强调限制患儿活动是控制病情进展的重要措施,尤其前 2 周最为关键;锻炼身体,增强体质,避免或减少呼吸道感染,彻底清除感染灶是预防本病的关键。一旦发生上呼吸道或皮肤感染,应尽早应用抗生素彻底治疗。

【护理评价】

1. 评价患儿尿量是否增加,水肿是否逐渐消退,肉眼血尿是否消失,血压是否维持在正常范围;有无出现并发症或出现时是否得到及时处理。

2. 评价患儿及家长是否掌握休息和饮食的调控方法;是否积极配合治疗及护理,并学会自我护理。

第三节　肾病综合征

情境导入

患儿,男,4 岁。因"全身水肿 1 周,少尿 3d"入院。患儿 1 周前无明显诱因出现眼睑水肿,而后迅速发展为全身水肿,3d 前出现尿量减少。体格检查:T 36.5℃,P 90 次/min,R 24 次/min,BP 90/60mmHg,精神稍差,眼睑、颜面部及双下肢呈凹陷性水肿,双肺未闻及啰音,心律齐,未闻及杂音,腹部移动性浊音(+)。实验室检查:尿蛋白(+++),胆固醇 8.5mmol/L。初步诊断为"肾病综合征"。

工作任务:

1. 对该患儿如何进行评估?

2. 对该患儿如何进行正确的健康指导?

【概述】

肾病综合征(nephrotic syndrome,NS)简称肾病,是一组由多种原因引起的肾小球基底膜通透性增加,导致血浆内大量蛋白质从尿中丢失的临床综合征。临床具有四大特点:大量蛋白尿、低蛋白血症、高胆固醇血症、不同程度的水肿,其中前两项为必备条件。在儿童肾脏疾病中其发病率仅次于急性肾炎,多见于学龄前期儿童,男多于女,3~5 岁为发病高峰。

(一)分类

肾病综合征按病因可分为原发性、继发性和先天性三大类。原发性肾病按其临床表现又分为单纯性肾病和肾炎性肾病两种类型,其中以单纯性肾病多见;继发性肾病是指在诊断明确的原发病基础上出现肾病表现;先天性肾病在我国较少见,多于新生儿或出生后 6 个月内起病。儿童时期的肾病 90% 为原发性,故本节主要介绍原发性肾病综合征。

(二)病因和发病机制

病因尚不十分清楚。单纯性肾病的发病可能与细胞免疫功能紊乱有关。肾炎性肾病患者的肾脏病变中常可发现免疫球蛋白和补体成分沉积,提示与免疫损伤有关。近年来研究发现该病还具有遗传倾向。

（三）病理生理

1. 大量蛋白尿　基本病变是肾小球通透性增加，导致蛋白尿，而低蛋白血症、水肿和高胆固醇血症是继发的病理生理变化。

2. 低蛋白血症　主要原因：①大量血浆蛋白从尿中丢失；②从肾小球滤出的清蛋白被肾小管重吸收后分解。

3. 不同程度的水肿　水肿的发生是由于：①低蛋白血症使血浆胶体渗透压下降，当血浆清蛋白低于 25g/L 时，液体在间质区潴留，表现全身可凹陷性水肿，当低于 15g/L 时，则有腹水或胸腔积液形成；②血浆胶体渗透压下降，血容量减少，刺激容量和压力感受器，促使抗利尿激素和肾素 - 血管紧张素 - 醛固酮系统激活，心钠素减少，远端肾小管对水和钠的重吸收增多，导致水钠潴留；③低血容量使交感神经兴奋性增高，近端肾小管对钠的重吸收增加。

4. 高胆固醇血症　低蛋白血症促进肝脏合成脂蛋白增加，其中大分子脂蛋白难以从肾小球基底膜滤过，导致血浆总胆固醇、甘油三酯、低密度脂蛋白和极低密度脂蛋白均增高。持续高脂血症可促使肾小球硬化和间质纤维化。

【护理评估】

1. 健康史　评估患儿有无相关的病因及病史：询问患儿起病的急缓、是首次发作还是复发；此次发病的时间、水肿的程度和部位；目前治疗情况和治疗效果；患儿排尿次数、尿量及尿色；还要了解发病前有无感染或劳累。

2. 身体状况

(1)**单纯性肾病**：发病年龄多为 2~7 岁，男女之比为（2~4）:1。起病隐匿，水肿是最突出的表现，呈凹陷性，开始于眼睑、面部，逐渐遍及全身，甚至出现胸腔积液、腹水和阴囊水肿。水肿严重时常伴尿量减少，一般无血尿及高血压。

ER 10-5

肾病综合征
表现

(2)**肾炎性肾病**：发病年龄多在学龄期。水肿一般不严重，多伴有血尿、不同程度的高血压、血清补体下降和不同程度氮质血症。

3. 并发症

(1)**感染**：是最常见的并发症。常见的为呼吸道、皮肤、泌尿道感染和原发性腹膜炎等，尤以上呼吸道感染最多见，占 50% 以上。结核分枝杆菌感染亦应引起重视。

(2)**电解质紊乱和低血容量**：常见的电解质紊乱有低钠血症、低钾血症和低钙血症。另外由于显著水肿而常有血容量不足，尤其在低钠血症时易出现低血容量性休克。

(3)**高凝状态和血栓形成**：肝脏合成蛋白质增多，包括凝血因子合成增加，加之尿中丢失抗凝血酶Ⅲ、高脂血症时血液黏稠等因素，肾病患儿血液处于高凝状态，易发生血栓。以肾静脉血栓常见，表现为突发腰痛、血尿、少尿，严重者可发生急性肾衰竭。其还可发生下肢深静脉血栓、肺栓塞、脑栓塞等。

(4)**急性肾衰竭**：多数为低血容量所致的肾前性肾衰竭。

(5)**生长延迟**：见于频繁复发和长期接受肾上腺皮质激素治疗的患儿。

ER 10-6

蛋白尿标本

4. 辅助检查

(1)**尿液检查**：了解蛋白尿的程度。单纯性肾病患儿，尿蛋白定性多为（+++）~（++++），24h 尿蛋白定量 ≥50mg/（kg·d）。肾炎性肾病患儿除尿蛋白外，尿中红细胞增多。

(2)**血液检查**：血浆总蛋白及清蛋白明显降低，血浆清蛋白 <25g/L，白、球比例（A/G）倒置；血沉增快；血清胆固醇 >5.7mmol/L；肾炎性肾病有补体 C3 降低和不同程度的氮质血症。

5. 心理 - 社会状况　本病病程较长，容易复发，单纯性肾病预后良好，肾炎性肾病预后较差，患儿和家长精神压力大；患儿因长期使用糖皮质激素而出现满月脸、向心性肥胖等形体改变，易产生自卑心理;患儿住院时间较长,影响学习,家庭经济压力亦较大,患儿及家长可产生抑郁、焦虑等心理,渴望获得相关知识,愿意与医护人员配合。

6. 诊断要点 根据大量蛋白尿、低蛋白血症、高胆固醇血症、不同程度的水肿较容易做出肾病综合征的诊断,同时根据有无血尿、高血压、氮质血症和低补体血症即可确定单纯性肾病和肾炎性肾病。

7. 治疗要点

(1)**糖皮质激素**:是治疗肾病综合征的首选药物。

1)短程疗法:泼尼松 2mg/(kg·d),最大剂量不超过 60mg/d,分次口服,共 4 周,以后 5~8 周改为泼尼松 1.5mg/kg,隔日清晨顿服,共 4 周。全疗程共 8 周,然后骤然停药。此疗法易复发,较少用。

2)中、长程疗法:适用于初治的病例,泼尼松 2mg/(kg·d),最大剂量不超过 60mg/d,分次口服或晨起顿服,尿蛋白转阴后巩固 2 周(一般足量不少于 4 周,最长不超过 8 周),以后进入巩固维持阶段,改为 2mg/kg,隔日晨顿服,持续 4 周。如尿蛋白持续转阴,以后每 2~4 周减少 2.5~5mg,直至停药,6 个月为中程疗法,9 个月为长程疗法。

> **知识拓展**
>
> ### 激素治疗的副作用
>
> 长期超生理剂量使用糖皮质激素可见以下副作用:①代谢紊乱:可出现明显的库欣综合征面容、肌肉萎缩无力、伤口愈合不良、蛋白质营养不良、高血糖、尿糖高、水钠潴留、高血压、尿中失钾、高尿钙和骨质疏松;②消化性溃疡和精神欣快感、兴奋、失眠,甚至呈精神病、癫痫发作等,还可发生白内障、无菌性股骨头坏死、高凝状态、生长停滞等;③易发生感染或诱发结核灶活动;④急性肾上腺皮质功能不全、阶段综合征。

(2)**免疫抑制剂治疗**:适用于对激素部分敏感、耐药、依赖和复发的病例,或对激素副作用不耐受的患儿。常用药物为环磷酰胺(CTX),其他免疫抑制剂有环孢素 A、苯丁酸氮芥、雷公藤多苷等。

(3)**其他治疗**:必要时给予利尿、抗凝、免疫调节以及中药等治疗。

【**常见护理诊断/问题**】

1. **体液过多** 与低蛋白血症导致的水、钠潴留有关。

2. **营养失调:低于机体需要量** 与大量蛋白从尿中丢失有关。

3. **有感染的危险** 与免疫功能低下有关。

4. **潜在并发症**:电解质紊乱、血栓形成及药物的副作用等。

5. **焦虑** 与病情反复、病程长及相关知识缺乏有关。

【**护理措施**】

1. **休息** 一般不需卧床休息,严重水肿和高血压时应卧床休息,以减轻心肾负担,但应经常变换体位,病情缓解后可逐渐增加活动量,但不要过度劳累,以免病情复发。

2. **饮食管理**

(1)**饮食**:一般患儿不需要特别限制饮食,应注意减轻胃肠道负担,给予易消化的饮食,如优质蛋白、少量脂肪、足量糖类及高维生素饮食。

(2)**蛋白质**:大量蛋白尿期间蛋白摄入量不宜过多,为 1.5~2g/(kg·d),以高生物效价的动物蛋白为宜,如奶类、蛋、禽类以及牛肉等。

(3)**水和盐**:重度水肿、高血压时限制水和钠的入量,给予无盐或低盐饮食(氯化钠 1~2g/d),病情缓解后不必继续限制盐。

（4）**维生素及微量元素**：当患儿应用糖皮质激素治疗过程中，每日应给予维生素D及适量钙剂。

3. 预防感染

（1）**保护性隔离**：肾病患儿与感染性疾病患儿分室居住，病室每日进行紫外线消毒，减少探视人数，避免患儿到人多的公共场所，还要避免受凉。

（2）**加强皮肤护理**：保持皮肤清洁、干燥，及时更换内衣；保持床单清洁、干燥、平整、无渣屑，被褥松软，衣服宽松；当臀部和四肢水肿严重时，受压处可垫棉圈或用气垫床，每1~2h协助患儿翻身1次，避免拖、拉、拽等动作；阴囊水肿时可用棉垫或丁字吊带将阴囊托起，局部保持干燥。严重水肿者尽量避免肌内注射。

（3）**做好会阴部清洁**：每日用3%硼酸坐浴1~2次，预防尿路感染。

（4）**监测体温、血常规**：有感染征状及时报告医生。

4. 观察病情 密切监测病情变化，观察药物疗效及副作用。

（1）激素治疗期间，注意每日血压、尿量、尿蛋白的变化；严格按医嘱发药，保证患儿服药；密切观察是否出现高血压、消化道溃疡、库欣综合征等副作用。

（2）当应用利尿剂时，密切观察尿量，监测血钾、血钠的变化，以防发生电解质紊乱。尿量过多应及时与医生联系，警惕低血容量性休克或血栓形成。

（3）免疫抑制剂常见的副作用有白细胞减少、脱发、胃肠道反应、肝功能损害及出血性膀胱炎等，用药期间注意多饮水和监测血常规变化。

5. 心理护理 护士要关心爱护患儿，与患儿及家长多沟通，鼓励他们倾诉内心的感受。对担心自身形象改变而引起焦虑者，应告诉向心性肥胖是暂时性的，会随着药量的减少而恢复，切记不要以患儿的形象改变开玩笑，以消除心理负担。适当安排游戏等活动，增加生活乐趣，增强患儿和家长的信心，使其积极配合治疗。

6. 健康指导 向患儿及家长讲解疾病的相关知识，患儿必须按计划服药，出院后定期来医院随访、复查，不可骤然停药，以免复发；感染是本病最常见的并发症和复发诱因，使患儿和家长知道预防感染的重要性，并能采取有效措施避免感染，不去人群密集的地方；患儿不能剧烈活动，避免奔跑、打闹等，以防摔伤或骨折；教会家长及较大儿童学会用试纸监测尿蛋白的变化；预防接种需在病情完全缓解且停用糖皮质激素6个月后进行。

第四节　泌尿道感染

【概述】

泌尿道感染（urinary tract infection，UTI）是指病原体直接侵入尿路，在尿液中生长繁殖，并侵犯尿道黏膜或组织而引起的损伤。按病变部位不同分为肾盂肾炎、膀胱炎、尿道炎。肾盂肾炎又称为上尿路感染，膀胱炎、尿道炎合称为下尿路感染。由于儿童时期感染很少局限于某一部位，且临床上又难以准确定位，故常统称为泌尿道感染。UTI是儿童泌尿系统常见的疾病之一，发病率女孩高于男孩。

（一）病因

多数细菌可引起泌尿道感染，但大多数为革兰氏阴性杆菌，如大肠埃希菌、副大肠埃希菌、变形杆菌、克雷伯杆菌、铜绿假单胞菌等，少数为肠球菌和葡萄球菌。其中大肠埃希菌是泌尿系感染中最常见的致病菌，占60%~80%。

（二）感染途径

1. 上行性感染 是最主要途径，以大肠埃希菌最多见。致病细菌由尿道口至膀胱，经输尿管上行至肾脏而发生感染。

2. 血源性感染 通常为全身性感染的一部分，主要见于小婴儿，致病菌主要是金黄色葡萄球菌。

3. 淋巴感染和直接蔓延　结肠内和盆腔的细菌感染可通过淋巴管感染肾脏,肾脏邻近组织的感染也可直接蔓延引起泌尿道感染。

【护理评估】

1. 健康史　主要评估患儿有无相关的病因及病史。应询问患儿排尿情况及尿色,有无发热、排尿哭闹、遗尿等表现;有无尿道口污染、尿布更换不及时、留置导尿等诱因;感染是初发还是再发,患儿有无泌尿系统畸形。

2. 身体状况

(1)**急性泌尿道感染**:因年龄组不同而症状有较大差异。

1)新生儿:症状极不典型,多以全身症状为主,症状轻重不一,可以出现败血症、黄疸,可有发热、体温不升、体重不增、拒乳、腹泻、嗜睡和惊厥等。

2)婴幼儿:症状也不典型,以发热为最突出,拒食、呕吐、腹泻等全身症状也较明显。细心观察可发现,部分患儿有排尿哭闹,尿有臭味和顽固的尿布疹。

3)年长儿:与成人相似,以发热、寒战、腹痛等全身表现为突出,常伴有腰痛、肾区叩击痛等。同时,尿路刺激症状明显,患儿可出现尿频、尿急、尿痛、尿液浑浊,偶见肉眼血尿。

(2)**慢性泌尿道感染**:是指病程迁延或反复发作,多在 6 个月以上;伴有贫血、消瘦、高血压和肾功能不全者。

3. 辅助检查

(1)**尿常规**:清晨首次中段尿离心沉渣镜检白细胞≥5 个/HP,即可怀疑泌尿道感染,也可见红细胞。

(2)**尿培养细菌学检查**:尿培养和菌落计数是确诊泌尿道感染的主要依据。中段尿培养菌落计数 >10^5/ml 可确诊,10^4~10^5/ml 为可疑感染,<10^4/ml 或多种杂菌生长,则尿液污染的可能性大。通过耻骨上膀胱穿刺获取尿培养标本,只要有细菌生长即有诊断价值。如临床高度怀疑泌尿系感染而尿普通细菌培养阴性者,应作 L 型细菌和厌氧菌培养。

知识拓展

耻骨上膀胱穿刺术

适应证:急性尿潴留导尿未成功者;需膀胱造口引流者;取膀胱尿液做检验及细菌培养;小儿、年老体弱不宜导尿者。

方法及内容:①穿刺前,膀胱内须有一定量尿液;②下腹部皮肤消毒,在耻骨联合上缘一横指正中部行局麻;③选好穿刺点,以穿刺针向后下方倾斜刺入膀胱腔内,拔出针芯,即有尿液溢出,将尿液抽尽并送检;④过分膨胀的膀胱,抽吸宜缓慢,以免内压减低过速而出血,或诱发休克;⑤如用套管针穿刺做耻骨上膀胱造口者,在穿刺点行局麻后先做一皮肤小切口,将套管针刺入膀胱,拔出针芯,再将导管经套管送入膀胱,观察引流通畅后,拔出套管,妥善固定引流导管;⑥对曾经做过膀胱手术的患者需特别慎重,以防穿入腹腔伤及肠管。

---

(3)**尿液直接涂片找菌**:油镜下每个视野都能找到 1 个细菌,表明尿内细菌数 >10^5/ml,有诊断意义。

(4)**影像学检查**:以腹部平片及静脉肾盂造影最常用,确诊有无泌尿系畸形和膀胱输尿管反流。

4. 心理-社会状况　评估患儿及家长对该病的护理知识的了解程度,以及家长有无焦虑、抱怨等心理状况。

5. 治疗要点

(1)**抗菌治疗**:根据尿培养和药敏试验结果选用抗生素,选择抗菌谱广且对肾脏毒性较小的强效杀菌药。下尿路感染可选用阿莫西林/克拉维酸钾,连服7~10d;上尿路感染多选用广谱抗生素或两种抗菌药物联合用药,如氨苄西林、头孢噻肟钠、头孢曲松钠等,疗程为10~14d。

(2)积极矫治尿路畸形。

【常见护理诊断/问题】

1. **体温过高**　与细菌感染有关。

2. **排尿异常**　与膀胱、尿道炎症有关。

3. **知识缺乏**:患儿及家长缺乏泌尿道感染的护理及预防知识。

【护理措施】

1. **维持体温正常**

(1)**休息**:急性期需卧床休息,轻者适当活动。

(2)**饮食**:发热患儿宜给予流质或半流质饮食。给予清淡易消化、高热量、丰富蛋白质和维生素的饮食,以增强机体抵抗力。

(3)**降温**:监测体温变化,高热时给予物理降温或药物降温。

2. **减轻排尿异常,促进患儿舒适**

(1)**多饮水**:鼓励患儿多饮水以促进排尿,通过增加尿量起到冲洗尿道的作用,减少细菌在尿道的停留时间,并促进细菌毒素和炎症分泌物的排出。

(2)**保持会阴部清洁**:勤换尿布,尿布用开水烫洗或煮沸消毒。

(3)**提供排尿环境**:患儿有尿频、尿急,提供合适的排尿环境,便器要放在易取的位置。

(4)**用药护理**:服用磺胺类药物后宜多饮水,尿路刺激症状明显者,可用阿托品和山莨菪碱等缓解症状。

3. **健康指导**

(1)**解释护理要点和预防知识**:向患儿和家长解释本病的护理要点和预防知识,如婴儿应勤换尿布,幼儿尽量不穿开裆裤;女孩臀部清洗和擦拭均由前向后,单独使用洁具。

(2)**定期复查**:尿路感染有复发和慢性的可能,须定期复查。一般急性感染疗程结束后每月复查1次,做中段尿培养连续3个月,如无复发方可视为治愈,反复发作者每3~6个月复查一次,共2年或更长时间。

(焦　健)

思考题

1. 患儿,男,5岁。眼睑、颜面部及全身水肿,少尿3d,伴乏力、食欲缺乏、头痛、恶心,尿呈鲜红色。2周前曾患上呼吸道感染,用青霉素治疗好转。尿液检查:可见红细胞,尿蛋白定性(++)。

请思考:

(1)该患儿患何种疾病?

(2)如何指导患儿合理休息及饮食管理?

2. 患儿,男,4岁。眼睑、颜面部水肿3d,以肾病综合征入院。查体:双下肢呈凹陷性水肿、阴囊水肿。尿液检查:尿蛋白定性(++++)。血液检查:血浆白蛋白23g/L。

请思考:

(1)患儿首选何种药物治疗?

(2)用药过程有哪些注意事项?

ER 10-7

练习题

第十一章 | 血液系统疾病患儿的护理

教学课件

思维导图

学习目标

1. 掌握营养性缺铁性贫血和营养性巨幼细胞贫血的临床表现、护理诊断及护理措施。
2. 熟悉儿童贫血的分度和分类；营养性贫血的病因、治疗特点、护理目标及护理评价；特发性血小板减少性紫癜、血友病的临床表现、护理诊断及护理措施。
3. 了解儿童造血特点和血液特点；出血性疾病的病因、辅助检查和治疗要点。
4. 学会运用护理程序，对营养性贫血患儿进行整体护理。
5. 具备关心、爱护患儿的情怀以及与患儿及其家长有效沟通的能力。

第一节　儿童造血和血液特点

一、造血特点

1.**胚胎期造血**　胚胎期造血分为三个阶段：中胚叶造血期、肝脾造血期、骨髓造血期。胚胎期造血开始于卵黄囊，然后在肝、脾，最后在骨髓（图 11-1）。

（1）**中胚叶造血期**：于胚胎第 2~3 周，卵黄囊上的血岛开始产生原始血细胞，主要是原始的有核红细胞。胚胎第 6~8 周后，中胚叶组织造血减退，至 12~15 周时消失。

（2）**肝脾造血期**：于胚胎第 6~8 周，肝脏开始造血，并成为胎儿中期的主要造血部位，胎儿第 4~5 个月肝脏造血达高峰，6 个月后逐渐减退，约于出生时停止造血。其主要产生有核红细胞、少量的粒细胞和巨核细胞。约于胚胎第 8 周，脾脏参与造血，主要生成红细胞、粒细胞、淋巴细胞和单核细胞，胎儿 5 个月后脾脏造血功能逐渐减退，仅生成淋巴细胞并维持终身。

（3）**骨髓造血期**：胚胎第 6 周开始出现骨髓，至胎儿 4 个月时开始造血，并迅速成为主要的造血器官，直至出生 2~5 周后成为唯一的造血场所。

2.**出生后造血**　儿童出生后造血为胚胎造血的延续，主要是骨髓造血。

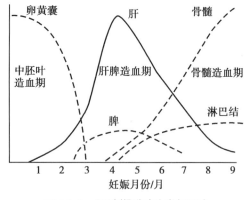
图 11-1　胚胎期造血（坐标图）

（1）**骨髓造血**：婴儿期所有骨髓均为红髓，全部参与造血，以满足生长发育的需要。幼儿期开始，长骨干中出现脂肪细胞（黄髓）；5~7 岁开始，长骨中的红髓逐渐被黄髓所代替；至成年时红髓仅限于颅骨、锁骨、胸骨、肋骨、肩胛骨、脊柱、骨盆及长骨近端。黄髓具有潜在的造血功能，当造血需要增加时，它可转变成红髓而恢复造血功能。

（2）**骨髓外造血**：是儿童造血器官的一种特殊反应。正常情况下骨髓外造血极少。婴幼儿期因缺少黄骨髓，造血的代偿潜力甚少，当发生严重感染或贫血等造血需要增加时，肝、脾和淋巴结可随时适应需要，恢复到胎儿时期的造血状态，出现肝脾大、淋巴结肿大，同时外周血中可出现有核红细胞和/或幼稚中性粒细胞，当感染及贫血纠正后即恢复正常。

二、血液特点

1. 红细胞数与血红蛋白量 由于胎儿期处于相对缺氧状态，红细胞数和血红蛋白量均较高，出生时红细胞数 $(5\sim7)\times10^{12}/L$，血红蛋白量 150~220g/L。随着出生后自主呼吸的建立，血氧含量的增高，胎儿红细胞寿命短，破坏较多(生理性溶血)。同时红细胞生成素不足，骨髓暂时性造血功能降低；加之婴儿生长发育迅速，循环血量迅速增加等因素，红细胞数和血红蛋白量逐渐降低，至出生后 2~3 个月时红细胞数降至 $3\times10^{12}/L$ 左右，血红蛋白量降至 110g/L 左右，出现轻度贫血，称为生理性贫血。生理性贫血呈自限性，一般无临床症状，3 个月以后随着红细胞生成素的增加，红细胞数和血红蛋白量又逐渐上升，约 12 岁时达成人水平。

2. 白细胞数与分类 出生时白细胞总数为 $(15\sim20)\times10^9/L$，出生后 6~12h 达 $(21\sim28)\times10^9/L$，然后逐渐下降，至出生后一周后约为 $12\times10^9/L$，婴儿期维持在 $10\times10^9/L$ 左右，8 岁以后接近成人水平。白细胞分类主要是中性粒细胞(N)与淋巴细胞(L)比例的变化。出生时中性粒细胞占 0.60~0.65，淋巴细胞占 0.30~0.35。随着白细胞总数的下降，中性粒细胞比例也相应下降，至出生后 4~6d 时两者比例约相等；随后淋巴细胞比例上升，婴幼儿时期淋巴细胞约占 0.60，中性粒细胞约占 0.35，至 4~6 岁时两者又相等；以后中性粒细胞比例增多，分类逐渐达成人值(图 11-2)。嗜酸性粒细胞、嗜碱性粒细胞及单核细胞各年龄期差异不大。

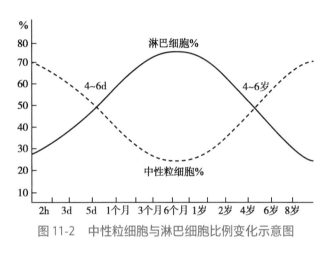

图 11-2 中性粒细胞与淋巴细胞比例变化示意图

3. 血小板数 血小板数与成人相似，为 $(150\sim250)\times10^9/L$。

4. 血红蛋白种类 出生时血红蛋白以胎儿血红蛋白(HbF)为主，约占 70%，成人型血红蛋白 HbA 约占 30%，其中 $HbA_2<1\%$。成人的血红蛋白绝大部分为 HbA，约占 95%，HbA_2 占 2%~3%，HbF 不超过 2%。

5. 血容量 儿童血容量相对较成人多，新生儿血容量约占体重的 10%，平均 300ml；儿童血容量占体重的 8%~10%；成人血容量占体重的 6%~8%。

第二节　儿童贫血概述

贫血(anemia)是指末梢血中单位容积内红细胞数或血红蛋白量低于正常。由于儿童的红细胞数和血红蛋白量随年龄不同而有差异，在诊断贫血时必须参照不同年龄的正常值。按世界卫生组织提出的标准：6 个月 ~6 岁血红蛋白 <110g/L、6~14 岁 <120g/L 是诊断儿童贫血的标准(海拔每升高 1 000m，血红蛋白上升 4%)。6 个月以下的婴儿由于生理性贫血等因素，血红蛋白值变化较大，目前国际尚无统一标准。我们国家儿童血液病学会(1989 年)暂定：新生儿期血红蛋白 <145g/L、1~4 个月 <90g/L、4~6 个月 <100g/L 者为贫血。

一、贫血的分度

根据末梢血中血红蛋白量和红细胞数可将贫血分为轻度、中度、重度、极重度四度（表 11-1）。

表 11-1 贫血的分度

分度	血红蛋白量 / （g·L⁻¹）	红细胞数 / （×10¹²·L⁻¹）	新生儿血红蛋白量 / （g·L⁻¹）
轻度	<120~90	<4~3	<144~120
中度	<90~60	<3~2	<120~90
重度	<60~30	<2~1	<90~60
极重度	<30	<1	<60

二、贫血的分类

1. 病因学分类　根据贫血发生的原因和发病机制将其分为红细胞或血红蛋白生成不足、溶血性贫血和失血性贫血三大类。

（1）红细胞和血红蛋白生成不足：①造血物质缺乏：如营养性缺铁性贫血、营养性巨幼细胞贫血；②骨髓造血功能障碍：如再生障碍性贫血；③其他：慢性感染性及炎症性贫血、慢性肾脏疾病所致的贫血、铅中毒所致的贫血、骨髓浸润伴发的贫血如白血病。

（2）溶血性贫血

1）红细胞内在异常：红细胞膜结构缺陷，如遗传性球形红细胞增多症、阵发性睡眠性血红蛋白尿等；红细胞酶缺陷，如葡萄糖-6-磷酸脱氢酶缺乏症、丙酮酸激酶缺乏症等；血红蛋白合成与结构异常，如地中海贫血、血红蛋白病等。

2）红细胞外在因素：免疫因素，如新生儿溶血症、自身免疫性或药物所致的溶血性贫血等；感染因素，如细菌或疟原虫对红细胞破坏；物理化学因素，如烧伤、蛇毒等可直接破坏红细胞；其他，如脾功能亢进、弥散性血管内凝血等。

（3）失血性贫血：①急性失血：如创伤性大出血、出血性疾病等；②慢性失血：如溃疡病、钩虫病、鲜牛奶过敏、肠息肉等引起的贫血。

2. 形态学分类　根据红细胞平均容积（MCV）、红细胞平均血红蛋白量（MCH）、红细胞平均血红蛋白浓度（MCHC）的值将贫血分为四类（表 11-2）。

表 11-2 贫血的细胞形态分类

分类	MCV/fl	MCH/pg	MCHC/%
正常值	80~94	28~32	32~38
大细胞性	>94	>32	32~38
正细胞性	80~94	28~32	32~38
单纯小细胞性	<80	<28	32~38
小细胞低色素性	<80	<28	<32

临床上多采用病因学分类，形态学分类有助于推断病因。

第三节　儿童营养性贫血

一、营养性缺铁性贫血

营养性缺铁性贫血（iron deficiency anemia，IDA）是由于体内铁缺乏导致血红蛋白合成减少而引起的一种贫血，临床上以小细胞低色素性贫血、血清铁蛋白减少和铁剂治疗有效为特点。它是儿童最常见的一种贫血，任何年龄均可发病，以 6 个月 ~2 岁婴幼儿发病率最高，是我国儿童保健重点防治的儿童常见病之一。

知识拓展

人体铁的来源

铁的来源：主要是衰老的红细胞释放的铁全部被重新利用；其次为摄入含铁较多的食物。主要有动物性食物包括肝、肾、瘦肉、血、蛋黄、鱼，植物性食物如黑木耳、黑芝麻等。母乳中含铁量虽较少，但 50% 可被吸收，而牛奶中铁吸收率为 10%；肉类、鱼类、肝脏等动物性食物中铁吸收率为 10%~25%；谷物等植物性食物中的铁吸收率约 1%。

【病因】

铁是构成血红蛋白必需的原料。任何引起体内铁缺乏的原因均可导致贫血。

1. 铁储存不足　胎儿在孕期最后 3 个月从母体获得的铁足够其出生后 4~5 个月造血所需，如早产、双胎、胎儿失血和孕妇患严重缺铁性贫血等均可使胎儿储存铁减少。

2. 铁摄入不足　食物铁供应不足是缺铁性贫血的主要原因。人乳、牛奶、谷物中含铁量均较低，吸收率也不同，单纯喂养如不及时添加含铁较多的辅食，则易发生缺铁性贫血。年长儿偏食、挑食或摄入动物性食品过少等可导致铁摄入量不足。

3. 生长发育快　婴儿期、青春期生长发育迅速，血容量增加较快，故需铁量也增加，如不及时添加含铁丰富的辅食就很容易造成缺铁。早产儿和低出生体重儿出生后生长发育更快，更容易缺铁。

4. 铁吸收减少　食物中的不同成分对铁的吸收可产生不同影响，如维生素 C、果糖、氨基酸等还原物质可促进铁的吸收；磷酸、草酸等可与铁形成不溶性铁盐，妨碍铁吸收；植物纤维、茶、牛奶、蛋、咖啡等可抑制铁的吸收，所以食物搭配不合理可使铁吸收减少。某些肠道疾病如慢性腹泻可导致铁吸收减少、排泄增加。

5. 铁丢失过多　长期慢性失血可致铁缺乏，每失血 1ml 即损失 0.5mg 铁，如用未经加热的鲜牛奶喂养婴儿，可因对蛋白过敏而发生小量肠出血（每日失血约 0.7ml）；溃疡病、肠息肉、膈疝、钩虫病等慢性小量出血；初潮后少女月经量过多等均可致铁丢失过多。

铁缺乏对造血系统的影响

铁是合成血红蛋白的原料。缺铁时血红素生成不足，进而血红蛋白合成减少，导致新生红细胞内血红蛋白含量不足，细胞质少使细胞变小；而缺铁对细胞的分裂、增殖影响较小，故红细胞数量减少的程度不如血红蛋白减少明显，从而形成小细胞低色素性贫血。

人体总铁量的 60%~70% 存在于血红蛋白和肌红蛋白中，约有 30% 以铁蛋白和含铁血黄素形式储存于肝、脾和骨髓中，称为储存铁。当铁供应不足时，储存铁可供造血所需，故缺铁早期无贫血表现，而是要经过三个阶段。①铁减少期（ID）：体内储存铁减少，但供红细胞制造血红蛋白的铁尚未减少；②红细胞生成缺铁期（IDE）：储存铁进一步减少，红细胞生成所需的铁也不足，但循环中血红蛋白量尚不减少；③缺铁性贫血期（IDA）：储存铁耗竭，出现小细胞低色素性贫血和一些非血液系统症状。因此，缺铁性贫血是缺铁的晚期表现。

【护理评估】

1. 健康史　主要评估患儿有无相关的病因及病史。应重点询问母亲孕期有无贫血；患儿是否早产、多胎，询问其年龄、生长发育情况、喂养方法或饮食习惯、辅食添加的时间及种类，饮食结构是否合理，有无偏食、挑食等。患儿有无消化道畸形、慢性腹泻、钩虫病、肠息肉或反复感染等疾病以及用药情况。

2. 身体状况　本病起病缓慢，任何年龄均可发病，以 6 个月至 2 岁儿童最为多见。临床表现随病情轻重而有不同。

(1) 一般贫血表现：皮肤黏膜逐渐苍白，以口唇、口腔黏膜及甲床最为明显。易疲乏无力，不爱活动，常有烦躁不安或精神不振，体重不增或增加缓慢。年长儿可诉头晕、眼前发黑、耳鸣等。

(2) 髓外造血表现：可轻度得肝脾大、淋巴结肿大；年龄愈小、病程愈久、贫血愈重，肝脾大愈明显。

(3) 非造血系统表现

1) 消化系统症状：食欲减退，可有呕吐、腹泻；少数有异食癖，如喜食泥土、墙皮、煤渣等；可出现口腔炎、舌炎或舌乳头萎缩；重者可出现萎缩性胃炎或吸收不良综合征等。

2) 神经系统症状：婴幼儿表现为烦躁不安、易激惹或萎靡不振，年长儿常注意力不能集中、记忆力减退，智力多数低于同龄儿。由此影响到儿童之间的交往，以及语言学习和思维活动的能力，以致影响心理的正常发育。

3) 循环系统症状：明显贫血时心率增快、心脏扩大，重者可发生心力衰竭。

4) 其他：因细胞免疫功能低下，常合并感染。可因上皮组织异常而出现指甲薄脆、不光滑甚至反甲（匙状指）。

3. 辅助检查

(1) 血常规：末梢血中红细胞数、血红蛋白量均低于正常，血红蛋白降低比红细胞数减少更明显，呈小细胞低色素性贫血。MCV、MCH、MCHC 均降低。涂片可见红细胞大小不等，以小细胞为多，中央淡染区扩大。网织红细胞数正常或轻度减少。白细胞、血小板一般无特殊改变。

(2) 骨髓象：可见红细胞增生活跃，以中、晚幼红细胞增生为主。各期红细胞均较小，显示胞质成熟程度落后于胞核。粒细胞系和巨核细胞系一般无明显改变。

(3) 有关铁代谢的检查：血清铁蛋白、血清铁和转铁蛋白饱和度降低，红细胞游离原卟啉、总铁结合力升高。

4. 心理－社会状况　评估年长儿是否因记忆力减退、学习成绩下降出现焦虑、抑郁、自卑、厌学等心理问题。家长因对本病知识的缺乏，对患儿早期贫血往往不够重视，病情加重时产生焦虑、歉疚的心理。对有异食癖的患儿，家长和社会往往不能正确对待，过多的责备，甚至歧视，对患儿心理产生极其不良的影响。

5. 诊断要点　根据患儿健康史、病史（包括喂养史）、贫血表现和辅助检查较容易做出诊断。

6. 治疗要点

（1）**去除病因**：合理喂养，及时添加含铁食物，纠正不良的饮食习惯；积极治疗原发病，如驱虫、手术治疗消化道畸形、控制慢性失血等。

（2）**铁剂治疗**：铁剂是治疗缺铁性贫血的特效药。口服补铁经济、安全、副作用小，应为首选。二价铁易吸收，常用硫酸亚铁、葡萄糖酸亚铁等。

（3）**输血治疗**：一般不需输血。重症贫血并发心力衰竭或明显感染者或急需外科手术者可输血，以输入新鲜浓缩红细胞为宜。

【**常见护理诊断/问题**】

1. 活动无耐力　与组织、器官缺氧有关。

2. 营养失调：低于机体需要量　与铁的摄入不足、食欲下降、吸收不良、丢失过多或消耗增加有关。

3. 潜在并发症：感染、心力衰竭、药物副作用。

4. 知识缺乏：儿童及家长缺乏铁营养知识及疾病的预防和护理知识。

【**护理目标**】

1. 患儿倦怠乏力减轻，活动耐力逐渐增强，活动量增加。

2. 患儿食欲恢复正常，缺铁因素消除，贫血纠正。

3. 患儿未发生感染、心力衰竭等并发症或并发症已被控制。

4. 患儿及家长能说出贫血的原因，能正确选择含铁丰富的食物，能根据指导正确服用铁剂。

【**护理措施**】

1. 注意休息，适量活动　患儿病室应安静、清洁，阳光充足，空气新鲜。根据活动耐力下降程度制订休息方式、活动强度及每次活动持续时间，同时注意观察病情，调整活动强度。

（1）**轻、中度的贫血**：患儿不必严格限制日常活动，注意避免剧烈运动。生活应有规律，有足够的时间保证患儿充分的休息，保证足够的睡眠。做适合自身的运动，如户外活动、幼儿体操等，以不感到疲乏为度。

（2）**重度贫血**：患儿可有心悸、气短，活动后症状加重，应卧床休息、吸氧，以减轻心脏负担，协助患儿日常生活，定时测量心率。

（3）**对易烦躁、激动的患儿**：护士应耐心细致看护、抚慰，使其保持安静，避免因烦躁而加重缺氧。同时各项护理操作应集中进行。

2. 合理安排饮食，补充含铁食物

（1）**增加含铁食物，纠正不良饮食习惯**：提倡母乳喂养，按时添加含铁丰富的辅食或补充铁强化食品，如铁强化奶粉等。人乳含铁虽少，但吸收率高。婴儿6个月后应逐渐减少每日的奶类摄入量，以便增加含铁丰富的固体食物。在营养师指导下制订饮食计划，提供含铁丰富的食品种类，如动物肝脏、动物血、瘦肉、鱼类、豆类、紫菜、海带、黑木耳等。向家长及年长患儿解释不良饮食习惯会导致本病，协助纠正不良饮食习惯，避免挑食、偏食等。

（2）**保持患儿心情愉快，促进消化**：进食前不做引起疲劳的活动，不做引起疼痛、不愉快或不舒适的检查、治疗及护理，创造良好的进食环境；经常更换饮食品种，注意色、香、味的调配，增添新鲜感；必要时根据医嘱给患儿服用助消化药，如胃蛋白酶、多酶片等。

3. 观察病情变化，防止并发症

（1）**观察病情**：在自然光线下仔细观察口唇、口腔黏膜、眼结膜及甲床等皮肤黏膜苍白的表现，了解病情进展；注意有无头晕、眼花、昏厥等脑缺氧的表现。对重症患儿应及时测脉搏、血压，细心观察呼吸、脉搏、血压、面色等变化，如有异常应及时报告医生处理。

（2）**预防感染**：缺铁会造成患儿细胞免疫功能缺陷，增加对感染的易感性；同时感染也可影响铁的吸收，从而加重贫血。因此，应保护患儿，不要到公共场所人群集中的地方，在医院内与感染患儿分室居住，施行保护性隔离，以免交互感染；做好口腔护理，一般每日 2 次，并鼓励患儿多饮水，可起到清洁口腔的作用，防止发生口腔感染；保持皮肤清洁，勤洗澡，勤换内衣。对重症贫血卧床患儿，要注意勤翻身，更换体位，按摩受压部位，防止发生压力性损伤。积极防治慢性腹泻、感染及慢性失血性疾病。

（3）**预防心力衰竭**：重度贫血患儿应卧床休息，以减少耗氧。取半卧位，使横膈降低，减少回心血量，必要时吸氧。应密切观察心率、呼吸、尿量变化，若出现心悸、气促、发绀、肝增大等症状和体征时，应及时通知医生，并按心力衰竭护理患儿。对重症贫血并发心力衰竭或有明显感染的患儿，输血时应注意：贫血愈重，一次输血量应愈小，速度应愈慢，以免加重心力衰竭。

4. 正确应用铁剂

（1）**口服补充铁剂**：按医嘱正确服用铁剂，并告知家长儿童每日的需铁量，让家长掌握铁剂的正确剂量；口服铁剂对胃肠道有刺激，可致恶心、呕吐、腹泻或便秘、厌食、胃部不适及疼痛等，宜从小剂量开始，1~2d 内加至足量，并在两餐间服用，以减少对胃肠道的刺激；铁剂或含铁食品可与维生素 C、稀盐酸、氨基酸、果汁等同服，以利于吸收；忌与妨碍铁吸收的食物如牛奶、蛋类、茶、咖啡、钙片等同服；液体铁剂可使牙齿染黑，应用吸管或滴管服之，直接将药液送到舌根部；服用铁剂后大便变黑或呈柏油样，停药后恢复，应向家长说明原因，消除紧张心理。

（2）**肌内注射铁剂**：注射铁剂易出现不良反应，常在不能口服铁的情况下使用。注射右旋糖酐铁、山梨醇枸橼酸铁复合物等铁剂可出现过敏现象，如面红、荨麻疹、发热、关节痛、头痛或局部淋巴结肿大，个别可发生过敏性休克，故慎用铁针剂。首次注射应严密观察，警惕过敏的发生。用药时应深部肌内注射，最好分层注药，以利于药物吸收、减轻疼痛、避免硬结形成，每次更换注射部位，并在注射前更换新针头或注射器内有微量（约 0.1ml）气体，以防药液漏入皮下组织致局部坏死。

（3）**观察铁剂治疗效果**：有效者在用药后 12~24h 临床症状好转，烦躁等精神症状减轻，食欲增加。网织红细胞 2~3d 后升高，5~7d 达高峰，2~3 周后降至正常。血红蛋白 1~2 周后逐渐上升，一般 3~4 周达正常。如服药 3~4 周仍无效，应查找原因。铁剂治疗的疗程到血红蛋白达正常水平后再用 6~8 周（2 个月左右），以补充铁的储存量。

5. 心理护理 因长期贫血可导致智力减退、成绩下降，应加强患儿的教育与训练，减轻自卑心理；应关心患儿，重视心理疏导，对有异食癖患儿不应过多责备和歧视，鼓励患儿纠正不良嗜好。

6. 健康教育

（1）**合理安排日常生活及膳食**：指导家长观察和调整患儿活动的强度和时间，注意休息。提倡母乳喂养，按时添加含铁丰富的辅食。足月儿 6 个月后应加维生素 C 及含铁较多的绿色蔬菜汤、水果汁，可逐渐在米粥、米糊内加蛋黄、鱼泥、肝泥、动物血等含铁多且易消化吸收的食物；早产儿和低体重儿应注意从出生 2 个月后补充铁元素，直至校正年龄 1 岁。贫血纠正后仍要坚持合理安排儿童膳食，纠正挑食、偏食等不良饮食习惯，这是防止复发、保证正常生长发育的关键。

（2）**指导家长配合治疗**：大力宣传母亲孕期及哺乳期营养的重要性，指导孕妇及哺乳期母亲食用含铁丰富的食物，母亲患贫血应及时治疗。详细告诉家长口服铁剂的注意事项、服药的时间及服药后的反应，指导正确用药，坚持全疗程。

ER 11-3

营养性缺铁性贫血

【护理评价】

1. 患儿倦怠乏力是否有所减轻,活动耐力是否逐渐增强,活动量增加后是否无心慌、气短。

2. 患儿食欲是否恢复正常,缺铁因素是否消除,贫血是否纠正。

3. 患儿是否未发生或已经控制感染、心力衰竭等并发症。

4. 家长及年长患儿是否知道本病的发病原因;是否能根据指导正确服用铁剂,并能正确选择含铁较多的食物,纠正不良的饮食习惯,合理搭配饮食。

二、营养性巨幼细胞贫血

营养性巨幼细胞贫血(nutritional megaloblastic anemia,NMA)是由于缺乏维生素 B_{12} 和 / 或叶酸所引起的一种大细胞性贫血,主要临床特点为贫血、神经精神症状、红细胞数较血红蛋白量减少更明显、红细胞的胞体变大、骨髓中出现巨幼细胞、用维生素 B_{12} 和 / 或叶酸治疗有效。本病多见于婴幼儿,2 岁以内约占 96% 以上。

【病因】

维生素 B_{12} 和 / 或叶酸缺乏的原因主要有:

1. **摄入不足**　人体所需的维生素 B_{12} 主要来源于动物性食物,如肝、肾、肉类、蛋类、海产品等,奶类中含量少,羊奶几乎不含维生素 B_{12},植物性食物中含量甚少。故单纯母乳喂养、仅添加植物性食物或偏食均可导致维生素 B_{12} 摄入不足。绿色新鲜蔬菜、水果、酵母、谷类和动物肝、肾等含丰富叶酸,但经加热易被分解破坏;羊奶含叶酸量很低,牛奶中叶酸经加热也遭到破坏,故单纯用这类乳品喂养而未及时添加辅食的婴儿可致叶酸缺乏,年长儿偏食、挑食易致缺乏。

2. **储存不足**　胎儿可通过胎盘获得维生素 B_{12} 和叶酸,并储存在肝脏,如孕妇缺乏维生素 B_{12} 可致婴儿储存不足。

3. **需要量增加**　婴幼儿生长发育较快,尤其是早产儿,对维生素 B_{12} 和叶酸的需要量也增加,如不及时添加辅食易造成缺乏。

4. **疾病影响**　维生素 C 缺乏、严重感染均可使维生素 B_{12} 消耗增加,如供给不足可致缺乏;严重营养不良、胃肠疾病、慢性腹泻或吸收不良综合征等使维生素 B_{12}、叶酸吸收减少。其他肝脏疾病可致维生素 B_{12} 代谢障碍。

5. **药物作用**　长期应用广谱抗生素可使正常结肠内细菌所含的叶酸被清除而减少叶酸的供应;抗叶酸代谢药物(如巯嘌呤)抑制了叶酸代谢;长期服用抗癫痫药(如苯妥英钠、苯巴比妥、扑痫酮等)也可导致叶酸缺乏。

【护理评估】

1. **健康史**　主要评估患儿有无相关的病因及病史。应重点询问母亲孕期情况、胎龄、哺乳期妇女营养情况;患儿年龄、生长发育情况、喂养方法或饮食习惯、辅食添加的时间及种类;患儿有无疾病及用药情况。

2. **身体状况**

(1)一般贫血表现:起病缓慢,大多呈轻度或中度贫血。患儿皮肤蜡黄,睑结膜、口腔黏膜、口唇、指甲等处苍白,毛发稀疏发黄,颜面轻度水肿,多呈虚胖,疲乏无力,常伴有肝脾大。严重病例可有皮肤出血点或皮肤瘀斑。

(2)神经精神症状:患儿可出现烦躁不安、易怒等症状。维生素 B_{12} 缺乏者还可出现表情呆滞、目光发直、嗜睡,对外界反应迟钝,少哭不笑,智力及动作发育落后,甚至倒退。重症病例可出现肢体、躯干、头部和全身震颤、手足无意识运动,甚至抽搐、感觉异常、共济失调、踝阵挛和巴宾斯基征阳性等。

(3)其他:常有食欲缺乏、厌食、恶心、呕吐、腹泻和舌炎、舌下溃疡等表现;重症患儿可有心脏扩大、心力衰竭,可闻及收缩期杂音;易发生感染和出血。

3. 辅助检查

(1)**血常规**:末梢血中红细胞数、血红蛋白量均低于正常,红细胞数减少比血红蛋白量减少更明显,呈大细胞性贫血,MCV、MCH升高,MCHC正常。血涂片可见红细胞大小不等,以大细胞为多,中央淡染区不明显,可见巨幼有核红细胞、巨大幼稚粒细胞和中性粒细胞呈分叶过多现象。网织红细胞、白细胞、血小板计数常减少。

(2)**骨髓象**:红细胞系统增生明显活跃,各期红细胞均出现巨幼变,胞体大,胞核发育落后于胞质。中性粒细胞的胞质空泡形成,核分叶过多。巨核细胞的核有过度分叶现象。

(3)**血清维生素 B_{12} 和叶酸测定**:血清维生素 B_{12} < 100ng/L(正常值为 200~800ng/L)为缺乏;血清叶酸 < 3μg/L(正常值为 5~6μg/L)为缺乏。

4. 心理-社会状况 严重贫血不但会影响儿童的体格发育,而且会影响神经精神的正常发育,以及儿童心理行为的正常发展。应评估患儿有无注意力不集中、反应迟钝、情绪不稳定等;有震颤的患儿是否不能正常游戏和生活,有无烦躁、易怒、哭闹甚至拒绝他人照顾等现象。年长儿是否产生焦虑或抑郁、自卑等改变。评估家长是否出现焦虑、担忧、歉疚等心理。

5. 诊断要点 根据患儿健康史、病史(包括喂养史)、震颤、贫血表现和辅助检查较容易做出诊断。

6. 治疗要点 治疗原则为去除诱因,补充维生素 B_{12} 和叶酸,防治感染。肌内注射维生素 B_{12},每次 100μg,每周 2~3 次;口服叶酸,每次 5mg,每日 3 次。坚持用足疗程,至临床症状好转,血常规恢复正常为止。对有明显神经、精神症状的患儿可用镇静剂。重症贫血并发心功能不全或明显感染者可输入红细胞制剂。

【常见护理诊断/问题】

1. **活动无耐力** 与贫血致组织、器官缺氧有关。

2. **营养失调:低于机体需要量** 与维生素 B_{12} 和/或叶酸摄入不足、吸收不良等有关。

3. **有受伤的危险** 与肢体或全身震颤甚至抽搐、舌下溃疡等有关。

4. **生长发育迟缓** 与营养不足、贫血及维生素 B_{12} 缺乏,影响生长发育有关。

【护理措施】

1. **注意休息,适当活动** 根据患儿的耐受情况,合理安排休息与活动。一般不需严格卧床,严重贫血者适当限制活动,协助满足其日常生活所需。有烦躁、震颤、抽搐者限制活动,必要时遵医嘱用镇静剂。

2. **加强营养,指导喂养** 改善哺乳母亲营养,及时添加富含维生素 B_{12} 的食物,如肝、肾、肉类、蛋类、海产品等;添加富含叶酸的食物,如绿色新鲜蔬菜、水果、酵母、谷类和动物肝、肾等。注意饮食均衡,合理搭配。对年长儿要防止偏食、挑食,养成良好的饮食习惯;对年幼儿要耐心喂养,少量多餐,改变烹调方法,注意食物的色、香、味、形的调配,以引起患儿食欲。对震颤严重不能吞咽者可改用鼻饲。

3. **观察病情,防止受伤** 由于维生素 B_{12} 缺乏的患儿可出现全身震颤、抽搐、感觉异常、共济失调等,应严密观察患儿病情的进展。震颤严重者应按医嘱给予镇静剂;上下门齿之间可垫上缠有纱布的压舌板,以防咬破口唇、舌尖;限制活动防止发生外伤。

4. **加强训练,促进生长发育** 部分患儿可有体格、动作、智能发育落后和倒退现象,需进行监测和评估,并加强护理、耐心教育和训练。如指导患儿及家长做被动体操,逐渐训练坐、立、行等运动功能,并尽早给予药物治疗,以促进动作和智能发育。

5. **按医嘱用药,观察疗效** 补充维生素 B_{12} 和/或叶酸,一般 2~4d 后患儿精神症状好转、食欲增加,随即网织红细胞上升,5~7d 达高峰,2 周后降至正常。2~6 周红细胞和血红蛋白恢复正常,但神经精神症状恢复较慢。当只有维生素 B_{12} 缺乏时，应单纯补充维生素 B_{12}，不宜加用叶酸治疗，以免加重神经精神症状；维生素 C 有助叶酸的吸收，同时服用可提高疗效；恢复期应加用铁剂，防止红细胞增加过快时出现缺铁。

6. 健康教育

（1）向家长介绍本病的发病原因、表现特点，指导合理用药，告知家长预防的要点就是要按时添加含维生素 B_{12} 和叶酸丰富的辅食。

（2）保持口腔清洁，注意施行保护性隔离，避免交互感染。指导家长按时带儿童进行预防接种，少去公共场所，适当进行户外活动。

（3）指导家长为患儿提供愉快的生活环境，多给患儿触摸、拥抱、亲吻等爱抚，促进其心理行为的发展；加强教养与训练，促进患儿动作和智力发育。

第四节 出血性疾病

情境导入

门诊护士小许，今天上午接诊了一名 2 岁患儿。患儿妈妈发现她四肢皮肤出现瘀斑，仔细察看还有针尖大小的出血点，遍布全身，故来医院要求进一步检查。追问家长患儿 2 周前有流涕、咳嗽等上呼吸道感染表现，血液检查显示血常规正常，血小板低于正常。

工作任务：

1. 全面评估患儿的身体状况。

2. 患儿为什么会出现皮肤瘀斑、出血点？

3. 如何指导家长保护患儿避免创伤、预防出血？

一、免疫性血小板减少症

免疫性血小板减少症（immune thrombocytopenia，ITP）又称特发性血小板减少性紫癜，是儿童最常见的出血性疾病。临床主要特点为皮肤、黏膜自发性出血，血小板减少，出血时间延长，血块收缩不良，束臂试验阳性，骨髓巨核细胞数正常或减少。

【病因】

目前认为是一种自身免疫性疾病。患儿因自身免疫过程缺陷或外来抗原（如病毒感染和其他因素）的作用，使机体产生血小板相关抗体（PAIgG），而引起血小板减少。血小板数量减少是导致出血的主要原因。附着有 PAIgG 的血小板不同程度功能异常及抗体损伤血管壁导致毛细血管脆性和通透性增加，是出血的促进因素。感染可加重血小板减少或使疾病复发。

【护理评估】

1. 健康史 主要评估患儿有无相关的病因及病史。应仔细询问发病前 1~3 周是否有急性病毒感染史，主要为上呼吸道感染，还有麻疹、风疹、流行性腮腺炎、水痘、传染性单核细胞增多症等，偶见注射活疫苗后发病；患儿平素有无自发性皮肤、黏膜出血等表现。

2. 身体状况

（1）急性型：占 70%~90%，多见于婴幼儿，7 岁以后较少发病。起病急，常有发热。以自发性皮肤、黏膜出血为突出表现，多为针尖大小出血点，或皮肤瘀斑、紫癜，遍布全身，以四肢及易碰撞部位较多。其常有鼻出血、齿龈出血，可见便血、呕血、球结膜下出血，偶见肉眼血尿和颅内出血。颅内出血是死亡的主要原因。青春期女孩可有月经量过多。出血严重者可伴贫血。偶见轻度肝脾大，淋巴结不肿大。本病呈自限性过程，85%~90% 的患儿在 1~6 个月内痊愈，10%~20% 可转为慢性型。

（2）**慢性型**：病程超过 6 个月，多见于学龄期儿童，男女发病数约 1:3。起病缓慢，出血症状相对较轻，主要为皮肤、黏膜出血，可持续性或反复发作出血，出血持续期和间歇期长短不一。约 1/3 患儿发病数年后自然缓解。反复发作者常轻度脾大。

3. 辅助检查

（1）**血常规**：血小板数 $< 50 \times 10^9/L$，甚至 $< 20 \times 10^9/L$；出血时间延长，血块收缩不良；血清凝血酶原消耗不良；凝血时间正常；白细胞数正常；出血较多时可有贫血。

（2）**骨髓象**：骨髓巨核细胞数正常或增多，胞体大小不一，以小型巨核细胞为主；幼稚巨核细胞明显增多，核分叶减少，常有空泡形成，颗粒减少或胞质少等现象。

（3）**血小板抗体 PAIgG 测定**：含量明显增高。

4. 心理 - 社会状况　评估患儿在出血及止血技术操作中是否产生恐惧心理，有无烦躁、哭闹、不合作等表现，加之疾病的痛苦和限制，患儿不能正常的游戏和生活，是否产生焦虑、恐惧、悲观等不良心理；评估患儿家长的心理状况及对本病的认知程度，是否对出血会产生震惊、恐惧的心理，同时了解家庭环境及经济状况。

5. 诊断要点　根据患儿病毒感染史、皮肤和黏膜出血情况、辅助检查等可做出诊断。

6. 治疗要点

（1）**肾上腺皮质激素治疗**：口服泼尼松 1.5~2mg/(kg·d)，每日 3 次。严重出血者可用冲击疗法：静脉滴注地塞米松 0.5~2mg/(kg·d)，连用 3d，症状缓解后改口服泼尼松。2~3 周后逐渐减量停药，一般不超过 4 周。停药后如复发，可再用肾上腺皮质激素治疗。

（2）**静脉用大剂量丙种球蛋白**：静滴剂量按每日 0.4g/kg，连用 5d；或每次 1g/kg，必要时次日再用 1 次，以后每 3~4 周一次。可与肾上腺皮质激素合用。

（3）**输注血小板和红细胞**：严重出血危及生命时可输注血小板。但尽量少输，因患儿血液中含有大量 PAIgG，可使输入的血小板很快被破坏；反复输注还可产生抗血小板抗体。贫血者可输浓缩红细胞。

另外，激素和丙种球蛋白治疗无效或慢性难治性病例可给免疫抑制剂治疗或行脾切除术。

【常见护理诊断 / 问题】

1. 皮肤完整性受损　与血小板减少皮肤黏膜出血有关。

2. 有脏器出血的危险　与血小板减少有关。

3. 有感染的危险　与糖皮质激素和 / 或免疫抑制剂应用致免疫功能下降有关。

4. 恐惧　与严重出血有关。

【护理措施】

1. 防治出血，避免创伤

（1）**局部止血**：口、鼻黏膜出血可用浸有 1% 麻黄碱或 0.1% 肾上腺素的棉球、纱条或明胶海绵局部压迫止血。无效者，可请眼耳鼻咽喉口腔科医生会诊，以油纱条填塞，2~3d 后更换。遵医嘱给止血药、输同型血小板。

（2）**预防出血**：尽量减少肌内注射或深静脉穿刺抽血，必要时应延长压迫时间，以免形成深部血肿。

（3）**避免创伤**：提供安全的环境，床头、床栏及家具的尖角用软垫子包扎，禁忌玩锐利的玩具。急性期应减少活动，避免创伤，尤其是头部外伤，有明显出血时应卧床休息。慢性型也要限制剧烈运动如篮球、足球、爬树等，以免碰伤、刺伤或摔伤出血。禁食坚硬、多刺的食物，防止损伤口腔黏膜及牙龈出血。保持大便通畅，防止用力大便时腹压增高而诱发颅内出血。

2. 观察病情,监测生命体征

(1) **观察出血情况**:注意皮肤瘀点、瘀斑变化,监测血小板数量变化,对血小板极低者应严密观察有无其他出血情况发生。

(2) **观察危重情况**:观察神志、面色,记录出血量。如面色苍白加重,呼吸、脉搏增快,出汗,血压下降提示可能有失血性休克;若患儿烦躁、嗜睡、头痛、呕吐,甚至惊厥、昏迷等提示可能有颅内出血;若呼吸变慢或不规则,双侧瞳孔不等大,光反射迟钝或消失提示可能合并脑疝。如有消化道出血常伴腹痛、便血;肾出血伴血尿、腰痛等。

3. 预防感染 应与感染患儿分室居住,避免接触感染者,注意个人卫生,保持出血部位清洁,严格无菌技术操作。

4. 心理护理 关心、安慰患儿,操作前应做好解释工作,以取得患儿及家长的合作。

5. 健康教育

(1) **指导自我保护,预防损伤**:服药期间不与感染患儿接触,去公共场所时戴口罩;衣着适度,尽量避免感冒,以防加重病情或复发。禁忌服抑制血小板功能的药物如含阿司匹林的药物;不玩尖利的玩具和使用锐利工具,不做剧烈的、有对抗性的运动,常剪指甲,选用软毛牙刷等。

(2) **指导家长配合治疗,预防感染**:教会家长识别出血征象和学会压迫止血的方法,一旦发现出血,立即到医院复查或治疗。脾切除的患儿易患呼吸道感染和皮肤化脓性感染,且易发展为败血症。术后两年内应定期随诊,并遵医嘱应用长效青霉素每月一次或丙种球蛋白,以增强抗感染能力。

二、血友病

血友病(hemophilia)是一组遗传性凝血功能障碍的出血性疾病,包括:①血友病甲,即凝血因子Ⅷ(抗血友病球蛋白,AHG)缺乏症;②血友病乙,即凝血因子Ⅸ(血浆凝血活酶成分,PTC)缺乏症,或称克里斯马斯(Christmas)病;③血友病丙,即凝血因子Ⅺ(血浆凝血活素前质,PTA)缺乏症。以血友病甲最为常见(约占75%)。其共同特点为终身在轻微损伤或小手术后发生长时间的出血。

血友病甲、血友病乙为 X 连锁隐性遗传,由女性传递,男性发病。其多数有家族史,约30%的病例无肯定的家族史,可能是由于基因突变或家族中轻型病例未被发现。血友病丙为常染色体显性或不完全性隐性遗传,两性均可发病,双亲均可传递,是一种罕见的血友病。凝血因子Ⅷ、凝血因子Ⅸ、凝血因子Ⅺ缺乏,使凝血过程第一阶段中的凝血活酶生成减少,引起血液凝固障碍,导致出血倾向。

【护理评估】

1. 健康史 主要评估患儿有无相关的病因及病史。应询问是否有家族史,如血友病甲、血友病乙为 X 连锁隐性遗传,由女性传递,男性发病,约30%病例无肯定的家族史;血友病丙为常染色体显性或不完全性隐性遗传,两性均可发病,双亲均可传递。

2. 身体状况

(1) 血友病甲和血友病乙大多在 2 岁时发病,重型在新生儿期即发病。发病后即终身易出血,出血程度与凝血因子Ⅷ、凝血因子Ⅸ的活性水平相关。其常有皮肤瘀斑、黏膜出血、皮下及肌肉血肿,关节腔出血、积血,也可见消化道、泌尿道等内脏出血。颅内出血少见,但常危及生命。关节出血以膝、踝关节最常受累,且在同一部位反复发生。急性期关节肿胀、疼痛、活动受限。初发者血肿可于数日或数周内完全吸收,疼痛消失,功能恢复。反复关节出血,血肿吸收不全,可致慢性关节炎,滑膜增厚、骨质破坏、关节纤维化,而致关节强直畸形、功能丧失。

(2) 血友病丙的出血症状一般较轻,与凝血因子Ⅺ活性高低不相关,可无出血症状(杂合子患儿)。出血多发生于外伤或手术后。

血友病发病年龄越早，程度越重，预后越差，重症患儿多于5岁内死亡。随着年龄增大，逐渐知道保护自己，受伤机会减少，可使病情好转。

3. 辅助检查　凝血时间延长，部分凝血活酶时间延长，凝血酶原消耗不良，凝血活酶生成试验异常。出血时间、凝血酶原时间和血小板计数正常。为鉴别3种血友病，需做进一步检查如纠正试验。用免疫学方法测定凝血因子Ⅷ、凝血因子Ⅸ的活性，对血友病甲、血友病乙有诊断意义。

4. 心理－社会状况　评估患儿及家长的心态及对本病的认识程度。由于疾病终身性，患儿不能正常的游戏和生活，加之疾病的痛苦和限制，可能会产生烦躁、焦虑、恐惧、悲观等不良心理；家长由于对本病知识的缺乏，可能会出现恐惧、歉疚的态度，对医护人员的言行和态度非常敏感。

5. 诊断要点　根据家族史、出血情况、身体表现和辅助检查做出诊断。

6. 治疗要点　目前尚无根治疗法。治疗原则是预防出血、局部止血和尽快补充凝血因子。住院期间不出现并发症。

（1）**止血**

1）尽快输注凝血因子：血友病甲应用凝血因子Ⅷ浓缩制剂。无该制剂时可酌用冷沉淀物、新鲜血浆或新鲜冷冻血浆。血友病乙应用凝血因子Ⅸ制剂、凝血酶原复合物，或酌用新鲜冷冻血浆。输注次数、剂量依出血程度而定。

2）应用止血药物：①1-脱氧-8-精氨酸加压素（DDAVP）缓慢静脉滴注可提高凝血因子Ⅷ活性，并有抗利尿作用，因能激活纤溶系统，需与6-氨基己酸或氨甲环酸联用；②达拉唑（danazol）和复方炔诺酮，有减少血友病甲患儿的出血作用。

3）局部止血：压迫止血、加压包扎。

（2）**替代治疗**：凝血因子替代治疗是最有效的止血和预防出血的措施。

> ### 知识拓展
>
> ### 血友病的基因治疗
>
> 血友病的传统治疗方法为静脉输入纯化的凝血因子Ⅷ，虽然可以有效纠正临床症状，但有感染人免疫缺陷病毒、乙型肝炎病毒等危险。因此，基因治疗血友病是一种有效的可供选择的治疗手段。目前，主要的基因治疗有重组凝血因子Ⅷ浓缩物和病毒介导基因转移法两种。

【常见护理诊断/问题】

1. **有出血的危险**　与凝血因子缺乏导致出血有关。

2. **组织完整性受损：皮肤、黏膜、关节或深部组织出血**　与凝血因子缺乏导致的出血有关。

3. **疼痛**　与关节腔出（积）血及皮下、肌肉血肿有关。

4. **躯体活动障碍**　与关节腔积血、肿痛、活动受限及关节畸形、功能丧失有关。

5. **长期性低自尊**　与疾病终身性有关。

6. **知识缺乏**：患儿及家长缺乏对疾病的认识。

【护理措施】

1. 防止出血

（1）**避免外伤**：为患儿提供安全的家庭环境，让患儿养成安静的生活习惯，以减少或避免损伤出血；鼓励患儿规律、适度地进行体格锻炼和运动，以增强关节周围肌肉的力量和强度，延缓出血或使出血局限化。

（2）**预防出血**：尽量避免肌内注射、深部组织穿刺。当必须穿刺时，须选用小针头、拔针后延长按压时间，以免出血和形成深部血肿。尽量避免手术。当必须手术时，应在术前、术中、术后补充所缺乏的凝血因子。

（3）**观察出血情况**：观察生命体征，神志，皮肤黏膜瘀点、瘀斑增减及血肿消退情况，记录出血量，及时发现内脏及颅内出血，并组织抢救。

2. 控制出血

（1）**局部止血**：口、鼻黏膜出血或表面创伤可局部压迫止血。口鼻出血还可用浸有 0.1% 肾上腺素或新鲜血浆的棉球、明胶海绵压迫，必要时用油纱条填塞，保持口鼻黏膜湿润，48~72h 后拔出油纱条。肌肉、关节出血早期可用弹力绷带加压包扎，冷敷，抬高患肢并制动。

（2）**遵医嘱尽快输注凝血因子**：认真阅读说明书，按要求输注；输注时严密观察有无不良反应，有反应者酌情减慢输注速度；严重不良反应者，须停止输注，并将制品和输液器保留送检。

3. 减轻疼痛　疼痛主要发生在出血的关节和肌肉部位。可用冰袋冷敷出血部位，抬高患肢、制动并保持其功能位。

4. 预防致残　关节出血停止，肿痛消失后，应逐渐增加活动，以防畸形。反复关节出血致慢性关节损害者，应进行康复指导与训练。严重关节畸形可行手术矫正。

5. 心理护理　维护患儿自尊，鼓励年长儿参与自身的护理，如日常生活自理，有利于增强自信心和自我控制感。鼓励年长儿表达想法，减轻焦虑和挫折感。提供适龄的游戏活动，安排同学、同伴探望，可减轻孤独感。

6. 健康教育　指导家长采取必要的防护措施，减少或避免损伤出血，告知患儿的老师和学校卫生员患儿的病情及应限制的活动。教会家长及年长儿必要的应急处理措施如局部止血方法，以便出血时能得到尽快处理。对家长进行遗传咨询，使其了解本病的遗传规律和筛查基因携带者的重要性。基因携带者孕妇应行产前基因分析检查，如确定胎儿为血友病患儿，可及时终止妊娠。

（曾建芳）

思考题

1. 患儿 11 个月，因"面色苍白、体重不增 3 个月余"收入院。母乳喂养，仅添加少量稀粥。查体：体重 7.5kg，全身皮肤苍白，双颌下可触及黄豆大淋巴结，活动、无压痛。两肺呼吸音清，心音稍钝，肝肋下 2.5cm，脾肋下能扪及。血常规检查：红细胞 3×10^{12}/L，血红蛋白 80g/L，涂片红细胞大小不等，以小细胞为多见，中央淡染区扩大。临床诊断：营养性缺铁性贫血。

请思考：

（1）该患儿主要的护理问题是什么？

（2）当患儿出院时请你对患儿家长进行健康教育。

2. 患儿 9 岁，因"感冒一周后全身出现散在瘀斑"来医院就诊。查体：体温正常，心肺未闻及明显异常，无肝脾大，全身可见散在的皮肤瘀斑及小出血点，以四肢较为多见。实验室检查：血红蛋白 120g/L，白细胞 8.0×10^9/L，血小板 9.5×10^9/L，拟诊断为"血小板减少性紫癜"。

ER 11-4

练习题

请思考：

指导该患儿及家长如何观察病情，并进行日常生活护理。

第十二章 | 神经系统疾病患儿的护理

教学课件　　思维导图

学习目标

1. 掌握化脓性脑膜炎、病毒性脑炎和惊厥患儿的临床表现和护理措施。
2. 熟悉化脓性脑膜炎、病毒性脑炎和惊厥的病因、治疗要点和护理诊断。
3. 了解儿童神经系统解剖生理特点；脑性瘫痪患儿的护理评估、护理诊断和护理措施。
4. 学会运用护理程序对化脓性脑膜炎、病毒性脑炎和惊厥患儿进行整体护理。
5. 具备良好人文精神、职业道德和心理素质，在护理工作中体现爱心、耐心，关心爱护儿童，能理解患儿及家长的心情。

神经系统作为人体起主导作用的功能调节系统，其发育受遗传与环境因素的影响，任何导致神经系统结构与功能紊乱的因素均可发生临床疾病。神经系统疾病是儿童时期临床常见疾病，以感染引起的各种脑膜炎、脑炎多见，其次是非感染性疾病，如脑性瘫痪。在护理实践中要密切观察、早期发现疾病特征、积极预防和控制各种致病因素，同时加强神经系统功能的康复训练，促进患儿机体功能的恢复。

第一节　儿童神经系统解剖生理特点

（一）脑和脊髓

1. 脑的发育　在胚胎时期神经系统首先形成，脑的发育最为迅速。出生时脑重约 370g，7 岁已接近成人脑重，约 1 500g。出生时神经细胞数目已与成人相同，但树突与轴突少而短。出生后脑重的增加主要由于神经细胞体积增大和树突的增多、加长，以及神经髓鞘的形成和发育，神经系统功能逐渐成熟和复杂化。3 岁时神经细胞基本分化完成，8 岁时接近成人。神经纤维到 4 岁时才完成髓鞘化。在此之前，尤其在婴儿期，各种刺激引起的神经冲动传导速度缓慢，且易于泛化；不易形成兴奋灶，儿童易疲劳而进入睡眠状态。

2. 脊髓的发育　脊髓的结构发育与脊柱的发育相对不平衡，胎儿 3 个月时两者等长，脊髓下端在第 2 腰椎下缘，4 岁时上移至第一腰椎。故确定腰椎穿刺部位时要注意年龄特点，婴幼儿以第 4~5 腰椎间隙为宜，4 岁以后以第 3~4 腰椎间隙为宜。

（二）脑脊液

儿童脑脊液 100~150ml，新生儿脑脊液量少（约 5ml）、压力低，腰椎穿刺抽取脑脊液较困难。正常及颅内常见感染性疾病的脑脊液特点见表 12-1。

（三）神经反射

1. 生理反射

（1）出生时已存在以后逐渐消失的反射：如握持反射（出生后 3~4 个月消失）、拥抱反射（出生后 3~6 个月消失）、觅食反射和吸吮反射（出生后 4~7 个月消失）等。这些反射出生后缺乏或到消失时间仍存在则为异常。

表 12-1　正常及颅内常见感染性疾病的脑脊液特点

分类	压力 /kPa	外观	潘氏试验	白细胞 /（×10⁶·L⁻¹）	蛋白 /（g·L⁻¹）	糖 /（mmol·L⁻¹）	氯化物 /（mmol·L⁻¹）	查找病原
正常新生儿	0.29~0.78	清亮透明	–	0~34 婴儿 0~20	0.2~1.2	婴儿 3.9~5.0	婴儿 110~122	
正常儿童	0.69~1.96	清亮透明	–	0~10	0.2~0.4	2.8~4.5	117~127	
化脓性脑膜炎	不同程度增高	米汤样浑浊	+~+++	数百至数千，多核为主	明显增高	明显降低	多数降低	涂片或培养可发现致病菌
结核性脑膜炎	增高	微浊毛玻璃样	+~+++	数十至数百，淋巴细胞为主	增高	降低	降低	涂片或培养可发现抗酸杆菌
病毒性脑膜炎	正常或轻度增高	清亮	–~+	正常至数百，淋巴细胞为主	正常或轻度增高	正常	正常	特异性抗体阳性，病毒分离可阳性
隐球菌性脑膜炎	增高或明显增高	微浊	+~+++	数十至数百，淋巴细胞为主	增高	降低	多数降低	涂片墨汁染色可发现隐球菌

$（2）$**出生时已存在终身不消失的反射**：如角膜反射、瞳孔对光反射、结膜反射和吞咽反射等。当神经系统有病变时，这些反射可减弱或消失。

$（3）$**出生时不存在以后逐渐出现且终身不消失的反射**：如腹壁反射、腱反射和提睾反射等，1 岁后可引出并较稳定。当神经系统发生病变时，这些反射可减弱或消失。

2. **病理反射**　2 岁内的婴幼儿由于神经系统发育不成熟，巴宾斯基（Babinski）征双侧阳性可为生理现象，2 岁后或单侧阳性为病理现象。

3. **脑膜刺激征**　包括颈强直、克尼格（Kernig）征、布鲁津斯基（Brudzinski）征。4 个月以内的婴儿因屈肌张力较高，克尼格征、布鲁津斯基征可为阳性。

ER 12-3
神经反射

第二节　化脓性脑膜炎

情境导入

患儿，男，4 岁。3d 前出现发热、咽痛，近 2d 呕吐，今天突然抽搐。查体：T 38.9℃，嗜睡，前囟饱满，颈抵抗，双肺少许细湿啰音，克尼格征（+）、布鲁津斯基征（−），血常规检查结果示：白细胞计数 17×10⁹/L，中性粒细胞百分率 66%，淋巴细胞百分率 34%，脑脊液外观微浑浊，白细胞计数 1 800×10⁶/L，中性粒细胞百分率 70%，淋巴细胞百分率 30%，蛋白质 2 000mg/L，糖 1.7mmol/L，氯化物 105mmol/L。医生拟诊为"化脓性脑膜炎"收住入院。

工作任务：

1. 该患儿主要的护理诊断 / 问题是什么？

2. 应如何对患儿颅内压增高进行护理？

化脓性脑膜炎（purulent meningitis）简称化脑，是指由细菌引起的脑膜急性化脓性感染，是小儿常见的中枢神经系统感染性疾病。一年四季均可发病，但以冬季多见。

许多化脓性细菌都可引起本病，但大部分患儿是由脑膜炎奈瑟菌、肺炎链球菌和流感嗜血杆菌引起。2 个月以下婴儿和新生儿以及原发性或继发性免疫缺陷者，易发生革兰氏阴性杆菌（多为大肠埃希菌）和金黄色葡萄球菌脑膜炎。

最常见的入侵途径是血流，致病菌大多由上呼吸道入侵，也可通过胃肠道、破损的皮肤黏膜或新生儿的脐部入侵，进而入血流通过血脑屏障到达脑膜。邻近组织器官感染如中耳炎、乳突炎等可波及脑膜。颅骨骨折、脑脊膜膨出等与颅腔存在直接通道，细菌可直接进入蛛网膜下腔。

【护理评估】

1. 健康史　主要评估患儿有无相关的病因及病史。应详细询问患儿病前有无呼吸道、皮肤或胃肠道感染史；近期是否患过鼻窦炎、中耳炎、乳突炎等；新生儿应询问生产史、脐部感染史及有无败血症史；有无先天性或后天性神经与皮肤的解剖异常，如皮肤窦道或脑脊膜膨出。

2. 身体状况　化脓性脑膜炎多见于 5 岁以下儿童，2 岁以内发病者约占 75%。大多急性起病，部分患儿发病前数日有上呼吸道感染或胃肠道感染病史。

（1）**典型表现**

1）感染中毒及急性脑功能障碍症状：发热、烦躁不安和进行性加重的意识障碍。随着病情加重，患儿逐渐从精神萎靡、嗜睡、昏睡、昏迷到深度昏迷。约 30% 的患儿有反复的全身或局限性惊厥发作。脑膜炎球菌感染常有瘀点、瘀斑和休克。

2）颅内压增高：表现为剧烈头痛、喷射性呕吐。婴儿则有前囟饱满与张力增高、头围增大等。严重者可发生脑疝，表现为呼吸不规则、突然意识障碍加重、双侧瞳孔不等大、对光反射迟钝等。

3）脑膜刺激征：颈项强直、克尼格（Kernig）征阳性、布鲁津斯基（Brudzinski）征阳性。

（2）**不典型表现**：多见于 3 个月内的患儿，起病隐匿，缺乏典型症状。可表现为体温异常、面色青灰、吸吮力差、吐奶，颅内高压表现不明显，惊厥可不典型，脑膜刺激征表现不明显。

（3）**并发症**：可发生硬脑膜下积液、脑性低钠血症、脑积水、脑室管膜炎等并发症。部分幸存者可有后遗症，如耳聋、视力差、智力低下、肢体瘫痪和癫痫等。

3. 辅助检查

（1）**脑脊液检查**：是诊断本病的重要依据。典型改变是外观浑浊似米汤样，压力增高，白细胞总数明显增多可达 $1\,000 \times 10^6/L$ 以上，分类以中性粒细胞为主；糖和氯化物含量下降，蛋白显著增高，涂片或细菌培养可找到致病菌（表 12-1）。

（2）**血常规检查**：白细胞计数明显增高，分类以中性粒细胞增高为主。

4. 心理 - 社会状况　本病往往病情重、病程长，且后遗症多、病死率高。因此，应注意评估家长对本病的认知程度，以及经济承受能力和焦虑程度；还应评估患儿患病后对生活环境改变的适应能力，对治疗、护理带来不适的承受能力。

5. 诊断要点　凡急性发热起病，并伴有反复惊厥、意识障碍或颅内压增高表现的婴幼儿，均应注意本病的可能性，进一步依靠脑脊液检查确诊。婴幼儿和经不规则治疗者临床表现常不典型，诊断时仔细询问病史和详细进行体格检查，结合辅助检查结果，综合分析后确诊。

6. 治疗要点

（1）**抗生素治疗**：应选用对病原菌敏感、易透过血 - 脑脊液屏障的抗生素，做到早期、足量、足疗程、静脉给药,力求用药 24h 内杀灭致病菌。目前多用三代头孢菌素治疗(头孢曲松或头孢噻肟),疗程为 2~3 周。

(2)对症支持治疗:颅内高压时应用甘露醇;高热时给予物理降温或药物降温;惊厥发作时镇静止惊;肾上腺皮质激素不仅可抑制多种炎性因子的产生,还可降低血管通透性,因此可减轻脑水肿和颅内高压。积极处理并发症。

【常见护理诊断/问题】

1. 潜在并发症:颅内压增高。

2. 体温过高 与细菌感染有关。

3. 营养失调:低于机体需要量 与机体消耗过多有关。

4. 焦虑 与家长知识缺乏及病情重、后遗症多有关。

【护理目标】

1. 患儿颅内压降低,不发生脑疝或脑疝一旦发生能及时发现和处理。

2. 患儿的体温逐渐恢复正常。

3. 患儿在住院期间营养摄入充足,满足机体需要。

4. 患儿和家长情绪稳定,能积极配合治疗和护理。

【护理措施】

1. 协助降低颅内压

(1)保持环境安静,避免光线刺激,避免不必要的搬动,采取舒适的体位,头抬高 15°~30°,以利于脑血液回流,预防脑疝。护理操作尽量集中进行,避免过多打扰患儿。

(2)按医嘱正确地使用降低颅内压的药物,如 20% 甘露醇、肾上腺皮质激素等,静脉应用甘露醇时不能漏到血管外,以免引起局部刺激和皮肤坏死。配合医生行腰椎穿刺术,做好术后护理。

(3)按医嘱正确地使用抗生素,有效地控制颅内感染并注意药物副作用。由于用药时间长,必须有计划地选择和保护静脉,保证药物按时、准确地输入。

(4)密切观察患儿生命体征,观察患儿的意识状态、瞳孔、囟门等变化。若患儿出现意识障碍加重、呼吸节律深而慢或不规则、瞳孔忽大忽小或两侧不等大、对光反应迟钝、血压升高等,应警惕脑疝及呼吸衰竭的发生,备好抢救物品,及时采取抢救措施。经 48~72h 治疗发热不退或退后复升,或一般症状好转后又出现意识障碍、惊厥、前囟隆起等应考虑并发硬脑膜下积液的可能。若高热不退,反复惊厥发作,前囟饱满,颅缝裂开,频繁呕吐,出现落日征现象提示出现脑积水。应详细记录观察结果,早期预测病情变化,及时报告医生。

脑积水

2. 发热的护理 病室温度、湿度适宜,注意空气流通、开窗换气。监测体温变化,超过 38.5℃时给予物理降温或药物降温。多饮水,出汗后及时更换衣服及被褥,注意皮肤清洁和口腔护理。

3. 饮食护理 提供高热量、高维生素的流质及半流质饮食。注意少量多餐,减轻胃的饱胀感,防止呕吐的发生;注意食物的搭配,提高食欲;频繁呕吐不能进食者,遵医嘱给予静脉营养或鼻饲,注意观察和记录呕吐次数、性状和量。

4. 心理护理 多与患儿交流取得信赖,密切观察情绪反应,鼓励表达内心感受。用能理解的语言讲解有关疾病的知识和预后,使其克服焦虑心理,积极配合医护工作。鼓励与同病室的病友交流,创造良好的治疗和休养环境,促进患儿早日康复。

5. 健康教育

(1)采用各种方式宣传化脓性脑膜炎的预防知识,积极防治上呼吸道、消化道等感染性疾病,预防皮肤外伤和脐部感染。

(2)根据患儿和家长的接受能力,向家长介绍本病的基本知识及患儿的病情,耐心解答家长的疑问,减轻家长的焦虑,取得家长的配合。腰椎穿刺前做好解释工作,穿刺后应嘱患儿去枕平卧4~6h。

(3)对恢复期患儿,指导家长在日常生活中保证环境安全,预防患儿受伤;提供玩具、游戏和感觉刺激以促进其正常发展,观察有无后遗症;对有后遗症的患儿指导家长尽早带患儿去康复机构进行康复训练,促进功能恢复。

(4)按时预防接种,加强体格锻炼,增强免疫力,减少感染性疾病的发生。

【护理评价】

1.患儿颅内压是否正常,是否未发生脑疝等并发症。

2.患儿的体温是否维持正常。

3.患儿营养摄入是否充足,体重是否稳定。

4.患儿和家长是否情绪稳定,是否能积极配合治疗和护理。

第三节　病毒性脑炎

情境导入

患儿,男性,6岁。因发热、头痛1d,反复抽搐2h入院。同时伴有呕吐,呈喷射状。患儿入院前1周有上呼吸道感染病史,曾用青霉素治疗未见效果。查体:T 39℃,P 108次/min,R 20次/min。昏睡状态,颈抵抗,肌张力增高,膝腱反射活跃,双侧巴宾斯基征阳性。医生诊断为"病毒性脑膜脑炎"。

工作任务:

1.应如何对患儿进行护理评估?

2.该患儿的主要护理诊断/问题是什么?

【概述】

病毒性脑炎(viral encephalitis)是指由多种病毒引起的颅内急性炎症。若病变主要累及脑膜,临床表现为病毒性脑膜炎(viral meningitis);若病变累及大脑实质,则以病毒性脑炎为临床特征。由于解剖上两者邻近,若脑膜和脑实质同时受累,此时称为病毒性脑膜脑炎。

引起该病的病毒种类繁多,80%为肠道病毒,如柯萨奇病毒、埃可病毒等,其次为虫媒病毒、腺病毒、单纯疱疹病毒、腮腺炎病毒和其他病毒等。病毒经肠道或呼吸道进入淋巴系统繁殖,经血液循环感染颅外某些脏器,此时患儿可有发热等全身症状。若病毒进一步繁殖,可能入侵脑和脑膜,出现中枢神经系统症状。病理改变主要是大量病毒对脑组织的直接入侵和破坏;若宿主对病毒抗原发生强烈免疫反应,将进一步导致脱髓鞘、血管与血管周围脑组织的损害。

【护理评估】

1.健康史　主要评估患儿有无相关的病因及病史。应详细询问患儿近1~3周有无呼吸道、消化道等病毒感染史;发病前有无传染病接触史、蚊虫叮咬史;了解近期是否接种过疫苗。

2.身体状况　大多数患儿病程呈自限性,但病情轻重差异很大,一般病毒性脑炎较脑膜炎严重,重症脑炎更易发生急性期死亡或后遗症。

(1)病毒性脑膜炎发病前多有上呼吸道或前驱传染病史。表现为发热、恶心、呕吐、精神差、嗜睡等。年长儿表现为头痛,婴儿则烦躁不安,易激惹。一般很少有严重意识障碍,惊厥较少见,可有脑膜刺激征阳性。病程大多在1~2周内。

(2)病毒性脑炎起病急,其临床表现因脑实质部位的病理改变、范围和严重程度而有所不同。大多数患儿因弥漫性大脑病变而主要表现为发热、反复惊厥发作、不同程度的意识障碍和颅内压增高症状。有的患儿病变主要累及额叶皮质运动区，临床则以反复惊厥发作为主要表现，伴或不伴发热。若脑部病变主要累及额叶底部、颞叶边缘系统，患儿则主要表现为精神情绪异常，如躁狂、幻觉、失语以及定向力、计算力和记忆力障碍等，伴或不伴发热。其中以单纯疱疹病毒引起者最为严重，常合并惊厥和昏迷，病死率高。其他还有以偏瘫、单瘫、四肢瘫或各种不自主运动为主要表现者。有的患儿可同时兼有上述多种类型的表现。病程一般 2~3 周，多数患儿可完全恢复，但少数遗留癫痫、肢体瘫痪、智力倒退等后遗症。

3. 辅助检查

（1）脑脊液检查：外观清亮，压力正常或增高。白细胞总数正常或轻度升高，病程早期以中性粒细胞增多为主，后期以淋巴细胞增多为主；蛋白正常或轻度增高，糖和氯化物正常（表 12-1）。

（2）病毒学检查：取脑脊液进行病毒分离及特异性抗体测试均为阳性，恢复期患儿血清特异性抗体滴度高于急性期 4 倍以上时具有诊断意义。

（3）脑电图：病程早期多以弥漫性或局限性异常慢波背景活动为特征，少数伴有棘波、棘 - 慢综合波。

4. 心理－社会状况　本病是神经系统感染性疾病，家长多担心患儿病情严重会危及生命或留有后遗症，从而产生焦虑和恐惧等情绪，应注意评估家长对疾病转归的认知能力、经济承受能力。评估患儿对治疗护理的配合程度和认知能力。还应注意评估社区、家庭、托幼机构的卫生情况，以了解可能引发本病的社会及环境因素。

5. 诊断要点　病毒性脑炎的诊断有赖于排除颅内其他非病毒性感染、其他各种脑病等急性脑部疾病后确诊。少数患者若明确并发某种病毒性传染病或脑脊液检查证实特异性病毒抗体阳性者，可支持颅内病毒性感染的诊断。

6. 治疗要点　急性期以支持和对症治疗为主，卧床休息，供给充足的营养，维持水、电解质平衡，控制惊厥、脑水肿和颅内高压等。单纯疱疹病毒、水痘 - 带状疱疹病毒感染可选用阿昔洛韦抗病毒治疗，对其他病毒感染可酌情选用干扰素、利巴韦林等。可使用胞磷胆碱、吡拉西坦等促进脑组织代谢。

【常见护理诊断／问题】

1. 潜在并发症：颅内压增高。

2. 体温过高　与病毒感染有关。

3. 急性意识障碍　与脑实质炎症有关。

4. 躯体活动障碍　与昏迷、瘫痪有关。

【护理目标】

1. 患儿颅内压正常，未发生脑疝等并发症。

2. 患儿体温恢复和维持正常。

3. 患儿意识恢复。

4. 躯体活动恢复正常，或瘫痪肢体未发生肌肉萎缩或功能障碍。

【护理措施】

1. 协助降低颅内压　见本章第二节　化脓性脑膜炎中的相关内容。

2. 发热的护理　见本章第二节　化脓性脑膜炎中的相关内容。

3. 昏迷患儿的护理　保持侧卧位，上半身抬高 20°~30°。每 2h 翻身 1 次，保持皮肤清洁，按摩皮肤促进血液循环，防止发生压力性损伤。做好口腔护理。保持呼吸道通畅，帮助拍背促使痰液排出，减少坠积性肺炎的发生，如有痰液堵塞，立即吸痰，必要时做气管切开或使用呼吸机。吞咽困难者尽早给予鼻饲或静脉营养，维持水、电解质、营养的平衡。

4. 瘫痪患儿的护理　卧床期间协助患儿洗漱、进食，及时清理大小便。教会家长协助患儿翻身及皮肤护理方法。可使用气垫，维持患儿皮肤的完整性，预防压力性损伤。用毛巾或毯子卷成所需形状,保持瘫痪肢体于功能位。

5. 心理护理　多与患儿交流取得信任,密切观察其情绪反应,鼓励患儿表达内心感受。用能理解的语言讲解有关疾病的知识和预后,使患儿克服焦虑心理,积极配合治疗和护理。鼓励患儿与同病室的病友交流,创造良好的治疗和休养环境,促进患儿早日康复。

6. 健康教育

(1) 根据患儿和家长的接受能力,介绍本病的基本知识及患儿的病情,耐心解答家长的疑问,减轻家长的焦虑,取得家长的配合。

(2) 指导家长协助患儿翻身、皮肤护理的方法。对有肢体瘫痪者待其病情稳定后尽早进行肢体的被动或主动锻炼,促进功能恢复。

(3) 按时预防接种,加强体格锻炼,增强免疫力,减少感染性疾病的发生。

【护理评价】

1. 患儿颅内高压是否控制,是否未发生脑疝等并发症。

2. 患儿的体温是否维持在正常范围。

3. 患儿意识是否恢复。

4. 患儿躯体活动是否恢复正常,瘫痪肢体是否未发生肌肉萎缩或功能障碍。

第四节　脑性瘫痪

【概述】

脑性瘫痪(cerebral palsy)简称脑瘫,是指由于各种原因造成的发育期胎儿或婴儿非进行性脑损伤。主要表现为中枢性运动障碍和姿势发育异常。我国的患病率为2‰左右。

许多围生期危险因素被认为与脑性瘫痪的发生有关,主要包括:①围生期脑损伤:如缺氧缺血性脑病、产伤、颅内出血;②与早产有关的脑损伤:如脑室周围白质软化、脑室内出血;③脑发育异常:如脑发育畸形、遗传性或代谢性脑发育异常;④产后脑损伤:如核黄疸、中枢神经系统感染;⑤产前危险因素:如绒毛膜羊膜炎、宫内发育迟缓、先天性TORCH感染。这些因素可能共存,并相互作用。也有很多患儿无法明确其具体原因,可能与胚胎早期的发育异常有关系。

【护理评估】

1. 健康史　主要评估患儿有无相关的病因及病史。应询问母亲孕期情况,患儿出生情况,出生后疾病和治疗情况,家族中有无遗传性疾病。

2. 身体状况

(1) **基本表现**:以出生后非进行性运动发育异常为特征。

1) 运动发育落后和瘫痪肢体主动运动减少:患儿不能完成相同年龄正常小儿应有的运动发育进程,包括抬头、坐、站立、独走等大运动以及手指的精细动作。

2) 肌张力异常:因不同临床类型而异,痉挛型表现为肌张力增高;肌张力低下型则表现为瘫痪性肢体松软,但仍可引出腱反射;而手足徐动型表现为变异性肌张力不全。

3) 姿势异常:受异常肌张力和原始反射延迟消失不同情况影响,患儿可出现多种肢体异常姿势,并影响其正常运动功能的发挥。

4) 反射异常:多种原始反射消失延迟,痉挛型脑瘫患儿腱反射活跃,可引起踝阵挛和巴宾斯基征阳性。

(2) **临床类型**

1) 运动障碍类型分类:痉挛型最常见,占全部病例的50%~60%。其主要因锥体系受累,表现为上肢肘、腕关节屈曲,拇指内收,手紧握呈拳状,下肢内收交叉呈剪刀腿和尖足。其他还有手足徐动型、共济失调型、肌张力低下型、强直型、震颤型、混合型等。

2）瘫痪累及部位分类：可分为四肢瘫（四肢和躯干均受累）、双瘫（也是四肢瘫，但双下肢较重）、截瘫（双下肢受累，上肢和躯干正常）、偏瘫、三肢瘫和单瘫等。

（3）**并发症或伴随症状**：作为脑损伤引起的共同表现，一半以上的患儿可能合并智力低下、听力和语言发育障碍，其他如视力差、过度激惹、小头畸形、癫痫等。有的伴随症状如流涎、关节脱位则与脑瘫自身的运动功能障碍相关。

3. 辅助检查

(1)**影像学检查**：1/2~2/3 的患儿可有脑 CT、MRI 检查的异常，但正常者不能否定本病的诊断。

(2)**脑电图**：可能正常，也可表现为异常背景活动，伴有痫样放电波者应注意合并癫痫的可能性。

4. 心理－社会状况 治疗前应评估患儿的精神状况、性格特点、情绪、行为、反应能力等。评估其成长环境、生长发育程度、智力水平、患儿家长对该病的了解程度、患儿及家长对康复知识的掌握程度和焦虑程度以及社会支持和社区医疗资源情况，制订有针对性的康复训练计划。

5. 诊断要点 脑性瘫痪的诊断主要基于病史及神经系统检查。孕期、围产期、新生儿期异常病史可能提示脑瘫的病因。影像学检查可能发现脑损伤及其性质。诊断脑性瘫痪应符合以下 2 个条件：①运动发育时期就出现的中枢性运动障碍，包括大脑、小脑及脑干疾病所致，但是不包括脊髓、外周神经和肌肉病变导致的运动障碍；②除外可能导致瘫痪的进行性疾病（如各种遗传性疾病）所致的中枢性瘫痪及正常儿童一过性发育落后。

6. 治疗要点 婴儿运动功能正处于发育阶段，早发现、早治疗容易取得较好的疗效。主要的治疗措施有功能训练（包括体能运动训练、技能训练、语言训练）、矫形器的应用、手术治疗等；其他还有水疗、电疗、中药熏蒸、针灸按摩等。同时家长要在医生指导下在家庭中帮助患儿持之以恒地进行训练。

【常见护理诊断/问题】

1. 有失用综合征的危险 与肢体运动障碍有关。

2. 生长发育迟缓 与脑损伤有关。

3. 焦虑 与家长缺乏脑瘫的康复知识有关。

【护理目标】

1. 患儿肢体功能水平接近或恢复正常。

2. 患儿生长发育水平能达到或接近相同年龄正常儿童应有的发育水平。

3. 患儿及家长能掌握脑瘫的康复知识。

【护理措施】

1. 坚持功能训练 针对各种运动障碍和姿势异常进行物理学手段治疗，帮助患儿进行被动或主动的肢体锻炼，以促进肌肉关节活动、改善肌张力，同时配合针刺、理疗、按摩、推拿等，纠正异常姿势。保持瘫痪肢体于功能位置，长时间卧床的患儿，宜选择侧卧位，将双手放在胸前。面前放置玩具及悬挂彩色气球和铃铛，练习抓握，以利于发展上肢功能、接收到颜色及声音的刺激。功能训练要从简单到复杂、从被动到主动，以促进肌肉和关节活动，改善肌张力。

> **知识拓展**
>
> ### 脑瘫物理治疗方法——鲍巴斯疗法、沃伊塔疗法
>
> 鲍巴斯（Bobath）疗法又称神经发育学疗法，是脑瘫患儿康复治疗的主要疗法之一，适合于各种类型脑瘫患儿的康复治疗。基本原理是通过反射性抑制异常姿势和运动，促进正确的运动感觉和运动模式。通过对运动模式协调性的促进，抑制原始反射持续存在对脑瘫患儿正常

运动发育的影响,从而实现正常运动模式的整合,防止异常模式的形成和固定。

沃伊塔(Vojta)疗法又称诱导疗法,对各年龄组脑瘫患儿均有效,但2岁前更有效。它是通过对患儿身体特定部位进行压迫刺激,诱导产生全身性的反射性运动的一种疗法,旨在刺激假设轴向器官(头部和脊椎)和四肢的正确位置,从而产生理想的姿势和运动模式。婴幼儿时期异常姿势和落后的运动发育尚未固定,若能得到外界给予的刺激性治疗及功能训练,可使其学习建立运动模式和功能。

2. 培养自理能力　根据患儿年龄、病情训练适当的日常生活动作,如进行穿脱衣服的训练,更衣时选择坐位及穿脱方便的衣服,病重侧肢体先穿、后脱。在护理过程中培养患儿独立能力。根据患儿年龄进行排便、洗浴训练,养成定时排便的习惯。随着年龄的增长教会患儿在排便前能向家长预示,学会使用卫生纸、穿脱裤子。对独立进食困难的患儿应进行饮食训练,喂食时,保持患儿头处于中线位,不要在牙齿紧咬情况下将饭匙强行抽出。让患儿学习进食动作,尽早自理。患儿所需热量无法保证时,可考虑鼻饲。

3. 心理护理　根据各年龄段的特点给予心理支持。在护理过程中要关爱患儿,患儿哭闹和不配合时要有耐心,对细微进步及时给予鼓励和表扬。有的患儿病情重,短时间内康复效果不明显,家长常常会有焦虑和抱怨情绪,应给予理解和安抚,要向家长解释脑瘫的康复是一个持久的过程,并帮助家长尽快掌握康复要点,出院后坚持在家中继续进行功能训练。发挥社会、家庭、学校全方位的力量,关爱脑瘫儿童。鼓励患儿参加集体活动,调动其积极性,使其克服自卑、孤独心理。

4. 健康教育

(1)做好预防保健,加强孕期保健、胎儿保健和新生儿保健。在妊娠早期预防各种感染性疾病及不良理化因素的刺激;避免早产、难产、产伤和窒息;加强新生儿护理,防治新生儿各种疾病。

(2)指导家长正确护理患儿,持之以恒地进行康复训练,提高患儿运动能力、认知能力和生活自理能力。

(3)家庭需细心呵护患儿,耐心指导,多鼓励,注意发掘患儿自身潜力,切不可歧视或过度溺爱,否则容易造成性格缺陷。

【护理评价】

1. 患儿瘫痪肢体的运动功能是否接近或恢复正常。

2. 患儿生长发育是否达到或接近正常儿童水平。

3. 患儿及其家长在出院时能否掌握脑瘫的康复知识。

第五节　惊　厥

情境导入

患儿,男,3岁,因发热半天、抽搐1次入院。查体:T 39.5℃,P 108次/min,R 29次/min,神志清楚,精神尚可,咽部红,双肺呼吸音粗,神经系统检查未见异常。血常规:白细胞计数 19.28×10^9/L,淋巴细胞百分率21%,中性粒细胞百分率69%。门诊拟以"热性惊厥"收住入院。

工作任务:

1. 如何对该患儿进行护理评估?

2. 该患儿目前存在的主要护理诊断/问题是什么?

3. 入院后应如何为患儿及家长提供健康指导?

【概述】

惊厥（convulsion）是指由于神经细胞异常放电引起的全身或局部骨骼肌群突然发生不自主的强直性或阵挛性收缩，常伴意识障碍。本病可由多种原因引起，见于任何年龄。惊厥持续状态或反复频繁发作时可引起脑组织缺氧性损害。

惊厥是一种暂时性神经系统功能紊乱。因儿童大脑皮层发育尚未完善，神经髓鞘未完全形成，因此较弱的刺激也能在大脑皮层形成强烈兴奋灶并迅速泛化，导致神经细胞突然大量、异常、反复放电而引起惊厥。主要病因有：

1. 感染性疾病

（1）颅内感染：各种病原体感染如引起的脑膜炎、脑炎及脑脓肿。

（2）颅外感染：如热性惊厥、严重感染引起的中毒性脑病、破伤风等。

2. 非感染性疾病

（1）颅内疾病：颅内出血、颅内占位性病变、先天脑发育异常、脑外伤等。

（2）颅外疾病：缺氧缺血性脑病、中毒，水、电解质紊乱如重度脱水、低血钙、低血糖等，严重的心、肝、肾疾病，遗传代谢性疾病如苯丙酮尿症、半乳糖血症等。

【护理评估】

1. 健康史　主要评估患儿有无相关的病因及病史。应询问患儿惊厥时是否发热，既往有无惊厥发作，出生时是否有产伤、窒息等，有无上呼吸道感染、神经系统感染或其他严重感染，有无癫痫、中毒，有无引起水、电解质紊乱的相关疾病，家族中是否有类似疾病史。

2. 身体状况

（1）典型表现：表现为突然意识丧失，头向后仰，面部及四肢肌肉呈强直性或阵挛性收缩，眼球固定、上翻或斜视，口吐白沫、牙关紧闭，面色青紫，部分患儿有大小便失禁。惊厥持续时间为数秒至数分或更长，发作停止后多入睡。

（2）非典型表现：多见于新生儿或小婴儿。惊厥发作不典型，多为微小发作，可有呼吸暂停、阵发性青紫、两眼凝视、眼角、口角抽动、单侧肢体抽动等。

（3）惊厥持续状态：指惊厥持续 30min 以上或反复发作超过 30min，且在发作间歇期意识不能完全恢复者。其多见于癫痫大发作、破伤风、严重的颅内感染、代谢紊乱、脑肿瘤等。由于惊厥时间过长，可引起缺氧性脑损害、脑水肿甚至死亡。

（4）热性惊厥：多见于 6 个月 ~5 岁的小儿，发病年龄高峰期为 18 个月，是由单纯发热诱发的惊厥，是儿童惊厥最常见的原因。其多发生于上呼吸道感染的初期，当体温骤升至 38.5~40℃ 或更高时，突然发生惊厥。根据发作特点和预后分为两型：单纯型热性惊厥和复杂型热性惊厥（表 12-2）。

表 12-2　单纯型热性惊厥和复杂型热性惊厥的临床特点

	占热性惊厥的比例	起病年龄	惊厥发作形式	惊厥发作时间	一次热程发作次数	神经系统异常	惊厥持续状态
单纯型热性惊厥	70%~80%	6 个月至 5 岁	全面性发作	多短暂，<15min	仅 1 次，偶有 2 次	阴性	少有
复杂型热性惊厥	20%~30%	任何年龄	局灶性或全面性发作	时间长，>15min	24h 内≥2 次	可阳性	较常见

（5）并发症及后遗症：多数热性惊厥的患儿随年龄增长而停止发作，95% 以上的热性惊厥患儿日后并不患癫痫，热性惊厥后癫痫的危险因素包括原有神经系统发育异常、有癫痫家族史、首次发作有复杂型热性惊厥的表现。本病的预后与原发病有关，如单纯由于可纠正的代谢紊乱引起的惊厥预后良好，而脑或皮层发育异常者预后极差。由窒息、颅内出血或脑膜炎引起的脑损伤，其预后

取决于损伤的严重性和范围。

ER 12-5

儿童惊厥

3. 辅助检查　根据病情需要做血常规、大便常规、尿常规、血糖、血电解质、肝肾功能及脑脊液检查。必要时可做眼底、脑电图、心电图、B超、CT、MRI检查等。

4. 心理–社会状况　家长对本病知识了解不全面，可能产生焦虑、恐惧等不良心理。较大儿童担心再次发生惊厥，常常感到自卑和恐惧。因此应了解家长和患儿对疾病知识的需求，是否愿意与医护人员配合。

5. 诊断要点　根据患儿年龄、有无发热、季节、临床表现及相关辅助检查等全面分析考虑，与其他中毒性脑炎、中枢神经系统感染疾病等鉴别后可做出诊断。

6. 治疗要点　迅速控制惊厥，积极寻找病因，预防惊厥复发。

（1）镇静止惊

1）地西泮：为抗惊厥的首选药，对各型惊厥发作都有效，尤其适合于惊厥持续状态，其作用起效快（大多在 1~2min 内见效），较安全。剂量按每次 0.3~0.5mg/kg 缓慢静脉注射，注射速度不超过 2mg/min。地西泮的缺点是作用时间短暂，过量可致呼吸抑制、血压降低，需观察患儿呼吸及血压的变化。

2）苯巴比妥钠：是新生儿惊厥首选药物。首剂 10mg/kg 静脉注射，每日维持量为 5mg/kg。本药抗惊厥作用维持时间较长，也有呼吸抑制及降低血压等副作用。

3）10% 水合氯醛：每次 0.5ml/kg，稀释至 3% 灌肠。

（2）对症治疗：高热者给予药物或物理降温，脑水肿、颅内高压者可静脉应用甘露醇、呋塞米或肾上腺皮质激素。

（3）病因治疗：针对引起惊厥不同的病因，采取相应的治疗措施。

【常见护理诊断 / 问题】

1. 有窒息的危险　与惊厥发作、咳嗽和呕吐反射减弱、呼吸道堵塞有关。

2. 有受伤的危险　与抽搐、意识障碍有关。

3. 体温过高　与感染或惊厥持续状态有关。

4. 焦虑　与家长担心患儿病情，无法应对惊厥发作有关。

【护理目标】

1. 患儿呼吸道保持通畅，不发生窒息。

2. 患儿不发生外伤。

3. 患儿体温恢复并维持正常。

4. 患儿及家长情绪稳定，惊厥发作时能得到及时、正确的处理。

【护理措施】

1. 保证呼吸道通畅，预防窒息发生。

（1）惊厥发作时应就地抢救，保持安静，避免一切不必要的刺激，立即让患儿平卧，头偏向一侧，松解衣领，清除患儿口鼻腔分泌物、呕吐物等，保持呼吸道通畅。

（2）备好急救用品，如开口器、吸痰器、气管插管用具等。备好氧气，必要时吸氧。

（3）若惊厥发作持续大于 5min，按医嘱给予止惊药物，如地西泮、苯巴比妥钠等，观察并记录患儿用药后的反应，注意有无呼吸抑制。

2. 预防外伤

（1）当惊厥发作时，将纱布放在患儿手中和腋下，防止皮肤摩擦受损。已出牙的患儿在上下臼齿之间垫牙垫或放置包裹纱布的压舌板，防止舌咬伤。当牙关紧闭时，不要用力撬开，以避免损伤牙齿。

（2）专人看护，防止坠床，将床上硬物移开，加设床挡并在床挡周围放置棉垫，防止患儿受伤。

切勿用力摇晃、强力按压或牵拉患儿的肢体,以免骨折或脱臼。

3. 发热的护理 密切监测体温变化,高热时及时采取正确、合理的降温措施,及时更换汗湿的衣服,保持口腔及皮肤清洁。

4. 观察病情 密切观察生命体征、意识及瞳孔变化,惊厥反复发作或惊厥时间长者可引起脑缺氧,导致脑水肿或脑损伤,应及时给氧,若出现脑水肿早期症状应及时报告医生,并遵医嘱用降颅内压药物。

5. 心理护理 护士应给患儿以安全感和信任感。患儿惊厥发作时允许家长陪伴。经常和患儿及家长交流,解除其焦虑和自卑心理,建立战胜疾病的信心。热性惊厥有反复发作的特点,患儿家长往往担心疾病对小儿大脑会造成损伤影响智力,护士应耐心向家长解释。

6. 健康教育

(1)向家长详细说明患儿病情,解释惊厥的病因和诱因,指导家长掌握预防惊厥的措施。癫痫患儿应向家长强调定期门诊随访的重要性,根据病情及时调整药物。

(2)热性惊厥患儿应向家长说明及时控制体温是预防惊厥的关键,教会家长在患儿发热时物理降温和药物降温的方法。平时要加强生活护理,预防感染性疾病是减少热性惊厥发生的重要措施。

(3)教会家长在患儿惊厥发作时正确的急救方法,如就地抢救,保持安静,体位摆放科学,保持气道通畅等,发作缓解后迅速将患儿送往医院。

(4)对惊厥发作时间较长的患儿,应指导家长观察患儿有无神经系统后遗症,如耳聋、肢体活动障碍、智力低下等,发现异常及时给予治疗和康复锻炼。

【护理评价】

1. 患儿是否未发生窒息和外伤。

2. 患儿体温是否恢复并维持正常。

3. 患儿及家长情绪是否稳定,能否在惊厥发作时及时正确地处理。

(张思宇)

思考题

1. 患儿4岁,因发热5d,头痛、呕吐1d,抽搐2次入院。查体:T 39℃,嗜睡,颈有抵抗,两肺呼吸音清,P 110次/min,腹平软,肝脾肋下未触及,布鲁津斯基征(+)、克尼格征(+)。血常规示白细胞计数 $17×10^9$/L,中性粒细胞百分率66%,淋巴细胞百分率34%,脑脊液外观微浑浊,白细胞计数 $1 500×10^6$/L,中性粒细胞百分率80%,淋巴细胞百分率20%,蛋白质 1 000mg/L,糖1.4mmol/L,氯化物108mmol/L。

请思考:

(1)该患儿的主要的护理诊断/问题是什么?

(2)如何针对护理诊断/问题实施护理措施?

2. 患儿,男,1岁,1d前出现发热、流涕、咳嗽。半小时前突然抽搐1次,抽搐时为全身性发作,口吐白沫、面色青紫、牙关紧闭,四肢抽动,持续约5min,既往体健。查体:神志清楚,一般情况好,T 39.5℃,咽红,呼吸音稍粗,心肺(-),神经系统(-),来院急诊。

请思考:

(1)该患儿抽搐的原因可能是什么?

(2)首选何种镇静止惊药物?

(3)对该患儿应采取哪些护理措施?

ER 12-6

练习题

第十三章 | 免疫性疾病患儿的护理

教学课件

思维导图

学习目标

1. 掌握风湿热、过敏性紫癜和黏膜皮肤淋巴结综合征的临床表现、护理措施。
2. 熟悉风湿热、过敏性紫癜和黏膜皮肤淋巴结综合征的护理诊断、治疗要点。
3. 了解风湿热、过敏性紫癜和黏膜皮肤淋巴结综合征的发病机制、辅助检查。
4. 学会运用护理程序对风湿热、过敏性紫癜和黏膜皮肤淋巴结综合征患儿实施整体护理，并进行健康指导。
5. 具备严肃认真的工作态度，富有责任心、同理心为患儿及家长服务，培养护生尊重患儿、爱护患儿的职业精神。

免疫（immunity）是机体的一种生理性保护机制，其本质为识别自身，排除异己；其功能包括免疫防御、免疫自稳和免疫监视。免疫防御是抵御病原微生物及毒素侵袭；免疫自稳是清除衰老、损伤或死亡的细胞，稳定机体内环境；免疫监视是识别和清除突变细胞和非自身异质性细胞，以维持机体内环境的稳定。若免疫功能失调或紊乱，可致异常免疫反应。如自身炎症性疾病、自身免疫性疾病、过敏性疾病等。

第一节 风 湿 热

情境导入

患儿，男，8 岁。因反复发热、左膝关节疼痛 10d 入院。患儿近 10d 以来，反复发热，体温 37.8~38.3℃，四肢关节疼痛、肿胀，以左膝关节为主。既往有扁桃体炎的病史。家族中无遗传病。查体：T 38.2℃，P 98 次/min，R 22 次/min，咽部充血，扁桃体Ⅱ度肿大，心音有力，未闻及心脏杂音，腹软，肝脾未及，左膝关节红、肿、热、痛，活动受限。实验室检查：血常规示白细胞计数 9.8×10^9/L，中性粒细胞百分率 83%，淋巴细胞百分率 17%，血沉 80mm/h，C 反应蛋白（CRP）阳性，ASO 阳性。入院诊断为"风湿热"。

工作任务：

1. 对该患儿如何进行护理评估？
2. 如何进行正确的健康指导？

风湿热（rheumatic fever，RF）是一种咽喉部感染 A 族乙型溶血性链球菌后发生的全身结缔组织非化脓性炎性疾病。临床主要表现为心脏炎、游走性关节炎、舞蹈病、环形红斑和皮下小结，以心脏炎最严重，反复发作可导致永久性心脏瓣膜病变。其好发于 5~15 岁，3 岁以下少见。冬春季节、寒冷潮湿地区多见。

【病因】

研究认为风湿热是自身免疫性疾病，其发病机制的研究有很多新进展，但尚未十分明确。

知识拓展

风湿热发病机制及病理改变

风湿热是 A 族乙型溶血性链球菌咽峡炎后的晚期并发症。在该菌引起的咽峡炎患儿中，0.3%~3% 于 1~4 周后发生风湿热。研究发现有多种 A 族乙型溶血性链球菌的特殊结构成分和细胞外产物与发病有关。链球菌感染后机体产生抗链球菌抗体，一方面能清除链球菌起保护作用，另一方面与链球菌抗原分子模拟的自身抗原结合形成循环免疫复合物，沉积于人体关节滑膜、心肌、心瓣膜，激活补体成分产生炎性病变。细胞免疫反应的参与、以遗传特征为基础的人体易感性或免疫应答的个体差异性在风湿热发病机制中也起一定作用。

风湿热病变过程分三期，可交错存在，持续 4~6 个月。①急性渗出期：发生于心脏、关节、皮肤，病理改变为组织水肿、变性或坏死，炎性细胞浸润，纤维素及浆液渗出。②增生期：主要在心肌和心瓣膜形成风湿小体，也可在肌肉及结缔组织。风湿小体是风湿热病理诊断依据。③硬化期：风湿小体中央变性和坏死物质被吸收，炎症细胞减少，纤维组织增生和瘢痕形成，造成二尖瓣和主动脉瓣狭窄或关闭不全。

【护理评估】

1. 健康史 主要评估患儿有无相关的病因及病史。应询问患儿在发病前 1~4 周有无上呼吸道感染。了解患儿有无发热、关节痛、皮疹及精神异常或不自主动作，发生时间和治疗情况；既往有无关节炎或心脏病病史；家庭居住的气候、环境条件；有无家族史。

2. 身体状况 急性起病者表现为高热，体温达 38~40℃，2 周后低热；隐匿起病者低热或无热。有的伴有关节痛、贫血、鼻出血、腹痛。其主要表现有：

(1) **心脏炎**：是本病最严重的表现，小儿风湿热以心脏炎起病者占 40%~50%。年龄越小，心脏受累的概率越高。心肌、心内膜、心包均可受累，以心肌炎和心内膜炎多见。

1) 心肌炎：表现为心动过速，第一心音减弱，心脏扩大，心尖冲动弥散，可闻及奔马律，心尖部可听到Ⅱ~Ⅵ级收缩期吹风样杂音或主动脉瓣区舒张中期杂音。

2) 心内膜炎：主要侵犯二尖瓣，其次是主动脉瓣，造成二尖瓣和 / 或主动脉瓣关闭不全。二尖瓣区出现Ⅱ~Ⅵ级全收缩期吹风样杂音，心尖区有柔和、短促的舒张中期杂音，主动脉瓣区舒张期叹气样杂音，反复发作后可造成永久性瓣膜损害。

3) 心包炎：表现为心前区疼痛、呼吸困难及端坐呼吸，心包摩擦音、心音遥远、心前区搏动消失，心包压塞的表现为颈静脉怒张、肝大。一旦有心包炎表现，易发生心力衰竭。

(2) **关节炎**：年长儿多见，发生率 50%~60%，其特点为多发性、游走性大关节炎，主要累及膝、踝、肩、肘、腕等大关节。典型关节炎表现有红、肿、热、痛和功能障碍，非典型关节炎仅表现关节痛，发病很少超过 1 个月，愈后不留畸形。

(3) **舞蹈病**：是一种锥体外系受累的风湿性神经系统疾病，发生率 3%~10%，8~12 岁的女孩多见。表现为不自主、突发、无目的的快速运动，在兴奋和注意力集中时加剧，睡眠时消失，可累及全身肌肉，以面部和上肢肌肉为主，自限性，病程平均 3 个月。

(4) **皮肤症状**：环形红斑少见，表现为环形或半环形边界清楚的淡色红斑，出现在躯干和四肢近端，呈一过性，或时隐时现呈迁延性，可持续数周。皮下小结发生于大关节伸面及枕、额、脊突处，直径 0.1~1cm，质硬不痛，2~4 周消失。其他皮疹：荨麻疹、结节性红斑、多形红斑。

（5）**其他**：表现有风湿性肺炎、胸膜炎、肾炎、脑炎等。

3. 辅助检查

（1）**链球菌感染证据**：咽拭子培养 A 族乙型溶血性链球菌，抗链球菌溶血素 O、抗脱氧核糖核酸酶 B（anti-DNase B）、抗链球菌激酶（ASK）、抗透明质酸酶（AH）升高。

（2）**风湿热活动指标**：白细胞计数和中性粒细胞增高、血沉增快、C 反应蛋白（CRP）阳性和黏蛋白增高。

（3）**心脏损害依据**：①X 线检查：严重的出现心胸比例增大；②心电图检查：常见 P-R 间期延长，可出现 ST 段改变及心律失常；③超声心动图检查：可显示有无瓣膜增厚、水肿、狭窄和关闭不全、心脏增大及心包积液。

4. 心理 - 社会状况　因本病可能反复发作，甚至导致风湿性心脏病，严重影响患儿生活质量，所以应了解患儿及其家长对本病的认识，有无焦虑、担忧，有无自卑或自责等心理。了解患儿家庭环境及经济状况，既往有无住院的经历。

5. 诊断要点　风湿热的诊断有赖于临床表现和实验室检查的综合分析。确诊风湿热后，应尽可能明确发病类型，特别应了解是否存在心脏损害。以往有风湿热病史者，应明确是否有风湿热活动。

6. 治疗要点　卧床休息，保护心脏功能；清除链球菌感染，用大剂量青霉素抗链球菌感染持续 2~3 周；抗风湿热治疗，用水杨酸制剂如阿司匹林 4~8 周；如有心脏炎宜早期用糖皮质激素如泼尼松 8~12 周，以减轻心脏损害；有心力衰竭时加用强心、利尿药；舞蹈病时可用镇静剂如苯巴比妥等。

【**常见护理诊断 / 问题**】

1. **心排血量减少**　与心脏受损有关。

2. **疼痛**　与关节受累有关。

3. **体温过高**　与感染、风湿活动有关。

4. **潜在并发症**：药物副作用。

5. **焦虑**　与疾病的严重程度及预后有关。

6. **知识缺乏**：患儿及家长缺乏对本病的治疗、预防、护理知识的认知。

【**护理目标**】

1. 患儿的心功能恢复正常。

2. 患儿疼痛减轻并能自由活动。

3. 维持患儿体温正常。

4. 患儿不发生并发症，一旦出现及时配合处理。

5. 患儿及其家长情绪稳定，积极配合治疗护理。

6. 患儿及其家长熟知预防风湿热复发、用药等相关知识。

【**护理措施**】

1. **防止发生严重心功能损害**　病室保持安静，协助做好生活护理，给予易消化、高蛋白、高维生素饮食。心力衰竭者少量多餐，限制盐和水的摄入，少吃产气的食物，保持大便通畅。强调卧床休息，减轻心脏负担。急性期无心脏炎者卧床休息 2 周；有心脏炎者绝对卧床 4 周，重者 6~12 周；至急性症状完全消失，血沉接近正常方可下床活动，伴心力衰竭者卧床 8 周，待心功能恢复后再卧床 3~4 周。活动量要根据心率、心音、呼吸、有无疲劳而调节。一般恢复到正常活动量所需要的时间是：无心脏受累者 1 个月，轻度心脏受累者 2~3 个月，严重心肌炎伴心力衰竭者 6 个月。

2. **减轻关节疼痛**　患儿保持舒适的体位，避免痛肢受压，移动肢体时动作轻柔。当活动受限时，应予以适当保护和固定。用热水袋热敷局部关节，以减轻疼痛。

3. **发热护理**　密切观察体温变化，注意热型。根据体温采用物理降温和药物降温。

4. 用药护理　遵医嘱正确用药，观察药物副作用，如阿司匹林引起胃肠道反应，肝功能损害和出血，饭后服用或同服氢氧化铝可减少对胃肠道的刺激，加用维生素 K 可防止出血。服药后易出汗，应及时更换衣服以防受凉。注意观察患儿的食欲、大便性质及有无胃痛、呕吐等。激素的副作用可引起满月脸、肥胖、消化道溃疡、骨质疏松、精神症状、血压增高、电解质紊乱、抑制免疫等，应在饭后服用，减少消化道不良反应。注意补充钙剂及维生素 D，防止骨质疏松，按时按量服用，不能擅自减量或停药。

5. 观察病情　注意患儿面色、心率、心律、心音及呼吸的变化，有无烦躁不安、面色苍白、多汗、气急等心力衰竭表现。有心力衰竭者遵医嘱加用洋地黄制剂，同时给予吸氧、利尿、维持水电解质平衡等治疗，严格控制输液速度，适当地限制盐和水，详细记录出入水量。

6. 心理护理　主动关心爱护患儿，对患儿及家长的疑问耐心解释，争取家长及患儿的合作。及时解除患儿的各种不适感，如发热、出汗、疼痛等，增强其战胜疾病的信心。

7. 健康教育

（1）向家长及患儿讲解疾病的有关知识和护理方法，学会观察病情。

（2）教会家长及年长儿合理安排日常生活，及时添加衣服，防止受寒和上呼吸道感染，改善居住环境，避免潮湿，加强体育锻炼，增强抵抗力，但应避免剧烈运动，适当限制活动量。

（3）强调预防复发的重要性，预防用药首选肌内注射长效青霉素 120 万单位，每 3~4 周 1 次，至少 5 年，有风湿性心脏病者，宜终身使用药物进行预防。

（4）指导定期到门诊复查。

【护理评价】

1. 患儿心功能是否恢复，生命体征是否稳定。

2. 患儿关节疼痛是否减轻或消失，能否运用减轻疼痛的技巧，是否可以活动。

3. 患儿体温是否恢复正常。

4. 家长心情是否放松，患儿感觉是否舒适。

5. 家长及患儿能否正确应用药物，是否学会观察病情及药物副作用并积极配合治疗护理。

6. 家长及患儿能否说出预防风湿热复发、用药等相关知识。

第二节　过敏性紫癜

> **情境导入**
>
> 患儿，男，8岁，因"双下肢皮疹 5d，腹痛 2d"入院。查体：T 37℃，神志清楚，双下肢可见散在的暗红色斑丘疹，高出皮面，压之不褪色，双侧对称分布，余皮肤未见皮疹及出血点。双肺呼吸音清，心率 96 次 /min，腹部平软，脐周轻压痛，无腹肌紧张及反跳痛。辅助检查：血常规：WBC 18.35×10^9/L，N 71.8%，L 19.7%，RBC 4.89×10^12/L，PLT 412×10^9/L，血红蛋白（Hb）134g/L。门诊以"过敏性紫癜"收入病房。
>
> **工作任务：**
>
> 1. 应如何对该患儿进行护理评估？
>
> 2. 找出患儿目前存在的主要护理问题。

过敏性紫癜（anaphylactoid purpura，AP）又称亨 - 舒综合征（Henoch-Schonlein syndrome），是最常见的血管炎性疾病。临床特点为皮肤紫癜、关节肿痛、腹痛、便血和血尿、蛋白尿等。儿童发病多于成人，以 2~8 岁小儿最多见。男女之比为 2:1。春秋季多见。

【病因】

病因不明确，一般认为与某种致敏因素引起的自身免疫反应有关。凡能作为抗原的物质均能导致发病，如病毒、细菌或其他病原体感染；药物、食物和其他如冷刺激、植物花粉、虫咬、疫苗接种、白血病和淋巴瘤、乳腺癌、小细胞肺癌和脊髓发育不良综合征等。在上述因素的致敏作用下，发生抗原-抗体复合物反应。

【护理评估】

1. 健康史　主要评估患儿有无相关的病因及病史。应询问患儿是否过敏体质，有无发病诱因，既往变应原是否明确，有无接触易过敏的食物、药物、花粉、疫苗注射等。评估首发症状的特点，尿常规检查是否曾有异常。询问患儿有无腹痛、关节痛等伴随症状，有无低热、咽痛、上呼吸道感染及全身不适等症状，发生的时间及治疗经过。

2. 身体状况　多为急性起病，病前 1~3 周常有上呼吸道感染史。约半数患儿伴有低热、乏力、精神萎靡等全身症状。

(1) **皮肤紫癜**：常为首发症状，反复出现为本病特征，多见于下肢和臀部，以下肢伸面为多，对称分布，严重者累及上肢，面部及躯干少见。初起为紫红色斑丘疹，高出皮肤，压之不褪色，此后颜色加深呈暗紫色，最终呈棕褐色而消退。少数重症患儿紫癜可大片融合形成大疱伴出血性坏死。皮肤紫癜一般 4~6 周后消退，部分患儿间隔数周、数月复发。

(2) **消化道症状**：约半数以上患儿可出现消化道症状，常见脐周或下腹部疼痛，伴恶心、呕吐，部分患儿有腹泻或便血；偶发肠套叠、肠梗阻、肠穿孔及出血坏死性小肠炎。

(3) **关节症状**：约 1/3 病例可出现膝、踝、肘、腕等大关节肿痛和活动受限。可在数日内消失，不留后遗症。

(4) **肾脏症状**：30%~60% 患儿有肾脏损害症状。本病是否引起肾脏病变及其程度是决定远期预后的关键因素，也是儿科最常见的继发性肾小球疾病。其多发生于发病 1 个月内，症状轻重不一。多数患儿出现血尿、蛋白尿及管型、血压增高和水肿，称为紫癜性肾炎。少数呈肾病综合征表现。一般患儿肾损害较轻，大多数都能完全康复，少数发展为慢性肾炎，死于慢性肾衰竭。

(5) **其他**：因脑出血导致失语、瘫痪、昏迷、惊厥。个别患儿有鼻出血、牙龈出血、咯血等。

3. 辅助检查

(1) **血常规**：白细胞计数可以正常或升高，有时会出现嗜酸性粒细胞增多。血小板计数通常是在正常范围内，也可升高，此可与血小板减少性紫癜区别。

(2) **尿常规**：10%~20% 的患者可以出现血尿和 / 或蛋白尿。

(3) **免疫检测**：血沉轻度增快。血清 IgA 浓度增高，IgG、IgM 水平升高或正常。

(4) **影像学检查**：早期 X 线检查仅显示软组织肿胀，关节周围骨质疏松，关节附近呈现骨膜炎。晚期可见关节面破坏，以手腕关节多见。腹部超声检查可用于过敏性紫癜相关的肠套叠的早期诊断。

4. 心理－社会状况　评估患儿及家长对疾病的认知程度，是否认同和接受；如何查找过敏原，避免再次接触；是否了解和掌握一般处理方法。

5. 诊断要点　典型病例根据病因及病史、临床表现，具备典型的皮肤紫癜，同时伴有弥漫性腹痛、关节炎或关节痛、任何部位活检显示 IgA 免疫复合物沉积、肾损害中的任意之一即可确诊。若临床表现不典型，在皮肤紫癜未出现时，容易误诊为其他疾病，需与免疫性血小板减少性紫癜、风湿性关节炎、其他肾脏疾病和外科急腹症等鉴别。

6. 治疗要点

(1) **一般治疗**：卧床休息，积极寻找和去除致病因素，如控制感染，补充维生素等。

(2) **肾上腺皮质激素和免疫抑制剂**：泼尼松剂量为 1~2mg/（kg·d），分次服用，症状缓解后即可停药。重症过敏性紫癜性肾炎可用免疫抑制剂如环磷酰胺等。

（3）**抗凝治疗**：应用阻止血小板凝集和血栓形成的药物，如阿司匹林、双嘧达莫。如伴有明显高凝状态，可选用肝素治疗。

（4）**对症支持治疗**：当有荨麻疹和血管神经性水肿时，应用抗组胺药和钙剂。腹痛时应用解痉剂。消化道出血时应禁食，可静脉滴注西咪替丁，大量出血时考虑输血。

【常见护理诊断／问题】

1.皮肤完整性受损 与变态反应性血管炎有关。

2.舒适的改变 与关节肿痛、腹痛有关。

3.潜在并发症：消化道出血、紫癜性肾炎。

【护理目标】

1.患儿不出现新的紫癜，皮肤不发生感染、破溃。

2.患儿腹痛缓解，不发生消化道出血，舒适感增强。

3.住院期间患儿未发生并发症。

【护理措施】

1.皮肤护理 患儿衣服应宽松，柔软，避免穿化纤类衣服，保持衣服清洁。每日用温水清洁皮肤，保持皮肤清洁、干燥。督促患儿按时用药，确保疗效。瘙痒明显时遵医嘱用少量止痒剂，剪短指甲，嘱患儿不搔抓皮肤。

2.减轻疼痛 关节肿痛时应卧床休息，保持关节功能位，待肿胀消退、疼痛缓解后逐渐下床活动。患儿关节肿胀、疼痛加剧者，可抬高患肢。利用枕头或毛毯支持疼痛部位，以使肌肉放松。指导患儿使用放松技术如缓慢的深呼吸、全身肌肉放松、看电视、听音乐等以缓解疼痛。腹痛时应卧床休息，床边守护患儿，做好日常生活护理。遵医嘱给予糖皮质激素，以缓解关节疼痛和解除痉挛性腹痛。

3.观察病情

（1）监测患儿血压等各项生命体征变化。当患儿烦躁不安、头痛、呕吐时应警惕颅内出血，发现异常立即报告医生，及时处理。

（2）观察皮疹的分布、颜色，出疹及消退时间，并做好记录。协助翻身，观察皮肤受压情况。

（3）观察尿色、尿量，定时做尿常规检查。若有血尿和蛋白尿，提示紫癜性肾炎，按肾炎护理。

（4）观察有无腹痛、便血等情况，注意腹部体征变化。发现便血应及时通知医师，出血量大时应做好输血准备。

（5）观察药物的疗效，注意糖皮质激素的副作用。

4.健康教育

（1）**疾病知识宣教**：入院时向患儿及家长介绍此病的病因、临床症状、伴随症状及体征，告知患儿及家长此病易反复发作，需积极配合住院期间的治疗和护理。

（2）**关节疼痛的护理指导**：当关节疼痛时，嘱患儿卧床休息，协助患儿选用舒适体位，轻轻按摩疼痛的肢体，同时告知家长应用肾上腺皮质激素有助于缓解关节症状，不会留下后遗症。

（3）**出院指导**：教会家长观察病情、合理调配饮食，给予清淡食物。出院后指导患儿适当参加体育锻炼，保持心情轻松愉快，预防上呼吸道感染。在春季花粉较多的季节，过敏体质的患儿宜减少外出，外出时戴口罩。不可滥用药物，用药前仔细阅读说明书，避免使用有可能引起过敏反应的药物。指导其尽量避免接触各种可能的过敏原，必须按时门诊随访。

【护理评价】

1.患儿皮肤紫癜是否消退，有无皮肤破溃、感染。

2.患儿是否舒适，腹痛、关节痛是否完全缓解。

3.患儿是否发生并发症或发生时及时被发现。

第三节　黏膜皮肤淋巴结综合征

黏膜皮肤淋巴结综合征（mucocutaneous lymph node syndrome, MCLS）又称川崎病（Kawasaki disease, KD），是一种以全身中、小血管炎为主要病变的急性发热出疹性疾病。主要表现为发热、皮肤黏膜损害和淋巴结肿大。最严重的是冠状动脉损伤所致的心肌梗死和冠状动脉瘤，是本病死亡的主要原因。

> **知识拓展**
>
> ## 黏膜皮肤淋巴结综合征的发现者——川崎富作
>
> 　　黏膜皮肤淋巴结综合征的发现者是日本著名的儿科医生川崎富作，因此也被命名为川崎病。1961年，他接诊了一个发热多日，双眼充血，口唇干裂甚至出血，以躯干分布为主的皮疹，手掌脚掌发红肿胀的患儿，相关病症罕见。又陆续接诊了多位类似患儿，搜集了多起病例后，川崎医生将其称之"儿童急性黏膜皮肤淋巴结综合征"，详细阐述了该病具体临床表现和病因分析及分类情况，并于1967年将文章发表在医学专业期刊上。科学没有国界，川崎医生一生兢兢业业，尽心尽力，将毕生奉献给医学事业，为人类的健康做出巨大贡献。

【病因】

本病以婴幼儿多见，80%~85%的患儿为4岁以内。病因未明，推测与感染有关，目前认为其发病机制可能是易患宿主对多种病原所诱发的免疫介导的全身血管炎。

【护理评估】

1. 健康史　　主要评估患儿有无相关的病因病史。应询问发病前有无感染征象、发热程度、持续时间及抗生素治疗是否有效，有无麻疹接触史，最近服药史等。

2. 身体状况

（1）**主要表现**

1）发热：为最早出现的症状，体温39~40℃，呈稽留热或弛张热，持续1~2周或更久，抗生素治疗无效。

2）皮肤表现：在发热或发热后出现皮疹，呈向心性、多形性，常见麻疹样、猩红热样、多形红斑样皮疹。手足硬肿为本病的典型临床特征。发热早期，掌、跖部出现大片红斑，手足呈硬性水肿，指（趾）呈梭形肿胀。恢复期掌、跖部大片脱皮，指（趾）末端甲周处开始膜状脱皮，肛周皮肤发红、脱皮。

ER 13-3

黏膜皮肤淋巴结综合征皮肤黏膜表现

3）黏膜表现：双侧球结膜充血，无脓性分泌物。口唇潮红、干燥、皲裂、出血或结痂。口腔咽部黏膜弥漫性充血，舌乳头突起、充血，呈草莓舌。

4）淋巴结肿大：多为单侧颈部淋巴结肿大，质地较硬，有触痛，表面不红，无化脓。

（2）**心脏表现**：是本病最严重的表现。可在发病后1~6周出现心肌炎、心包炎和心内膜炎。冠状动脉损害多发生于2~4周，心肌梗死和冠状动脉瘤破裂可导致心源性休克甚至猝死。可在急性期发生，也可在病后数月或数年发生。

（3）**其他**：可有间质性肺炎、无菌性脑膜炎、消化道症状、关节疼痛和肿胀。

3. 辅助检查

（1）**血液检查**：轻度贫血，白细胞总数增加，以中性粒细胞增多为主，伴有核左移现象。血小板增加，血沉增快，C反应蛋白增高。

（2）**免疫学检查**：IgG、IgM、IgA和IgE升高和血循环免疫复合物升高，总补体和补体C3正常或增高。

（3）**心血管系统检查**：心脏受损者可见心电图和超声心动图改变。心电图可出现 ST 段和 T 波改变、P-R 间期和 Q-T 间期延长、低电压、心律失常等。超声心动图是本病最重要的辅助检查手段，可显示冠状动脉扩张及冠状动脉瘤，必要时可做冠状动脉造影以准确定位冠状动脉瘤。

4. 心理－社会状况　本病是自限性疾病，但病程长，少数患儿可有心脏损害，应注意评估家长对该病的了解程度，有无焦虑、恐惧心理。

5. 治疗要点　尽早使用阿司匹林和丙种球蛋白，以控制炎症、预防或减轻冠状动脉病变。阿司匹林为本病首选药物，病情严重者可用肾上腺皮质激素。

【**常见护理诊断／问题**】

1. 体温过高　与感染、免疫反应等因素有关。

2. 皮肤黏膜完整性受损　与小血管炎有关。

3. 潜在并发症：心脏受损。

【**护理措施**】

1. 发热护理　急性期患儿应绝对卧床休息。监测体温变化、观察热型及伴随症状，选择适当的降温方法以防高热惊厥。多饮水，对饮水量不足者，及时静脉补液。保持病房适宜的温度和湿度，给予营养丰富、清淡易消化的流质或半流质饮食。

2. 黏膜和皮肤护理　每日口腔护理 2~3 次，晨起、睡前、餐前、餐后漱口，饮食宜流质或半流质，食物宜温凉，同时观察口腔黏膜有无糜烂、溃疡等。口唇皲裂者涂鱼肝油。每日用生理盐水洗眼 1~2 次或涂眼膏，以保持眼的清洁，预防感染。及时更换衣服，保持皮肤清洁干燥，剪短指甲，以免抓伤和擦伤。当出现脱皮时，告诉患儿及家长不要撕拉，应让受损皮肤自行脱落。

3. 观察病情　密切观察患儿的面色、精神、心率、心律、心音、心电图等。一旦出现心脏损害表现，应绝对卧床休息，降低机体耗氧量，保护心脏。

4. 用药护理　遵医嘱使用阿司匹林，为了减轻对胃黏膜的刺激，应饭后服药，观察有无出血和肝功能损害。使用大剂量丙种球蛋白，观察有无过敏反应。

5. 心理护理　耐心详细介绍，体贴入微地关怀患儿，并向家属讲清本病的特点、病程、治疗和预后等，让其与医护人员密切配合。因心肌梗死和冠状动脉瘤破裂可引起猝死，家长会产生紧张、恐惧、焦虑的心理，应给予安慰，鼓励树立战胜疾病的信心。

6. 健康教育

（1）向家长介绍本病有关知识和护理要点，指导家长学会观察病情。

（2）对无冠状动脉病变的患儿，告诉家长在出院后 1 个月、3 个月、6 个月和 1 年分别进行 1 次全面检查。对有残留冠状动脉病变的患儿需密切随访，每 3~6 个月做 1 次超声心动图检查。多发或较大冠状动脉瘤尚未闭塞者不宜参加体育活动。

（张思宇）

思考题

1. 患儿，女，9 岁。低热 3 周，关节肿痛 12d，开始肘关节痛，后又出现腕关节疼痛。追问病史，患儿病前半个月曾有嗓子痛，3d 后好转。查体：神志清楚，面色苍白。查体：T 37.9℃，P 140 次 /min，R 26 次 /min，BP 100/67mmHg。躯干、四肢可见环形红色斑疹，咽充血，扁桃体Ⅱ°肿大，充血不明显。双肺未闻及异常。心尖部可闻及Ⅱ级收缩期杂音，主动脉瓣区闻及Ⅱ级舒张期杂音，肝脾肋下未触及，腕关节轻度红肿。辅助检查：WBC 12.63×10^9/L，ASO 800U，血沉 29mm/h，CRP（＋）。心电图检查示：P-R 间期延长。

请思考：

(1) 患儿身体状况评估的主要内容是什么？

(2) 应如何对该患儿进行护理？

2. 患儿，男，10 岁。主因双下肢皮疹半个月，腹痛 3d 入院。查体：T 36.9℃，P 80 次 /min，R 24 次 /min，BP 120/80mmHg。双下肢、臀部可见散在暗红色斑丘疹，对称分布，压之不褪色，无痛、痒，疹间皮肤正常。腹肌无紧张，脐周压痛明显，无反跳痛，肝肋下 1.5cm，脾肋下 1.0cm，质中，边界清。移动性浊音阴性，肠鸣音稍活跃。辅助检查：WBC $10.63×10^9$/L，N 0.80，L 0.12，RBC $4.36×10^{12}$/L，血红蛋白（Hb）135g/L，PLT $461×10^9$/L。尿常规：红细胞 16 个 /HP。全程 C 反应蛋白检测示：超敏 C 反应蛋白 >5mg/L；C 反应蛋白 21.0mg/L。心电图示：窦性心律不齐。

ER 13-4

练习题

请思考：

(1) 患儿身体状况评估的主要内容是什么？

(2) 应如何对该患儿进行护理？

第十四章 | 内分泌系统疾病患儿的护理

教学课件

思维导图

学习目标

1. 掌握先天性甲状腺功能减退症、儿童糖尿病的概念和临床表现,护理诊断及护理措施。
2. 熟悉先天性甲状腺功能减退症、儿童糖尿病的病因和治疗要点。
3. 了解先天性甲状腺功能减退症的诊断和辅助检查;儿童糖尿病的辅助检查和急救措施。
4. 学会按照护理程序对常见内分泌系统疾病患儿实施整体护理。
5. 具备"细心、耐心、爱心"的职业精神,严谨、认真的工作态度,关爱儿童、爱护儿童的职业素养。

第一节 先天性甲状腺功能减退症

情境导入

患儿,女,7个月。因"喂养困难1周"就诊。体格检查:T 36.5℃,表情呆滞,眼距宽,舌伸出口外,鼻梁宽平,毛发稀少,面部黏液性水肿,皮肤粗糙,躯干长,四肢短。心肺检查未见异常。实验室检查:血清 T_3、T_4 降低,TSH 升高;X 线检查显示骨龄明显落后于实际年龄。初步诊断为先天性甲状腺功能减退症。

工作任务:

1. 对该患儿如何进行评估?
2. 对该患儿如何进行正确的健康指导?

【概述】

先天性甲状腺功能减退症(congenital hypothyroidism),简称甲减,是由于甲状腺激素合成、分泌不足所造成的一种疾病,根据病因的不同可分为两类。①散发性:系先天性甲状腺发育不良、异位或甲状腺激素合成途径中酶缺陷所造成;②地方性:多见于甲状腺肿流行的山区,系由于该地区水、土和食物中缺乏碘所致。

【病因与发病机制】

1.散发性先天性甲状腺功能减退症

(1)**甲状腺不发育、发育不全或异位**:是造成先天性甲状腺功能减退症最主要的原因,约占90%,多见于女孩,女:男约为2:1,其中 1/3 病例为甲状腺完全缺如,其余为发育不全或异位,部分或完全丧失其功能。造成甲状腺发育异常的原因尚未阐明,可能与遗传因素及免疫介导机制有关。

(2)**甲状腺激素合成途径障碍**:是导致先天性甲状腺功能减退症的第 2 位原因。其多由于甲状腺激素合成或分泌过程中酶的缺陷,造成甲状腺激素不足。大多为常染色体隐性遗传病。

(3)**TSH、促甲状腺激素释放激素(TRH)缺乏**:亦称下丘脑 - 垂体性甲状腺功能减退症或中枢性甲状腺功能减退症。因垂体分泌 TSH 障碍而造成甲状腺功能减退症，常见于特发性垂体功能低下或下丘脑、垂体发育缺陷，其中因 TRH 不足所致者较多见，TSH 缺乏常与其他激素缺乏并存。

（4）**甲状腺或靶器官反应低下**：可由于甲状腺细胞质膜上的 Gsa 蛋白缺陷，使环磷酸腺苷生成障碍，而对 TSH 不敏感；或是由于末梢组织对 T_3、T_4 不敏感所致，均为罕见病。

（5）**母亲因素**：母亲在妊娠期服用抗甲状腺药物或母体存在抗甲状腺抗体，均可通过胎盘影响胎儿，造成暂时性甲状腺功能减退症。

2. 地方性先天性甲状腺功能减退症　多因孕妇饮食缺碘，致使胎儿在胚胎期即因碘缺乏而导致甲状腺功能减退症。

【护理评估】

1. 健康史　询问母亲孕期饮食习惯，有无抗甲状腺药物服用史；了解家族中是否有类似疾病；患儿是否为过期产，其食欲、活动、喂养等情况，有无出生后喂养困难及出生后黄疸持续时间延长等；详细询问患儿的体格及智力发育情况。

2. 身体状况

（1）**新生儿期症状**：多数先天性甲状腺功能低退症患儿在出生时并无特异性，因为母体 T_4 可通过胎盘，维持胎儿出生时正常 T_4 浓度中的 25%~75%。患儿常为过期产，头围大，囟门及颅缝明显增宽；胎便排出延迟，出生后常有腹胀、便秘、喂养困难、易呕吐和呛咳、脐疝等；生理性黄疸期延长，体重不增或增长缓慢，肌张力减低，可有暂时性低体温、哭声低且少。

（2）**典型症状**

1）特殊面容和体态：头大、颈短，皮肤粗糙，面色苍黄，毛发稀疏，面部黏液性水肿，眼睑水肿，眼距宽，睑裂小，鼻梁宽平，唇厚舌大，舌常伸出口。腹部膨隆，常有脐疝。

2）神经系统症状：智力发育迟缓，运动发育障碍，表情呆滞，淡漠，神经反射迟钝；动作发育迟缓。

先天性甲状腺功能减退症的特殊面容

3）生长发育落后：患儿身材矮小，躯干长而四肢短小，身体上部量/下部量 > 1.5，囟门关闭迟，出牙迟。

4）生理功能低下：精神差，对周围事物反应少，嗜睡，食欲减退，声音低哑，体温低而怕冷，脉搏及呼吸均减慢，心音低钝，腹胀，可有便秘。

（3）**地方性甲状腺功能减退症**：因胎儿期缺碘而不能合成足量的甲状腺激素，以致影响中枢神经系统发育。临床表现为两种不同的综合征，有时会交叉重叠。

1）"神经性"综合征：主要表现为共济失调、痉挛性瘫痪、听障人士和智力低下，而甲状腺功能减退症的其他表现不明显。

2）"黏液水肿性"综合征：临床上有显著的生长发育和性发育落后，智力低下，黏液性水肿等。血清 T_4 降低，TSH 增高。

3. 辅助检查

（1）**新生儿筛查**：我国 1995 年颁布的《中华人民共和国母婴保健法》已将本病列入筛查的疾病之一。目前多采用出生后 2~3d 的新生儿干血滴纸片检测 TSH 浓度作为初筛，结果大于 15~20mU/L 时，再检测血清 T_4、TSH 以确诊。

（2）**血清 T_4、T_3、TSH 测定**：任何新生儿筛查结果可疑或临床可疑的婴儿都应检测血清 T_4、TSH 浓度，若血清 T_4 降低，TSH 明显升高即可确诊。血清 T_3 浓度可降低或正常。

（3）**TRH 刺激试验**：若血清 T_4、TSH 均低，则疑 TRH、TSH 分泌不足，应进一步做 TRH 刺激试验：静脉注射 TRH $7\mu g/kg$，正常者在注射 20~30min 内出现 TSH 峰值，90min 后回至基础值。若未出现高峰应考虑垂体病变；若 TSH 峰值甚高或出现时间延长，则提示下丘脑病变。

（4）**X 线检查**：患儿骨龄常明显落后于实际年龄。

（5）**核素检查**：采用静脉注射 ^{99m}Tc 后以单光子发射计算机体层摄影术（SPECT）检测患儿甲状腺发育情况及甲状腺的大小、形状和位置。

4. **心理 - 社会状况**　评估家长是否掌握与本病有关的知识，特别是服药方法和不良反应的观察，是否了解对患儿智力、体力训练的方法等；父母角色是否称职，能否配合坚持终身治疗；家庭经济及环境状况；家庭成员的亲密关系及有无社会关系网的支持，对避免患儿遗留神经系统功能损害有重要意义。

ER 14-4

先天性甲状腺
功能减退症的
新生儿筛查

5. **诊断要点**　根据病因、病史、典型临床表现和甲状腺功能测定较容易做出诊断。但在新生儿期不易确诊，应对新生儿进行群体筛查。

6. **治疗要点**　由于先天性甲状腺功能减退症在生命早期对神经系统功能损害，因此，早诊断、早治疗至关重要。目前临床上治疗先天性甲状腺功能减退症的最有效药物是左甲状腺素钠，一般在出生3个月内即开始治疗者，不至于遗留神经系统损害。

（1）不论病因在甲状腺或在下丘脑-垂体，一旦确诊立即治疗。

（2）甲状腺发育异常导致的先天性甲状腺功能减退症，需终身治疗。

（3）新生儿疾病筛查诊断的先天性甲状腺功能减退症，治疗剂量应该一次给予足量，使血 T_4 维持在正常高值水平。而对大龄下丘脑-垂体性甲状腺功能减退症，甲状腺激素治疗需从小剂量开始，同时给予生理需要量肾上腺皮质素治疗，防止突发性肾上腺皮质功能衰竭。

【**常见护理诊断 / 问题**】

1. **体温过低**　与新陈代谢减低、活动量减少有关。

2. **营养失调：低于机体需要量**　与婴儿喂养困难、食量小有关。

3. **便秘**　与肌张力降低、肠蠕动减慢、活动量减少有关。

4. **成长发展改变**　与生长发育迟缓与甲状腺素合成不足有关。

5. **知识缺乏**：家长对本病需要终身替代治疗知识不足。

【**护理目标**】

1. 经治疗和护理后，患儿体温正常；营养均衡。

2. 体重增加；大便通畅；患儿能掌握基本生活技能。

3. 患儿及其父母掌握正确服药方法及药效观察，配合终身治疗。

【**护理措施**】

1. **维持体温正常**　患儿因基础代谢低下，活动量少导致体温低而怕冷。因机体抵抗力弱，易患感染性疾病。注意室内温度,适时增减衣服,避免受凉。勤洗澡,防止皮肤感染。避免与感染性或传染性疾病患儿接触。

2. 维持营养均衡 供给高蛋白、高维生素、富含钙及铁剂的易消化食物,保证生长发育需要。对吸吮困难、吞咽缓慢者要耐心喂养,提供充足的进餐时间,必要时用滴管喂奶或鼻饲。

3. 保持大便通畅 指导预防和处理便秘的必要措施,如为患儿提供充足液体入量,每日顺时针按摩腹部数次,适当增加活动量,养成定时排便习惯,必要时使用大便软化剂、缓泻剂或灌肠。

4. 合理营养, 促进生长发育

(1) 指导正确用药和药物服用的相关知识,并注意定期随访,检测身高体重,及时根据患儿生长发育状况调整药物剂量。使家长及患儿了解终身用药的必要性,坚持长期服药治疗,并掌握药物服用方法及疗效观察。

(2) 指导家长加强训练的方法,并使其充分认识到早期训练的重要性。通过各种方法加强智力、行为训练,以促进生长发育,使其掌握基本生活技能,并加强患儿日常生活护理,防止意外伤害发生。

(3) 本病在内分泌代谢性疾病中的发病率最高。早期诊断至关重要,在出生后 1~2 个月即开始治疗者,可避免严重的神经系统功能损害。

5. 健康教育 指导家长及年龄较大的患儿甲状腺激素缺乏的相关知识,以及孕期对疾病的筛查相关知识。使家长和较大的患儿能充分了解疾病的病因、表现、治疗及护理方法,尤其是坚持遵医嘱服药的重要性和服药方法,重要体征的监测方法以及喂养和早期训练方法,并帮助家长和患儿树立战胜疾病的信心。

【护理评价】

1. 经治疗和护理后,患儿体温是否正常;营养是否均衡。

2. 体重是否增加;大便是否通畅;患儿是否能掌握基本生活技能。

3. 患儿及其父母能否掌握正确服药方法及药效观察,能否配合终身治疗。

第二节　儿童糖尿病

情境导入

患儿, 女, 3 岁。因 "呕吐、腹痛 4d, 昏迷 1d" 就诊。体格检查: T 36.7℃, P 130 次 /min, R 40 次 /min, BP 85/55mmHg, 神志不清, 呼吸深快, 呼气有烂苹果味, 皮肤黏膜干燥, 弹性差。心肺检查未见异常。实验室检查: 血糖 20mmol/L; 尿常规检查示: 尿糖(++), 尿酮体(++)。初步诊断为糖尿病酮症酸中毒。

工作任务:

1. 对该患儿如何进行评估?

2. 对该患儿如何进行正确的健康指导?

【概述】

糖尿病(diabetes mellitus, DM)是由于胰岛素绝对或相对缺乏所造成的糖、脂肪、蛋白质代谢紊乱,致使血糖增高、尿糖增加的一种疾病。原发性糖尿病又可分为:① 1 型糖尿病:由于胰岛素分泌绝对不足所造成,故又称胰岛素依赖型糖尿病(IDDM);② 2 型糖尿病:亦称非胰岛素依赖型糖尿病(NIDDM),由于胰岛素分泌不足或靶细胞对胰岛素不敏感(胰岛素抵抗)所致;③青年成熟期发病型糖尿病(MODY):是一种罕见的遗传性 β 细胞功能缺陷症,属常染色体显性遗传。98% 的儿童糖尿病为 1 型糖尿病,2 型糖尿病甚少,但随儿童肥胖症的增多而有增加趋势。4~6岁和 10~14 岁为 1 型糖尿病的高发年龄,1 岁以下小儿发病较少见。

【病因与发病机制】

1 型糖尿病的发病机制迄今尚未完全阐明,目前认为是在遗传易感基因的基础上由外界环境因素作用而引起的自身免疫反应导致了胰岛 β 细胞的损伤破坏。当胰岛素分泌减少至正常的 10% 时即出现临床症状。

1. 遗传易感性 1 型糖尿病为多基因遗传病,但遗传易感基因在不同种族间存在多态性。

2. 环境因素 1 型糖尿病的发病和病毒感染(如风疹病毒、腮腺炎病毒、柯萨奇病毒等)、化学毒物(如链尿菌素、四氧嘧啶等)、食物中的某些成分(如牛奶蛋白中的 α、β- 酪蛋白、乳球蛋白等)有关,上述因素可能会激发易感性基因者体内免疫功能的变化,产生 β 细胞毒性作用,最后导致 1 型糖尿病发生。

3. 自身免疫因素 近年研究发现,1 型糖尿病患儿的胰腺有胰岛炎的病理改变,约 90% 的患者在初次诊断时血中出现多种自身抗体,最终导致胰岛 β 细胞的破坏。

【病理生理】

正常情况下,胰岛素可促进葡萄糖、氨基酸和钾离子的膜转运,促进糖的利用和蛋白质合成,促进脂肪合成,抑制肝糖原和脂肪的分解。糖尿病患儿的胰岛素分泌不足或缺如,使葡萄糖的利用减少,而增高的反调节激素如胰高糖素、生长激素、皮质醇等又促进肝糖原分解和葡萄糖异生作用,使脂肪和蛋白质分解加速,使血糖和细胞外液渗透压增高,细胞内液向细胞外转移。当血糖浓度超过肾阈值(10mmol/L)时即产生糖尿,导致渗透性利尿,患儿表现为多尿、脱水、电解质丢失、口渴、多饮等表现。由于组织不能利用葡萄糖,能量不足而饥饿感增强引起多食。胰岛素不足和反调节激素增高也促进了脂肪分解,使血中脂肪酸增高,大量的中间代谢产物不能进入三羧酸循环,致使乙酰乙酸、β- 羟丁酸和丙酮酸等酮体长期在体液中累积,形成酮症酸中毒。当酸中毒时,CO_2 严重潴留,为了排除较多的 CO_2,呼吸中枢兴奋而出现不规则的深快呼吸,呼气中的丙酮产生特异的气味(腐烂水果味)。

【护理评估】

1. 健康史 了解患儿有无糖尿病家族史,询问有无糖尿病治疗史和用药史。

2. 身体状况

(1)**典型症状**:多饮、多尿、多食和体重下降(即“三多一少”)。婴儿多饮、多尿不易被察觉,很快可发生脱水和酮症酸中毒。儿童因夜尿增多可发生遗尿。年长儿还可出现消瘦、精神不振、倦怠乏力等体重显著下降症状。约有 40% 患儿首次就诊时即处于酮症酸中毒状态,多表现为起病急,进食减少、恶心、呕吐、腹痛、关节或肌肉疼痛,皮肤黏膜干燥、呼吸深长、呼气中有丙酮味、脉搏细数、血压下降,体温不升,甚至嗜睡、淡漠或昏迷。常被误诊为肺炎、败血症、急腹症或脑膜炎等。少数患儿起病缓慢,以精神呆滞、软弱、体重下降等为主。

(2)**体格检查**:除体重减轻、消瘦外,一般无阳性体征。酮症酸中毒时可出现呼吸深长、脱水征和神志改变。病程较久,对糖尿病控制不良时则可出现生长落后、智能发育迟缓、肝大,称为莫里亚克(Mauriac)综合征。晚期可出现蛋白尿、高血压等糖尿病肾病表现,最后致肾衰竭,还可出现白内障、视物障碍和视网膜病变,甚至失明。

3. 辅助检查

(1)**尿液检查**:尿糖阳性,其呈色强度可粗略估计血糖水平。在胰岛素治疗过程中,应监测尿糖变化,以判断饮食及胰岛素用量是否恰当。糖尿病伴有酮症酸中毒时尿酮体呈阳性。尿蛋白阳性提示可能有肾脏的继发损害。

(2)**血液检查**

1)血糖:①空腹血糖(FPG)≥7.0mmol/L;②有典型糖尿病症状且餐后任意时刻血糖水平≥11.1mmol/L;

③2h 口服葡萄糖耐量试验（OGTT）血糖水平≥11.1mmol/L。符合其中任一标准即可诊断为糖尿病。

2）血脂：血清胆固醇、甘油三酯和游离脂肪酸明显增加，适当的治疗可使之降低。

3）血气分析：酮症酸中毒时血 pH＜7.30，HCO_3^-＜15mmol/L。

4）糖化血红蛋白（HbAlc）：其量与血糖浓度成正相关，它可作为患儿在以往 2~3 个月期间血糖是否得到满意控制的指标。正常人 HbAlc＜7%，如＞12% 时则表示血糖控制不理想。

（3）**葡萄糖耐量试验**：仅用于无明显临床症状、尿糖偶尔阳性，而空腹血糖正常或稍增高，餐后血糖高于正常的患儿。试验方法：试验当日自 0 时起禁食；清晨口服葡萄糖（1.75g/kg），最大量不超过 75g，每克加水 2.5ml，于 3~5min 服完；在口服前及服后 1h、2h 和 3h，分别测血糖。正常人口服前血糖＜6.7mmol/L，口服葡萄糖后 1h 和 2h 血糖分别低于 10.0mmol/L 和 7.8mmol/L；糖尿病患儿 2h 血糖＞11.1mmol/L。试验前应避免剧烈运动、精神紧张，停服氢氯噻嗪、水杨酸等影响糖代谢的药物。

4. **心理 - 社会状况**　评估家长对糖尿病知识的了解程度，以及对本病治疗的长期性和艰巨性的了解，家庭的经济状况和对学习生活的影响。

5. **诊断要点**　根据典型的临床症状或有糖尿病家族史者不难诊断。对有不明原因脱水、酸中毒的患儿都应考虑本病的可能性。

6. **治疗要点**　糖尿病是终身的内分泌代谢性疾病，应采用胰岛素替代、饮食管理、运动及精神心理相结合的综合治疗方案。其治疗目的是消除临床症状；预防并纠正酮症酸中毒；纠正代谢紊乱，力求病情稳定；使患儿获得正常生长发育，保证其正常的生活活动；预防并早期诊断并发症。

（1）**胰岛素的治疗**

1）胰岛素制剂：目前胰岛素的制剂有短效胰岛素（RI）、中效珠蛋白胰岛素（NPH）、长效的鱼精蛋白锌胰岛素（PZI）以及长效胰岛素类似物甘精胰岛素（glargine）和地特胰岛素（detemir）（表 14-1）。

表 14-1　胰岛素的种类和作用时间

胰岛素种类	开始作用时间 /h	作用最强时间 /h	作用最长时间 /h
短效（RI）	0.5	3~4	6~8
中效（NPH）	1.5~2	4~12	18~24
长效（PZI）	3~4	14~20	24~36

2）胰岛素治疗方案：胰岛素治疗方案很多，常用的有：①基础 - 餐时大剂量方案：三餐前注射短效胰岛素或速效胰岛素类似物，睡前给予中效或长效胰岛素类似物。夜间的中长效胰岛素约占全日总量的 30%~50%，余量以短效或速效胰岛素分 3 次于三餐前注射。②持续皮下胰岛素输注：可选用短效或速效胰岛素类似物；将全日总量分为基础量和餐前追加量两部分，两者用量按 1:1 的比例分配，日夜间基础量之比为 2:1，餐前追加量按 3 餐平均分配。③每日三次注射方案：早餐前用短效（或速效）与中效胰岛素混合剂，午餐前单用短效或速效胰岛素，晚餐或睡前用短效（或速效）与中效胰岛素混合剂。④每日两次注射方案：即短效（或速效）与中效胰岛素混合剂分别于早餐前和晚餐前 2 次注射。

3）胰岛素剂量及其调整：胰岛素需要量婴儿偏小，年长儿偏大。新诊断的患儿，轻症者胰岛素用量一般为每日 0.5~1.0U/kg，青春期前儿童一般为每日 0.75~1.0U/kg；青春期儿童每日用量通常＞1.0U/kg。根据用药当天血糖或尿糖结果，调整次日的胰岛素用量，每 2~3d 调整剂量一次，直至尿糖不超过（++）。

（2）**饮食治疗**：患儿饮食应基于个人口味和嗜好，且必须与胰岛素治疗同步进行，以维持正常血糖和保持理想体重。饮食治疗的原则为均衡营养、定时定量进餐，以适合患儿的生长发育，并控制血糖、血脂水平。

(3)糖尿病酮症酸中毒的治疗

1）液体治疗：纠正脱水、酸中毒和电解质紊乱。酮症酸中毒时脱水量约为100ml/kg，一般均属等渗性脱水。因此，应遵循下列原则输液。输液开始的第1小时，按20ml/kg（最大量1 000ml）快速静滴生理盐水，以扩充血容量、改善微循环和肾功能。第2~3小时，按10ml/kg静滴0.45%氯化钠溶液。当血糖＜17mmol/L（300mg/L）后，改用含有0.2%氯化钠的5%葡萄糖液静脉滴注，同时见尿补钾，一般按每日2~3mmol/kg（150~225mg/kg）补给，输入浓度不得超过40mmol/L（0.3g/dl），并应监测心电图或血钾浓度。目前国际上推荐48h均衡补液法，即48h均衡补入累积损失量及维持液，总液体张力约1/2~2/3张。此外酮症酸中毒不宜常规使用碳酸氢钠溶液，仅在pH＜7.1，HCO_3^-＜12mmol/L时，可按2mmol/kg给予1.4%碳酸氢钠溶液静滴，先用半量，当血pH≥7.2时即停用，避免酸中毒纠正过快加重脑水肿。需补充的5% $NaHCO_3$＝体重（kg）×（15－所测HCO_3^-）×0.6。

2）胰岛素治疗：多采用小剂量胰岛素静脉滴注治疗。首先静推胰岛素0.1U/kg，然后将胰岛素25U加入等渗盐水250ml中，按每小时0.1U/kg，自另一静脉通道缓慢匀速输入。1~2h后，复查血糖，当血糖＜17mmol/L时，将输入液体换成含0.2%氯化钠的5%葡萄糖液，当能进食后或血糖降至＜11mmol/L，酮体消失时，胰岛素改为皮下注射，每次0.25~0.5U/kg，每4~6h一次，直至血糖稳定为止。

3）控制感染：酮症酸中毒常并发感染，需在急救同时采用有效抗生素治疗。

【常见护理诊断/问题】

1. 营养失调：低于机体需要量 与胰岛素缺乏致体内物质代谢紊乱有关。

2. 有感染的危险 与蛋白质代谢紊乱、免疫功能减低有关。

3. 潜在并发症：酮症酸中毒、低血糖。

4. 焦虑 与病程漫长、需长期用药和控制饮食有关。

5. 知识缺乏：患儿及家长缺乏糖尿病控制的有关知识和技能。

【护理目标】

1. 患儿住院期间血糖得到控制，合理、充足的营养。

2. 患儿无感染发生。

3. 患儿无并发症发生，或及时发现并发症并给予处置。

4. 家长和患儿的身心健康得到维护，无焦虑情绪发生。

5. 患儿及家长掌握糖尿病治疗和护理的相关知识。

【护理措施】

1. 饮食控制 是糖尿病护理工作的重要环节，糖尿病的饮食控制是进行计划饮食而不是限制饮食，其目的是维持正常血糖和保持理想体重。食物的热量要适合患儿的年龄、生长发育和日常活动的需要，每日所需热量（cal）为1 000＋［年龄×（80~100）］，对年幼儿宜稍偏高，此外，还要考虑体重、食欲及运动量。全日热量分三餐分配，早、午、晚分别为1/5、2/5、2/5，每餐中留出少量（5%）做餐间点心。饮食中能量的分配为蛋白质15%~20%，碳水化合物50%~55%，脂肪30%。食物应富含蛋白质和纤维素，限制纯糖和饱和脂肪酸。禽、鱼类、各种瘦肉类为较理想的动物蛋白质来源；糖类则以含纤维素高的，如糙米或玉米等粗粮为主；脂肪应以含多价不饱和脂肪酸的植物油为主，限制动物脂肪的摄入；蔬菜应选用含糖较少者。每日进食应定时，饮食量在一段时间内应固定不变。

2. 运动锻炼 糖尿病患儿应每日做适当运动。通过运动增强葡萄糖的利用，以利于血糖的控制。运动的种类及剧烈程度应根据年龄和运动能力进行安排，运动时必须做好胰岛素用量和饮食调节，运动前减少胰岛素用量或加餐，避免发生运动后低血糖。

3. 胰岛素用药护理 胰岛素是治疗能否成功的关键。掌握胰岛素的种类、剂量、注射方法；注意胰岛素剂量的调整；应根据用药日血糖或尿糖结果，调整次日的胰岛素用量，每2~3d调整剂量一次，直至尿糖不超过(++)；指导胰岛素的使用。

(1) **胰岛素的注射**：皮下注射部位应选择大腿、上臂和腹壁等处，按顺序轮番注射，1个月内不要在同一部位注射2次，两针间距2.0cm左右，以免局部皮肤组织萎缩，影响疗效。

(2) **胰岛素注射笔**：胰岛素注射笔是普通注射器的改良，用喷嘴压力和极细针头推进胰岛素注入皮下，可减少皮肤损伤及精神压力。所用制剂是正规胰岛素和长效胰岛素或中效胰岛素，其成分和比例随笔芯不同而不同。用普通注射器改用胰岛素注射笔时，应减少胰岛素用量的15%~20%，并仔细监测血糖及尿糖，适时进行调整。

(3) **胰岛素泵**：胰岛素泵可用于儿童糖尿病的强化治疗，也可用于酮症酸中毒和糖尿病代谢紊乱期的治疗。长期佩戴胰岛素泵的患儿，应注意注射局部的消毒和保持清洁，并定期更换部位，以防感染。

(4) **胰岛素用药注意事项**：①胰岛素过量：胰岛素过量会发生索莫吉(Somogyi)现象。由于胰岛素过量，在午夜至凌晨时发生低血糖，随即反调节激素分泌增加，使血糖升高，清晨出现高血糖，即低血糖-高血糖反应，只需减少胰岛素用量即可消除。②胰岛素不足：胰岛素不足可致黎明现象 (dawn phenomenon)。患儿不发生低血糖，却在清晨5~9时呈现血糖和尿糖增高，可加大晚间胰岛素注射剂量或将注射时间稍往后移。③胰岛素耐药：无酮症酸中毒，且每日胰岛素用量 >2U/kg 仍不能使高血糖得到控制时，在排除索莫吉现象后称为胰岛素耐药，可换用更纯的基因重组胰岛素。

4. 预防感染 保持良好的卫生习惯，避免皮肤破损，定期进行身体检查，尤其是口腔、牙齿的检查，维持良好的血糖控制。

5. 密切观察病情变化

(1) **按时做血糖、尿糖测定**：及时调整胰岛素用量、饮食量和运动量，积极预防微血管继发损害所造成的肾功能不全、视网膜和心肌等病变。

(2) **糖尿病酮症酸中毒的治疗**：酮症酸中毒迄今仍然是儿童糖尿病急症死亡的主要原因，必须针对高血糖、脱水、酸中毒、电解质紊乱和可能并存的感染等情况制订综合治疗方案。同时密切观察病情变化，血气分析，血、尿液中糖及酮体的变化，避免医源性损害。

6. 心理护理 由于儿童糖尿病病情不稳定，易于波动，且本病需终身饮食控制和胰岛素注射，给患儿及其家庭带来种种精神烦恼。因此，医生、家长和患儿应密切配合帮助他们树立信心，建立良好的人际关系以减轻焦虑。

7. 健康指导 医务人员应针对患儿不同年龄发展阶段的特征，提供长期的心理支持，且向患儿及家长详细介绍有关知识，并保持良好的营养状态、适度的运动，使其能坚持有规律的生活和治疗。同时加强管理制度，定期随访复查。

【护理评价】

1. 经治疗和护理后，患儿"三多一少"症状是否消失，营养状况是否改变。

2. 是否有感染的发生。

3. 患儿是否能树立战胜疾病的信心。

4. 家长和患儿的身心健康是否得到维护，是否有焦虑情绪发生。

5. 患儿及其父母能否学会胰岛素的使用，掌握运动和控制饮食的原则，能否配合治疗。

（焦 健）

思考题

1. 患儿，男，8个月。表情呆滞，皮肤粗糙，面色苍黄，毛发稀疏，面部黏液性水肿，眼距宽，鼻梁宽平，舌常伸出口外，躯干长，四肢短。

请思考：

（1）患儿最可能的诊断是什么？

（2）如何对患儿进行护理？

2. 患儿，女，4 岁。空腹血糖 8.2mmol/L，随机血糖 12.2mmol/L，尿糖（+），诊断为 1 型糖尿病。

练习题

请思考：

（1）如何指导患儿及家长进行饮食及运动管理？

（2）如何指导患儿及家长进行胰岛素治疗？

第十五章 | 遗传代谢性疾病患儿的护理

教学课件

思维导图

ER 15-1

ER 15-2

学习目标

1. 掌握 21-三体综合征、苯丙酮尿症患儿的临床表现和护理措施。
2. 熟悉 21-三体综合征、苯丙酮尿症患儿的概念、病因和治疗要点。
3. 了解苯丙酮尿症的发病机制。
4. 学会对 21-三体综合征、苯丙酮尿症患儿及家人进行居家护理。
5. 具备人文关怀素质、理解患儿及其家庭的共情能力,能体谅患儿及家长的心情。

第一节 21-三体综合征

情境导入

妮妮,女,3 个月,72d 时被确诊为 21-三体综合征。妮妮妈妈很着急,问责任护士小刘:"我的孩子智力一定会有问题吗? 她可以像正常的孩子一样上学吗?"

工作任务:

1. 患儿存在的主要护理问题有哪些?
2. 如何指导家长学会长期教育训练的方法?
3. 护士应该怎样帮助家长减轻焦虑情绪?

21-三体综合征(21-trisomy syndrome)又称先天愚型或唐氏(Down)综合征,属于常染色体畸变,是小儿染色体病中最常见的一种,在活产婴儿中的发生率为 0.5‰~0.6‰。60% 患儿在胎儿早期即夭折流产。21-三体综合征包含一系列的遗传病,其中最具代表性的第 21 对染色体的三体现象,主要临床表现为特殊面容、智能落后和生长发育迟缓。

知识拓展

染色体病的概念

染色体病又称为染色体畸变综合征,是由于各种原因引起的染色体的数目和 / 或结构异常的疾病。其常造成机体多发畸形、智能低下、生长发育迟缓和多系统功能障碍。

本病的发生与母亲妊娠时的年龄、应用某些致畸药物、病毒感染和遗传因素等有关。发病率随孕妇年龄增大而增高,孕妇年龄在 35 岁以上者子女发生率为 0.3%,40 岁以上为 2%~5%,45 岁以上为 5%。发病率与母亲年龄有明显的关系,多数认为与卵子衰老有关。

【护理评估】

1.健康史 应详细评估患儿的家族史,了解其母亲怀孕时的年龄,是否使用化学药物或接受放射线照射,是否受病毒感染等。

2.身体状况

(1)**智能落后**:是本病最突出、最严重的临床表现。绝大部分患儿是中度智力发育迟滞,随年龄的增长而日益明显,智商通常在25~50之间。

(2)**生长发育障碍**:患儿出生时身高和体重均较正常新生儿低,出生后体格发育及运动发育均迟缓。身材矮小,骨龄落后,出牙迟且顺序错误;四肢短,关节柔软,可过度弯曲;肌张力低下,腹膨隆;手指粗短,小指向内弯曲。

(3)**特殊体貌**:出生时即有明显的特殊面容(图15-1),表现呆滞,面圆而扁,眼距宽,外眦上斜,内眦赘皮,耳位低,鼻梁低平,舌体宽厚,口常半张或舌伸出口外,舌面裂深而多。头小而圆,前囟大且闭合延迟,颈短而宽。其常呈嗜睡状,可伴有喂养困难。

(4)**皮纹特点**:手掌厚而指短粗,为通贯手,小指短小常向内弯曲,atd角增大>45°(图15-2),第4、5指桡箕增多,脚拇指球区胫侧弓形纹和第5指只有一条指褶纹等。

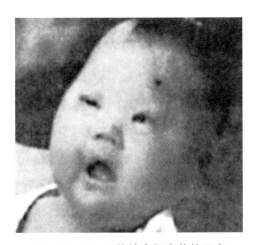

图15-1 21-三体综合征患儿的面容

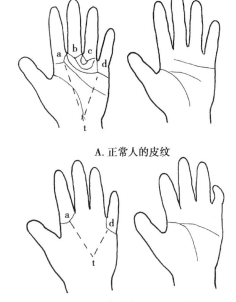

A. 正常人的皮纹

B. 21-三体综合征患儿的皮纹

图15-2 正常人与21-三体综合征患儿的皮纹比较

(5)**其他**:约有1/2的病例伴有先天性心脏病,易患感染性疾病和白血病。部分男孩有隐睾,女孩无月经,成年后多无生育能力。如活至成人,则常在30岁后出现老年痴呆症状。

3.辅助检查

(1)**染色体核型分析**:外周血淋巴细胞及羊水细胞染色体核型检查可以发现患儿第21对染色体比正常人多一条,细胞染色体总数为47条。根据核型分析可分为三型:标准型(95%)、易位型、嵌合型。

(2)**荧光原位杂交**:用荧光素标记的21号染色体的相应部位序列做探针,与外周血淋巴细胞及羊水细胞进行荧光原位杂交,可快速、准确地进行诊断。

4.心理-社会状况 由于患儿智能发育障碍,缺乏正常儿童的心理活动和心理体验,情绪、情感、自我意识等不健全,常出现异常的心理反应。注意评估家长对本病的认识程度及对患儿的训练情况,有无焦虑、自责,父母角色是否称职、家庭经济状况如何等。

5. 诊断要点 根据患儿智力发育、生长状况、有无特殊体貌、通贯手的情况和辅助检查等即可做出诊断。

6. 治疗要点 目前无特殊有效治疗方法。注重对患儿的训练和教育，提高患儿的生活自理能力；预防感染；若合并其他畸形，可考虑手术矫治。

【常见护理诊断/问题】

1. 自理缺陷 与智能低下有关。

2. 有感染的危险 与免疫功能低下有关。

3. 焦虑(家长) 与家长担心患儿疾病预后有关。

4. 知识缺乏：患儿家长缺乏疾病的相关知识。

【护理目标】

1. 患儿生活能力提高，从事简单劳动。

2. 患儿在住院期间未发生感染。

3. 患儿家长能接受患儿的状况，做好心理调适。

4. 患儿家长掌握有关疾病知识及对患儿进行教育、训练的技巧。

【护理措施】

1. 加强生活护理，培养自理能力 保持空气清新，注意室内通风。协助患儿吃饭、穿衣、定期洗澡，防止意外事故。保持皮肤清洁干燥，流涎时及时擦干，保持下颌及颈部清洁，用润肤油保持皮肤的润滑，以免皮肤溃烂。协助患儿的父母制订教育计划及训练方案，并进行示范，使患儿通过训练逐步达到生活自理、能从事简单劳动。

2. 注意隔离，预防感染 患儿尽量避免与感染患儿接触，避免直接受冷空气刺激，呼吸道感染者接触患儿时应戴口罩；注意个人卫生，保持口腔、鼻腔清洁，勤洗手，加强皮肤护理。

3. 心理疏导，家庭支持 当家长得知孩子患本病时，常难以接受并表现出忧伤、自责，护士应理解他们的心情，并予以耐心开导，帮助他们面对现实、增强心理承受力、树立信心。向家长讲解疾病的相关知识，并提供有关孩子养育、家庭照顾方面的知识，协助家庭建立个性化的孩子养育和培养计划，使他们尽快适应疾病的影响。

4. 遗传咨询及健康教育

(1)**新生儿筛查**：35岁以上妇女妊娠后应做羊水穿刺检查，30岁以下母亲，子代有先天愚型者，或姨表姐妹中有此病者，应及早检查子亲代的染色体核型。

(2)**孕妇指导**：母亲妊娠期间，尤其是孕早期应避免用化学药物打胎或服用磺胺类药物，避免接触X线照射，预防病毒感染。

【护理评价】

1. 患儿能否逐步自理生活，能否从事简单劳动。

2. 患儿住院期间是否发生感染。

3. 患儿及其家长焦虑情绪是否减轻，是否做好心理调适。

4. 患儿家长是否掌握有关疾病知识及对患儿进行教育、训练的技巧。

第二节 苯丙酮尿症

> **情境导入**
>
> 　　小鹏，男，7d，在医院的新生儿疾病筛查试验中发现苯丙氨酸浓度增高，怀疑小鹏患有苯丙酮尿症。小鹏妈妈很着急，问责任护士小王："我的孩子还要做什么检查？如果是苯丙酮尿

症患者怎么治疗呢？能治好吗？"

工作任务：

1. 患儿存在的主要护理问题有哪些？

2. 如何指导家长学会饮食治疗的方法及注意事项？

3. 如何减轻小鹏妈妈的焦虑情绪？

苯丙酮尿症（phenylketonuria，PKU）是由于苯丙氨酸代谢过程中酶缺陷导致苯丙氨酸及其酮酸蓄积，并从尿中大量排出，故称苯丙酮尿症。本病为常染色体隐性遗传疾病，是先天性氨基酸代谢障碍中最常见的一种。我国发病率约为 1∶11 000，主要临床表现为智力低下，皮肤毛发颜色浅淡，尿液及汗液有鼠尿臭味。

知识拓展

遗传性代谢病的概念

遗传性代谢病是由于基因突变，引起蛋白质分子在结构和功能上发生改变，导致酶、受体、载体等缺陷，使机体的生化反应和代谢出现异常，反应底物或中间代谢产物在体内大量蓄积，引起一系列临床表现的一大类疾病。

【分类】

苯丙氨酸是人体生长和代谢所必需的氨基酸，食入体内的苯丙氨酸 1/3 用于蛋白质的合成，2/3 通过苯丙氨酸羟化酶作用转变为酪氨酸，以合成甲状腺素、肾上腺素和黑色素等。本病分为典型和非典型两种。

1. 典型 PKU（约占 99%） 由于患儿体内的肝细胞缺乏苯丙氨酸羟化酶（PAH），不能将苯丙氨酸转化为酪氨酸，从而导致苯丙氨酸在血液、脑脊液、各组织和尿液中浓度增高，同时产生大量的苯丙酮酸、苯乙酸等旁路代谢产物并从尿中排出。当苯乙酸从尿中排出时，尿中出现"鼠尿味"。高浓度的苯丙氨酸及其代谢产物可使脑细胞受损，导致患儿出现神经系统症状。由于酪氨酸生成减少，致使黑色素合成不足，患儿毛发、皮肤色素变浅。

2. 非典型 PKU 由于四氢生物蝶呤（BH_4）缺乏，使苯丙氨酸不能氧化为酪氨酸，造成多巴胺、5-羟色胺等重要神经递质合成受阻，加重了神经系统功能的损害。我国新生儿筛查中发现的高苯丙氨酸血症患儿中 10%~15% 为 BH_4 缺乏症。

【病因】

由于苯丙氨酸羟化酶基因突变导致酶活性降低，苯丙氨酸及其代谢产物在体内蓄积而引起。

【护理评估】

1. 健康史 主要评估患儿有无相关的病因及病史，如询问家庭中是否有类似疾病患者，父母是否近亲结婚；了解患儿生长发育情况、喂养情况、饮食结构、小便气味等。

2. 身体状况 患儿出生时正常，未经治疗的患儿 3~6 个月时出现症状，1 岁时症状明显。表现为：①智力发育落后为主，可有行为异常（如兴奋不安、多动、攻击性行为等），肌痉挛或癫痫，少数有肌张力增高、腱反射亢进等。②头发由黑变黄，皮肤白皙且干燥，常有湿疹。③可有呕吐、喂养困难，生长发育迟缓，尿液及汗液有特殊的鼠尿样臭味。

3. 辅助检查

(1)新生儿疾病筛查：新生儿哺乳 3~7d，针刺足跟采集外周血，滴于专用采血滤纸上，进行苯丙氨酸浓度测定。如苯丙氨酸浓度大于切割值，应进行进一步检查和确诊。

（2）**苯丙氨酸浓度测定**：正常浓度＜120μmol/L（2mg/dl），经典型 PKU＞1 200μmol/L，中度 PKU 360~1 200μmol/L，轻度 PKU 120~360μmol/L。

（3）**尿蝶呤图谱分析**：主要用于四氢生物蝶呤（BH₄）缺乏症的鉴别诊断。

（4）**二氢生物蝶啶还原酶活性测定**：二氢生物蝶啶还原酶缺乏症时该酶活性明显降低。

（5）**DNA（脱氧核糖核酸）分析**：用 DNA 分析方法进行基因突变检测、基因诊断和产前诊断。

4. 心理 – 社会状况　评估家长对本病的认识程度，特别是饮食治疗方法的认识，因本病不及时治疗智力发育障碍随年龄增大而加重，家长常因延误治疗而内疚、焦虑；了解家庭经济，判断父母角色是否称职。

5. 诊断要点　根据患儿智力情况、毛发颜色、体液气味及辅助检查等可做出诊断。

6. 治疗要点　一旦确诊，应立即给予积极治疗，开始治疗越早，预后越好，主要是饮食疗法。

（1）**低苯丙氨酸饮食**　治疗时间至少持续到青春期，终身治疗对患儿更有益。

（2）BH₄、5- 羟色胺酸和左旋多巴主要用于非典型 PKU 的治疗，除饮食控制外再给予此类药物。

【**常见护理诊断 / 问题**】

1. 生长发育迟缓　与高浓度的苯丙氨酸致脑细胞受损有关。

2. 有皮肤完整性受损的危险　与皮肤受异常分泌物刺激有关。

3. 知识缺乏：家长缺乏早期饮食治疗的有关知识。

【**护理目标**】

1. 出生后家长能早发现，早治疗，保证儿童正常生长发育。

2. 患儿皮肤保持干燥、清洁。

3. 患儿家长能接受患儿疾病，能掌握有关疾病知识，并对患儿进行针对性的护理。

【**护理措施**】

1. 饮食指导　给予低苯丙氨酸饮食，保证患儿的生长发育与体内代谢的需要。饮食治疗应在患儿 3 个月内开始，超过 1 岁以后治疗，虽可改善患儿行为异常，但智力低下是不可逆转的。

（1）婴儿主要采用低苯丙氨酸配方奶，待血苯丙氨酸降到理想浓度时，可逐渐少量添加天然饮食，首选母乳，较大婴儿可加入牛奶、粥、面、蛋等，添加的食品应以低蛋白、低苯丙氨酸为原则。

（2）定期监测血苯丙氨酸浓度，监测生长发育情况，如血苯丙氨酸浓度异常，每周监测 1 次，如血苯丙氨酸浓度在理想控制范围，饮食无明显变化时，可每月监测 1~2 次。

2. 皮肤护理　定期沐浴，及时更换衣服、尿布，保持皮肤清洁、干燥，减少对皮肤的刺激，发生湿疹应及时处理。

3. 家庭支持　应耐心介绍疾病的相关知识，告知家长本病是可治疗的疾病，帮助树立信心，坚持治疗。指导家长避免过度溺爱或干涉患儿的行为，使患儿能自我护理，以增加战胜疾病的信心。定期随访血苯丙氨酸浓度，与家长一起制订详细的饮食计划。

4. 健康教育　宣传优生优育的知识，避免近亲结婚；推行新生儿疾病筛查，早期发现 PKU 病例，强调饮食控制与患儿智力与体格发育的关系，从新生儿期开始给予低苯丙氨酸食物，防止脑损害的发生；督促家属定期携带小儿检查血清苯丙氨酸浓度。

【**护理评价**】

1. 出生后家长能否早发现，早治疗，保证儿童正常生长发育。

2. 患儿皮肤是否保持干燥、清洁。

3. 患儿家长是否接受患儿疾病，是否掌握有关疾病知识，并对患儿进行针对性的护理。

（曾建芳）

1. 患儿,男,2岁,因说话少,伸舌流涎就诊。患儿食量少,尚不能独立行走,只会叫"爸爸、妈妈",不会说其他话。查体:体重 9kg,身长 70cm,神志清楚,表情呆滞,前囟 1cm×1cm,平坦,眼距宽,眼裂小,眼外侧上斜,鼻梁低平,唇厚舌大,舌常伸出口外、流涎,心肺腹未发现明显异常,四肢肌张力低下,手指粗短,小指向内侧弯曲,通贯手。

请思考:

(1) 该患儿的临床诊断最可能是什么?需要做什么进一步的检查可明确诊断?

(2) 对该患儿应采取哪些护理措施?

2. 患儿,男,11 个月,因近一周惊厥 2 次入院就诊。患儿系 G_1P_1,母亲孕期体健,足月顺产,出生体重 2 800g,出生时无窒息、无产伤,出生后一直牛奶喂养,奶量尚可,3 个月后逐渐出现食量减少且常有呕吐。近 2 个月患儿头发由黑色逐渐变黄色,家长发现患儿运动发育及智力发育较同龄儿落后。体检:体重 8kg,身长 66cm,头围 43cm,营养及发育较差,表情呆滞,皮肤白皙,毛发枯黄,前囟 0.5cm×0.4cm,心、肺、腹未发现异常,全身及尿不湿有特殊气味。临床拟诊为苯丙酮尿症。

练习题

请思考:

(1) 确定临床诊断应做什么检查?

(2) 患儿目前存在及可能出现的护理诊断有哪些?

(3) 如何对患儿进行饮食护理?

第十六章 常见传染病患儿的护理

教学课件

思维导图

学习目标

1. 掌握麻疹、水痘、流行性腮腺炎、猩红热、手足口病、原发性肺结核、结核性脑膜炎患儿的护理措施。

2. 熟悉各种常见传染病的护理评估、护理诊断、流行病学及病因。

3. 了解各种常见传染病的发病机制和治疗原则。

4. 学会对常见传染病患儿进行全身心的整体性护理。

5. 具备迎难而上、不屈不挠、坚强勇敢的精神，有爱心、细心、耐心及与患儿和家长良好沟通的能力。

传染病是指病原体（病毒、细菌、衣原体、立克次体、螺旋体、真菌、寄生虫等）感染人体后产生的具有传染性的疾病。小儿时期免疫功能低下，传染病发病率较成人高，且起病急，症状重，病情复杂多变，容易发生并发症。为了防止传染病的传播，降低传染病的发病率和死亡率，护理人员必须熟悉传染病的相关知识，及时有效地采取措施加以预防和控制。

第一节 麻 疹

情境导入

患儿，男，3 岁。一周前开始出现发热和咽痛，经过口服退烧药和口腔消炎药治疗后，症状并未缓解。两日前，患儿出现皮疹，从耳朵周围开始扩散。当患儿父母发现患儿的皮疹后，就带患儿去医院就诊。当门诊检查时，体温为 39.2℃，皮疹已经从头部和面部扩散到上肢、胸部和背部，皮疹轻微凸起，周围炎症反应轻。咽部红肿，咳嗽明显。患儿伴有头痛、乏力、食欲下降等不适症状。

工作任务：

1. 患儿可能患什么疾病？

2. 患儿的护理问题是什么？

麻疹（measles）是由麻疹病毒引起的一种急性出疹性呼吸道传染病，临床以发热、咳嗽、流涕、结膜充血、口腔黏膜有麻疹黏膜斑（柯氏斑）及皮肤出现斑丘疹为其特征。本病传染性强，多见于3 个月 ~5 岁的小儿，病后免疫力持久，大多终身免疫。随着麻疹减毒活疫苗的普遍接种，麻疹的流行已经得到了有效控制。

【病因】

麻疹病毒属副黏病毒，只有一个血清型，抗原性稳定。人是唯一宿主。病毒在外界生存力不强,对紫外线和消毒剂均敏感,不耐热但耐寒冷及干燥,在低温下可保存数月至数年。随飞沫排出的病毒在室内可存活 32h,但在流通的空气中或日光下 30min 即失去活力。

【发病机制】

麻疹病毒侵入患儿呼吸道上皮细胞及局部淋巴结,在这些部位繁殖引起炎症反应并侵入血液,通过单核细胞向其他器官传播,如肺脏、皮肤等,引起广泛性损害而出现一系列临床表现。

【流行病学】

麻疹患者是唯一的传染源。感染早期,病毒在患者呼吸道大量繁殖,含有病毒的分泌物经过患者喷嚏、咳嗽和说话等将病毒排出体外并悬浮于空气中,主要通过飞沫传播,密切接触者亦可经污染病毒的手传播。人群普遍易感,好发年龄为 6 个月至 5 岁的小儿,麻疹病人自出疹前 5d 至出疹后 5d,均有传染性,有并发症的患者,传染期可延长至出疹后 10d。麻疹一年四季均可发病,以冬春季多见。

【护理评估】

1. 健康史　主要评估患儿有无与麻疹患者的接触史,是否接种麻疹疫苗,患儿平时的身体状况以及本次发病的经过。

2. 身体状况

(1) 典型麻疹

1) 潜伏期:大多为 6~18d,平均为 10d。在潜伏期末可有轻度发热、全身不适。

2) 前驱期:也称出疹前期,从发热开始至出疹,常持续 3~4d。主要症状有发热、上呼吸道炎及麻疹黏膜斑。患儿为中度以上发热,伴有流涕、喷嚏、咽部充血等上呼吸道感染症状,结膜充血、畏光、流泪是本病的特点。90% 以上的患儿出现麻疹黏膜斑,具有早期诊断价值。一般于出疹前 1~2d 出现,在上下磨牙相对应的颊黏膜上,可见直径 0.5~1.0mm 灰白色小点,周围有红晕,最初只有数个,1~2d 内迅速增多,融合成片,可累及整个颊黏膜并可蔓延至唇黏膜,于出疹后逐渐消失,可留有暗红色的小点。部分患儿可有呕吐、腹泻、腹痛、食欲减退、全身不适等症状。

3) 出疹期:皮疹多在发热 3~4d 后出现,先出现于耳后、发际、颜面部、颈部,自上而下蔓延至躯干、四肢,最后到手掌、足底,2~3d 波及全身。皮疹初为淡红色斑丘疹,压之褪色,疹间皮肤正常,不伴痒感。以后皮疹逐渐增多,部分融合成片,颜色呈暗红色。此期全身毒血症状加重,体温可高达 40℃,咳嗽加剧,伴嗜睡或烦躁不安,重者出现瞻望、抽搐。

4) 恢复期:若无并发症发生,出疹 3~4d 后体温逐渐下降,皮疹按出疹先后顺序开始消退,食欲、精神等全身症状逐渐好转。疹退后皮肤留有糠麸样脱屑及棕色色素沉着,7~10d 消退。

(2) 非典型麻疹

1) 轻型麻疹:多见于对麻疹有部分免疫力者,如 8 个月以内的有被动免疫的婴儿、近期接受过丙种球蛋白者。临床症状为一过性低热,常无明显的麻疹黏膜斑,皮疹消失快,无并发症。

2) 重型麻疹:多见于营养不良、免疫力低下继发严重感染者。患儿体温在 40℃ 以上,中毒症状重,伴有惊厥、昏迷等症状。皮疹密集融合,呈紫蓝色出血性皮疹,常伴有黏膜出血和消化道出血,如鼻出血、呕血、咯血,或者血尿、血小板减少等,部分患儿皮疹色暗淡,或皮疹骤退、四肢冰冷、血压下降出现循环衰竭,此型患儿易并发心衰等,死亡率高。

3) 异型麻疹:主要见于接种过麻疹疫苗再次感染麻疹野毒株的患儿,患儿持续高热、乏力、肌痛、头痛或伴有四肢水肿,皮疹不典型,出疹时间提前,顺序异常,易发生肺炎,本型少见。

4) 无疹型麻疹:多见于应用免疫抑制剂的患儿。全程无皮疹,不出现麻疹黏膜斑,发热、喷嚏、流涕、流泪等症状轻重不一。

3. 并发症

(1) 肺炎:是麻疹最常见的并发症,占麻疹患儿死因的 90% 以上。由麻疹病毒本身引起的间质性肺炎多不严重，常在出疹及体温下降后消退。继发性肺炎病原体多为金黄色葡萄球菌、肺炎链球菌、流感嗜血杆菌等，主要见于免疫功能低下或者营养不良的小儿，临床症状重，体征明显，预后较差。

（2）**喉炎**：发率较低，麻疹患儿常见轻度喉炎表现，但继发细菌感染所致的喉炎，引起喉部组织水肿，分泌物增多，极易造成喉梗阻，常表现为声音嘶哑、犬吠样咳嗽、吸气性呼吸困难及三凹征，如不及时抢救可因窒息而死亡。

（3）**心肌炎**：常见于营养不良和并发肺炎的患儿。轻者仅有心音低钝、心率增快、一过性心电图改变，重者可出现心力衰竭、心源性休克。

（4）**脑炎**：发病率极低，患儿大多于出疹后 2~6d 再度发热，其临床表现和脑脊液改变与病毒性脑炎相似。脑炎的轻重程度与麻疹轻重无关。

麻疹与其他出疹性疾病鉴别要点如下（表 16-1）：

表 16-1　儿童出疹性疾病的鉴别要点

病名	病原	全身症状及其他特征	皮疹特点	发热与皮疹关系
麻疹	麻疹病毒	发热、喷嚏、流涕、流泪、结膜充血、麻疹黏膜斑	红色斑丘疹，耳后→颜面部→躯干→四肢，退疹后有色素沉着及细小脱屑	发热 3~4d 出疹，出疹时体温加剧
风疹	风疹病毒	耳后、枕部淋巴结肿大并有触痛	面部→躯干→四肢，疹退后无色素沉着及脱屑	症状出现后 1~2d 出疹
幼儿急疹	人疱疹病毒 6 型	全身情况清，耳后、颈后、枕后淋巴结可肿大，高热时可有惊厥	头颈部及躯干多，1d 出齐，次日开始消退	高热 3~5d，热退疹出
猩红热	乙型溶血性链球菌	高热，中毒症状重，咽峡炎、杨梅舌、口周苍白圈、扁桃体炎	皮肤弥漫性充血，密集针尖大小丘疹，全身皮肤均可受累，疹退后伴有蜕皮	发热 1~2d 出疹，出疹时高热
肠道病毒感染	埃可病毒、柯萨奇病毒	发热、咽痛、流涕、结膜炎、腹泻、全身或颈、枕后淋巴结肿大	散在斑疹或斑丘疹，很少融合，1~3d 消退，不脱屑，有时呈紫癜样或水疱样皮疹	发热时或热退后出疹
药物疹		近期有服药史，表现为原发病症状	皮疹痒感，摩擦及受压部位多，大多与用药有关，斑丘疹、疱疹、猩红热样皮疹、荨麻疹	发热多为原发病引起

4. 辅助检查

（1）**血常规**：白细胞总数减少，淋巴细胞相对增多。若白细胞数增多，提示继发细菌感染。

（2）**血清学检查**：大多采用酶联免疫吸附试验（ELISA）进行麻疹病毒特异性 IgM 抗体检测，敏感性较好，出疹早期即可出现阳性。

（3）**病原学检查**：用免疫荧光方法检测鼻咽部分泌物或尿沉渣脱落细胞中的麻疹病毒抗原，有助于早期快速地协助诊断。

5. 心理 - 社会状况　评估患儿家长及社区群众有无对疾病产生焦虑和恐惧，应评估患儿家长对疾病的认识程度、心理状况及应对方式，社区群众对疾病的认知情况，评估患儿家长是否掌握正确隔离和护理方法。

6. 诊断要点　根据流行病学资料、麻疹接触史、急性发热、畏光、眼鼻卡他症状、皮疹出现以前，依靠麻疹黏膜斑以及用免疫荧光方法检测出鼻咽部分泌物或尿沉渣脱落细胞中存在麻疹病毒抗原，可以确诊。

7. 治疗要点　主要是对症治疗及预防并发症。

（1）**对症治疗**：高热时可酌情降温，给予小剂量退热药，应避免急剧退热；伴有烦躁不安或惊厥者给予镇静剂；咳嗽剧烈者可服镇咳剂或雾化吸入。

（2）有并发症者给予相应治疗，继发细菌感染者可给抗生素。

【**常见护理诊断/问题**】

1. **体温过高**　与病毒血症、继发感染有关。

2. **皮肤完整性受损**　与病毒所致的皮疹有关。

3. **营养失调：低于机体需要量**　与食欲下降、高热消耗增加有关。

4. **有传播感染的可能**　与呼吸道排出病毒有关。

5. **潜在并发症**：肺炎、喉炎、心肌炎、脑炎等。

【**护理目标**】

1. 患儿体温正常。

2. 患儿皮肤黏膜保持完整。

3. 患儿营养摄入达到机体需要量。

4. 患儿无肺炎等并发症的发生，如果发生并发症，患儿生命体征维持在正常范围。

5. 患儿无呼吸道病毒传播。

【**护理措施**】

1. **维持正常体温**

（1）应绝对卧床休息至皮疹消退、体温正常为止，保持室内空气新鲜，室内温度维持在18~22℃，湿度50%~60%，每日通风2次，每次30min，避免直流风，以防受凉。

（2）处理麻疹高热时宜兼顾透疹，不宜用药物及物理方法强行降温，尤其禁用冷敷及乙醇擦浴，因体温骤降可引起末梢循环障碍使皮疹突然隐退而导致严重并发症。如体温升至40℃以上时，可用小剂量退热剂（常用量的1/3~1/2）或温水擦浴，使体温稍降以免引起惊厥。

2. **保持皮肤黏膜的完整性**

（1）**皮肤的护理**：保持床被卫生干燥与皮肤清洁，内衣柔软舒适，出汗后及时更换衣被。在保暖情况下，每日用温水擦浴1次（忌用肥皂），促进血液循环，有利于透疹。皮肤瘙痒者遵医嘱涂擦炉甘石洗剂，勤剪指甲，防抓伤皮肤继发感染。

（2）**五官的护理**：保持口腔、眼、耳、鼻部的清洁。保持口腔清洁，多喂温开水，可用生理盐水或2%硼酸溶液含漱。眼部因炎性分泌物多而形成眼痂者，应避免强光刺激眼睛，用生理盐水清洗双眼，再滴入抗生素眼液或眼膏，一日数次，并加服维生素A预防眼干燥症。防止呕吐物或泪水流入外耳道发生中耳炎；及时清除鼻痂，保持呼吸道通畅。

3. **保证营养的供给**　饮食以清淡、易消化、营养丰富的流质、半流质为宜，少量多餐。鼓励患儿多饮水，帮助排毒、退热及促进血液循环，从而有利于透疹，必要时按医嘱静脉补液。恢复期应添加高蛋白、高能量及富含维生素的食物。

4. **病情观察**　注意观察患儿生命体征及神志，出疹期间出现高热不退、咳嗽加剧、呼吸困难及肺部细湿啰音等为并发肺炎的表现，重症肺炎可致心力衰竭，可给予吸氧等处理；患儿若出现声嘶、气促、吸气性呼吸困难、三凹征等为并发喉炎的表现，严重者甚至需要做好气管切开的准备；患儿出现抽搐、嗜睡、脑膜刺激征等为脑炎的表现，按医嘱给予降温、止痉等处理。

5. **预防感染的传播**　采用预防接种为主的综合性措施。

（1）**控制传染源**：患儿隔离至出疹后5d，并发肺炎者延长至出疹后10d。对接触麻疹的易感儿，应隔离检疫3周，并给予被动免疫。

（2）**切断传播途径**：病室应经常开窗通风换气，每日用紫外线消毒患儿房间，患儿衣物在阳光下暴晒。无并发症的患儿可在家隔离，以减少传播和继发院内感染。医护人员接触患儿前后应洗手、更换隔离衣或在空气流动处停留 30min，才能接触其他患儿。

（3）**保护易感人群**：流行期易感儿应尽量避免去公共场所。托幼机构应加强晨间检查。8 个月以上未患过麻疹者均应接种麻疹减毒活疫苗，7 岁时进行复种。体弱易感儿接触麻疹患儿后，应及早注射免疫血清球蛋白，可预防发病或减轻症状，被动免疫只能维持 3~8 周。

6. 健康教育　由于麻疹传染性较强，为控制疾病的流行，应向家长介绍麻疹的流行特点、病程、隔离时间、早期症状、并发症、预后及预防，观察家长及患儿出现的各种心理反应，消除对疾病可能产生的负面影响，积极配合治疗。无并发症的患儿可在家中治疗护理，指导家长做好消毒隔离、皮肤护理以及病情观察等，防止继发感染，促使疾病早日康复。

【**护理评价**】

1. 患儿体温是否在正常范围。

2. 患儿皮肤黏膜是否完整。

3. 患儿营养摄入是否改善。

4. 患儿是否发生肺炎等并发症，如果发生并发症，是否得到及时有效处理。

5. 患儿有无呼吸道病毒传播。

第二节　水　痘

水痘（chickenpox；varicella）是由水痘 - 带状疱疹病毒引起的具有高度传染性的急性出疹性疾病，与带状疱疹为同一病毒引起的两种不同疾病，水痘是原发感染。临床特征为皮肤和黏膜相继出现并同时存在斑丘疹、疱疹及结痂等各种形态皮疹，而全身症状较轻。患儿感染后可获得持久性免疫，但以后可发生带状疱疹。

【**病因**】

水痘 - 带状疱疹病毒属疱疹病毒科 α 亚种，为双链 DNA 病毒，仅一种血清型，人是该病毒在自然界的唯一宿主。该病毒在外界环境中抵抗力弱，不耐高温、不耐酸，对各种有机溶剂敏感，不能在痂皮中存活。

【**发病机制**】

病毒经呼吸道侵入机体后，在呼吸道黏膜细胞中复制，随后进入血流，形成病毒血症。在单核 - 吞噬细胞系统内再次增殖后入血，形成第二次病毒血症，主要损害部位是皮肤和黏膜。由于病毒入血是间歇性的，导致患儿皮疹分批出现。

【**流行病学**】

水痘患者是唯一的传染源。病毒存在于患者上呼吸道、鼻咽分泌物及疱疹液中，主要通过空气飞沫传播，或者直接接触患儿的皮肤损伤处而感染。出疹前 1~2d 至疱疹结痂为止，均有很强的传染性。人群对水痘普遍易感，任何年龄均可发病，主要见于儿童，发病高峰为 2~6 岁。本病一年四季均可发生，但以冬春季为高。

【**护理评估**】

1. 健康史　询问患儿有无水痘接触史，疫苗接种情况，近期有无接受过主动或被动免疫等；近期是否用过肾上腺皮质激素等；患儿皮疹出现时间、出疹先后顺序、体温情况等。

2. 身体状况

（1）**典型水痘**

1）潜伏期：2 周。

2）前驱期：仅 1d 左右。

3）出疹期：起病 24~48h 内出现皮疹。其特点为：①皮疹首发于头、面部及躯干部，继而扩展至四肢，末端稀少，呈向心性分布；②开始为红色斑疹和丘疹，逐渐发展为透明饱满的小水疱，周围有红晕，24h 后水疱变为浑浊，随后中央凹陷，水疱壁较薄易破溃，2~3d 左右迅速结痂；③皮疹陆续分批出现，伴有明显痒感，疾病高峰期同一时间内可见斑丘疹、疱疹和结痂三种形态皮疹同时存在，这是水痘皮疹的重要特征；④黏膜皮疹可出现在口腔、眼结膜、生殖器等处，易破溃形成浅溃疡，疼痛明显。

4）恢复期：水痘为自限性疾病，10d 左右自愈，患儿全身症状和皮疹均较轻，皮疹只侵犯到表皮，脱痂后一般不留瘢痕。

（2）**重症水痘**：多发生在淋巴瘤等恶性病或免疫功能低下患儿。呈播散性感染，持续高热及全身中毒症状明显，出疹 1 周后体温仍可高达 40℃以上，患儿皮疹多而密集，可融合形成大疱型或出血性皮疹，常继发感染或伴血小板减少而发生暴发性紫癜。

（3）**先天性水痘**：孕妇若在妊娠的头 4 个月感染水痘，则可累及胎儿发生先天性水痘，表现为发育不良、视神经萎缩、白内障及智力低下等多发性先天畸形。如孕妇在产前 6d 以内感染水痘，新生儿易形成播散性水痘，病死率高。

3. 并发症　水痘最常见并发症是皮肤继发性感染，甚至可导致脓毒症等；免疫功能缺陷患儿和新生儿罹患水痘易并发肺炎，其他小儿很少见；神经系统并发症可见水痘后脑炎、横贯性脊髓炎、面神经瘫、瑞氏（Reye）综合征等；少数病例可发生心肌炎、肝炎、肾炎、关节炎等。

> **知识拓展**
>
>
>
> **瑞氏综合征**
>
>
>
> 1963 年由瑞氏（Reye）等首先报告而命名为瑞氏综合征。因出现急性弥漫性脑水肿和肝脏为主的内脏脂肪变性病理特征，曾被称为脑病合并内脏脂肪变性。本病基本病理生理特点是广泛性急性线粒体功能障碍。引起此种障碍的原因尚不完全清楚，90% 与上呼吸道感染有关。
>
> 多数患儿年龄在 4~12 岁，平素健康，大多有病毒性上呼吸道感染等前驱疾病。往往在前驱疾病恢复过程中突然出现频繁呕吐，其后病情迅速加重，出现反复惊厥和进行性意识障碍，常在数小时内进入昏睡、昏迷至深度昏迷，严重者呈去大脑强直。患者多有颅内压增高，若出现呼吸节律不规则或两侧瞳孔不等大，要分别考虑并发枕骨大孔疝或天幕裂孔疝，若抢救不及时，很快死亡。一般无神经系统定位体征，可有轻、中度肝大，但也可不大，虽然肝功显著异常但临床无明显水痘表现。
>
> 肝功异常包括转氨酶增高、高氨血症、高游离脂肪酸血症及凝血功能障碍。婴幼儿易有低血糖。脑脊液检查除压力增高外无其他异常。周围血白细胞反应性增高，分类计数以中性粒细胞占优势。
>
> 病程呈自限性，大多在起病后 3~5d 不再进展，并在 1 周内恢复。重症患儿易在病初 1~2d 内死亡。幸存者可能遗留各种神经系统后遗症，长时间持续昏迷者后遗症发生率高。

4. 辅助检查

（1）**血常规**：白细胞计数正常或稍低，继发细菌感染时可增高。

（2）**疱疹刮片**：刮取新鲜疱疹基底组织和疱疹液涂片，用瑞氏染色可发现多核巨细胞；苏木素 - 伊红染色可查到细胞核内包涵体。亦可取疱疹液直接荧光抗体染色查病毒抗原也简单有效。

（3）**病毒分离**：取疱疹液、咽部分泌物或血液，可分离出病毒。

（4）**血清学检查**：血清水痘病毒特异性 IgM 抗体在出疹 1~4d 后出现，有助于早期诊断；双份血清特异性 IgG 抗体滴度 4 倍以上升高也有助于诊断。

5. **心理 - 社会状况** 评估患儿及其家长对水痘的了解程度、应对方式及心理状况,有无紧张、恐惧等心理,必要时给予安慰;了解社区群众对该病的认识程度及是否掌握正确的防治措施。

6. **诊断要点** 根据流行病学资料、水痘接触史、皮肤相继出现或同时存在斑丘疹、疱疹和结痂三种形态皮疹,疱疹液、咽部分泌物或血液,分离出病毒可以确诊。

7. **治疗要点** 水痘为自限性疾病,无并发症时以一般治疗和对症治疗为主。发热期间应卧床休息,注意水分和营养的补充。皮肤瘙痒时应用炉甘石洗剂局部涂擦或口服抗组胺药,剪短指甲,避免抓伤。阿昔洛韦是首选的抗病毒药物,应尽早使用,一般应在皮疹出现 48h 内开始,也可酌情使用干扰素,有利于疾病的恢复。皮质激素对水痘病程有不利影响,可导致病毒播散,不宜使用。

【常见护理诊断 / 问题】

1. **皮肤完整性受损** 与水痘病毒引起的皮疹及继发感染有关。

2. **体温过高** 与病毒血症有关。

3. **潜在并发症**:脑炎、肺炎、脓毒症。

4. **有传播感染的危险** 与呼吸道及疱疹液排出病毒有关。

【护理措施】

1. **皮肤黏膜护理**

(1) 保持适宜室温,衣被清洁、舒适,以免增加痒感引起不适。勤换内衣,保持皮肤清洁、干燥,勤洗手,剪短指甲,小婴儿可戴连指手套,避免搔破皮疹,引起继发感染或留下瘢痕。

(2) 若皮肤瘙痒,疱疹无破溃者,局部涂抹炉甘石洗剂,也可遵医嘱口服抗组胺类药物;疱疹已破溃者,涂 0.5% 碘伏;有继发感染者,局部用红霉素等抗生素软膏,或遵医嘱口服抗生素控制感染。有口腔黏膜疱疹者每日用温盐水或复方硼砂溶液漱口 2~3 次 /d,保持口腔清洁。

2. **用药护理** 监测体温变化,患儿多有中低度发热,应多饮水,卧床休息至热退,如有高热,可用物理降温或遵医嘱使用适量退热剂,忌用阿司匹林,以免增加瑞氏综合征的危险。避免使用肾上腺皮质激素类药物,可使病情恶化。应用激素治疗其他疾病的患儿一旦接触水痘患者,应立即给予较大剂量的丙种球蛋白 0.4~0.6ml/kg,以减轻病情。若已经发生水痘,肾上腺皮质激素类药物应争取在短期内递减,逐渐停药。宜进食清淡、易消化的流质或半流质饮食,保证机体足够的营养。

3. **病情观察** 水痘临床过程一般顺利,偶可发生播散性水痘,并发肺炎、脑炎、心肌炎,应注意观察患儿临床表现,如果患儿出现高热、咳嗽等,提示可能并发肺炎;如果患儿出现头痛、呕吐、嗜睡,提示可能并发脑炎;如果患儿出现心前区不适、心悸等,提示可能并发心肌炎;应及早发现并予以相应的治疗及护理。

4. **预防感染传播**

(1) **控制传染源**:无并发症患儿多在家中隔离治疗,应采取呼吸道隔离,隔离至疱疹全部结痂为止。对有水痘接触史的易感儿应检疫 3 周。

(2) **切断传播途径**:经常通风换气,保持室内空气新鲜,每日空气消毒,防止扩散;患儿被褥、衣物、用具在阳光下暴晒或紫外线消毒。医护人员接触患儿前后应洗手、更换隔离衣。

(3) **保护易感者**:对正在使用激素、免疫功能低下患儿以及孕妇,在接触水痘后 72h 内使用丙种球蛋白或肌内注射水痘 - 带状疱疹免疫球蛋白,可起到被动免疫的作用。

5. **健康教育** 水痘具有很强的传染性,向家长讲解有关水痘的治疗、护理等知识,介绍水痘的隔离时间,使家长有充分的心理准备。并指导家长进行皮肤护理及病情观察,防治继发感染,预防并发症发生。对社区群众应加强预防知识教育,以控制疾病的流行,在流行期间避免易感儿去公共场所,勤洗手,保持室内空气新鲜。

第三节　流行性腮腺炎

流行性腮腺炎（mumps；epidemic parotitis）是由腮腺炎病毒引起的小儿时期常见的急性呼吸道传染病，主要发生在儿童和青少年。临床以腮腺非化脓性炎症、腮腺区肿痛为特征，其他腺体组织及器官均可受累，感染后可获得终身免疫。

【病因】

腮腺炎病毒属副黏病毒科，副黏病毒属的单链 RNA 病毒，病毒颗粒呈圆球形，直径 100~200nm，仅一个血清型。腮腺炎病毒对物理和化学因素敏感，一般室温 2~3d 即可失去传染性，加热至 56℃ 20min 就将其灭活。来苏儿、甲醛溶液、紫外线照射均能将其杀灭，但在低温下可存活较长时间。

【发病机制】

腮腺炎病毒经口、鼻进入人体后，在上呼吸道黏膜上皮细胞中复制，引起局部炎症和免疫反应，并进入血液产生病毒血症。病毒通过血液扩散至全身各器官，由于腮腺炎病毒具有嗜腺体性和嗜神经性，可使腮腺、舌下腺、颌下腺、胰腺、生殖腺等发生炎症改变，也可侵犯神经系统，导致脑膜脑炎。

【流行病学】

人是腮腺炎病毒的唯一宿主，腮腺炎患者和健康带菌者为本病的传染源，自腮腺肿大前 7d 至消肿后 2 周均具传染性。病毒主要通过呼吸道飞沫传播，也可经唾液污染的食具和玩具等直接接触在人与人之间传播。人群对流行性腮腺炎普遍易感，以 5~15 岁小儿最为多见，感染后可获得终身免疫。全年均可发生感染流行，但以冬春季高发。

【护理评估】

1. 健康史　应询问有无与流行性腮腺炎患儿接触史、腮腺炎疫苗的接种情况；患儿腮腺肿痛发生时间、顺序、体温的变化及身体其他状况等。

2. 身体状况

（1）**潜伏期**：8~30d，平均为 18d。

（2）**前驱期**：数小时至 1~2d，大多无明显前驱症状，部分患儿可出现发热、头痛、乏力等。

（3）**腮腺肿大期**：腮腺肿大常为首发症状，通常先见于一侧，然后另一侧也相继肿大，也有两侧同时肿大或始终限于一侧者，肿胀是以耳垂为中心，向前、后、下发展，边缘不清，表面发热、局部不红，触之有弹性感并有触痛，腮腺肿大 2~3d 内达高峰，张口及咀嚼食物时疼痛加剧。腮腺管口在早期可有红肿，腮腺肿胀可持续 4~5d 左右，然后逐渐消退，颌下腺和舌下腺也明显肿胀。患儿有不同程度的发热，持续时间长短不一，短则 1~2d，多为 5~7d，体温高低及持续时间长短与腮腺肿大程度无关，也有部分患儿体温始终正常。

3. 并发症

（1）**脑膜炎**：是儿童期最常见的并发症，常在腮腺炎高峰时出现，也可在腮腺炎出现前、后，无腮腺炎时也可发生。临床表现有头痛、呕吐、嗜睡、高热、颈项强直、克尼格征阳性等，脑脊液改变与其他病毒性脑炎相似，以脑膜受累为主，预后大多良好，常在 2 周内恢复正常，多无后遗症。

（2）**睾丸炎**：是男孩最常见的并发症，多为单侧受累，常在腮腺炎起病后 4~5d，腮腺肿大开始消退时发生，起初表现为睾丸疼痛、随后睾丸肿胀，有明显触痛，可并发附睾炎、鞘膜积液和阴囊水肿。大多数患儿有严重的全身反应，突发高热、寒战等，一般 10d 左右消退，1/3~1/2 的病例可发生不同程度的睾丸萎缩，如双侧萎缩者可导致不育症。

（3）**胰腺炎**：常在腮腺肿胀数日后发生，表现为上腹部剧痛，有压痛和肌紧张，伴发热、寒战、反复呕吐等。

（4）**卵巢炎**：5%~7% 青春期女孩可并发卵巢炎，症状多较轻，可出现下腹疼痛及压痛、月经失调等，一般不影响生育。

（5）**其他**：可有肾炎、心肌炎、乳腺炎、胸腺炎、甲状腺炎、泪腺炎及关节炎等。

4. 辅助检查

（1）**血、尿淀粉酶检测**：90% 患儿早期血、尿淀粉酶增高，并与腮腺肿胀平行，约 2 周恢复正常。血脂肪酶同时增高有助于胰腺炎的诊断。

（2）**血清学检查**：血清中腮腺炎病毒特异性 IgM 抗体阳性提示近期感染。

（3）**病毒分离**：在早期从患儿唾液、脑脊液、尿液或血液标本中分离出病毒，即可确诊。

5. 心理－社会状况　应评估患儿及家长对流行性腮腺炎的了解程度和心理状况，并及时做好患儿及家长的心理疏导和安慰。

6. 诊断要点　根据流行病学资料、流行性腮腺炎接触史、腮腺区肿胀疼痛、腮腺导管开口红肿，以及在早期从患儿唾液、脑脊液、尿液或血液标本中分离出病毒，即可做出诊断。

7. 治疗要点　流行性腮腺炎无特异性抗病毒治疗，主要是对症处理。发病早期可用利巴韦林治疗。高热、头痛和并发睾丸炎者可给予解热镇痛药，睾丸肿痛时可用丁字带托起。对重症脑膜脑炎、睾丸炎或心肌炎患儿可采用肾上腺皮质激素进行短期治疗。中药治疗可用清热解毒类药物。

【常见护理诊断/问题】

1. 体温过高　与病毒感染有关。

2. 疼痛　与腮腺非化脓性炎症有关。

3. 有传播感染的危险　与病毒排出有关。

4. 潜在并发症：脑膜脑炎、胰腺炎、睾丸炎、卵巢炎等。

【护理措施】

1. 维持体温正常　保持病室温度和湿度适宜，发热时嘱患儿卧床休息，限制活动量，以减少并发症的发生，多饮水可加速代谢，以利于降温。高热者遵医嘱给予药物降温。

2. 减轻疼痛

（1）保持患儿口腔清洁，做好口腔护理，饭后用生理盐水漱口，不会漱口的幼儿应帮助其多饮水，以减少口腔内残余食物，防止继发感染。

（2）给予富有营养、易消化的流质、半流质饮食或软食，避免吃酸、硬、辣等刺激性食物，以免因唾液分泌增多疼痛加剧。

（3）按医嘱局部冷敷收缩血管，以减轻局部炎症充血及疼痛。亦可用中药湿敷，注意保持局部药物湿润，以发挥其药效，防止干裂引起疼痛。

3. 病情观察　注意观察患儿有无脑膜脑炎、睾丸炎、急性胰腺炎等临床表现，若出现高热、剧烈头痛、呕吐、颈项强直等，可能并发脑膜炎；若出现睾丸疼痛、肿胀，则可能并发睾丸炎；若出现上腹部剧痛，有压痛和肌紧张、反复呕吐等，则可能并发胰腺炎；应遵医嘱给予相应治疗及护理。

4. 预防感染传播

（1）**控制传染源**：隔离患儿直至腮腺肿胀完全消退为止。对有流行性腮腺炎接触史的易感儿应检疫 3 周。

（2）**切断传播途径**：经常通风换气，保持室内空气新鲜，对患儿呼吸道的分泌物及污染的物品进行煮沸或暴晒消毒，流行期间应加强托幼机构的晨检。

（3）**保护易感者**：对易感儿可接种腮腺炎减毒活疫苗获得主动免疫，目前国内外应用麻疹－风疹－腮腺炎三联疫苗接种，也取得了良好的保护作用。

5. 健康教育　无并发症的患儿可在家中隔离治疗和护理，指导家长做好消毒隔离、用药等护理，学会病情观察，若发现并发症表现应立即就诊。介绍减轻疼痛的操作方法，使患儿配合治疗和护理。

第四节 猩红热

猩红热（scarlet fever）是由乙型溶血性链球菌引起的急性呼吸道传染病，其临床特征为发热、咽峡炎、全身弥漫性红色皮疹及疹退后皮肤脱屑为特征。

【病因】

本病的致病菌为乙型溶血性链球菌，链球菌可产生红疹毒素，红疹毒素能致发热和猩红热皮疹。乙型溶血性链球菌对热及干燥抵抗力较弱，经 56℃ 处理 30min 可将其灭活，也可被一般消毒剂杀死。

【发病机制】

链球菌从上呼吸道侵入，引起咽峡炎。链球菌产生的红疹毒素可使皮肤的血管弥漫性充血，并形成皮疹，重者表皮坏死、角化、脱落，形成特征性脱皮。肾、心肌等可有不同程度的炎症变化，少数患儿出现变态反应性心脏、肾脏和关节损害。

【流行病学】

猩红热患者和带菌者为主要传染源，主要通过空气飞沫传播，少数可通过皮肤创伤处感染。人群普遍易感，好发年龄为 5~15 岁的儿童。猩红热一年四季均可发病，冬春季发病较高。

【护理评估】

1. 健康史 应询问患儿近期有无咽峡炎病史；有无与猩红热患儿接触史，以及疫苗接种情况；社区是否有猩红热的流行等；近期有无接受过主动或被动免疫。

2. 身体状况

（1）**潜伏期**：1~7d，一般为 2~3d。

（2）**前驱期**：一般不超过 1d，表现为发热，体温可高达 39℃ 以上，伴有头痛、咽痛以及乏力、食欲缺乏等全身中毒症状，婴儿可有惊厥等表现。检查可见咽部充血，严重者咽及软腭有脓性渗出液、点状红疹等，颌下及颈部淋巴结肿大。

（3）**出疹期**：多于发病 1~2d 后出疹。皮疹始于耳后、颈及上胸部，24h 迅速蔓延至全身。典型皮疹为全身皮肤弥漫性充血，其上有分布均匀的针尖样大小的丘疹，伴有痒感，按压后红色暂时消退数秒钟，去压后复现。在皮肤皱褶处如腋窝、肘窝、腹股沟等部皮疹密集或由于摩擦出血而成紫色线状，压之不褪，称为线状疹。发疹同时舌乳头肿胀，其上被覆灰白色苔，肿胀的舌乳头凸出覆以白苔的舌面，称为"草莓舌"，2~3d 后舌苔由边缘消退，舌面光滑呈深红色，舌乳头红肿突出于舌面上，形成"杨梅舌"。颜面部位仅有充血而无皮疹，口鼻周围充血不明显，与面部相比较之下显得发白，称为口周苍白圈。

（4）**恢复期**：皮疹于 3~5d 后颜色转暗，逐渐消退，并按出疹先后顺序脱皮。皮疹越多越密，脱屑愈明显，常为糠屑状；手掌、足底、指（趾）处由于角质层较厚，多呈大片状蜕皮。全身中毒症状等逐渐消退，此期约 1 周左右。

3. 并发症 为变态反应所致，多发生在病程 2~3 周，主要有风湿病和肾小球肾炎。

4. 辅助检查

（1）**血常规**：白细胞总数可达（10~20）×10^9/L，中性粒细胞 80% 以上，严重者可出现中毒颗粒。

（2）**血清学检查**：可用免疫荧光法检测咽拭涂片进行快速判断。

（3）**细菌培养**：咽拭子或其他病灶分泌物培养有溶血性链球菌的生长。

5. 心理－社会状况 评估患儿及其家长有无焦虑、恐惧等心理；患儿家长对本病的认知程度，及其是否掌握正确的消毒隔离和护理方法等。

6. 诊断要点 根据流行病学资料、猩红热接触史、急性起病，发热、咽痛、咽部充血、全身弥漫性红色皮疹、杨梅舌、线状疹、口周苍白圈以及从咽拭子或其他病灶分泌物培养有溶血性链球菌的生长即可做出诊断。

7.治疗要点 青霉素是治疗链球菌感染的首选药物,早期应用可缩短病程,减少并发症,病情严重者可增加剂量,青霉素过敏者可选用红霉素或头孢菌素,严重感染时可静脉给药,疗程 7~10d。

【常见护理诊断 / 问题】

1.体温过高 与感染、毒血症有关。

2.疼痛 与炎性反应及皮疹有关。

3.皮肤完整性受损 与皮疹及蜕皮有关。

4.有传播感染的危险 与病原体排出有关。

5.潜在并发症:风湿病、肾小球肾炎等。

【护理措施】

1.维持体温的正常 保持室内空气新鲜、流通,温度和湿度适宜。高热时给予药物降温,供给充足的水分,以利于散热和毒素的排出。

2.减轻疼痛 当患儿咽部疼痛时,遵医嘱使用解热镇痛剂,年长儿可用生理盐水漱口,婴幼儿可给予口腔护理。给予营养丰富、易消化的流质、半流质或软食,忌酸、辣、硬等刺激性食物。

3.病情观察 观察患儿尿液颜色、尿量、血压等有无变化,警惕肾小球肾炎的发生;观察患儿心脏、关节的临床表现,如有异常可能并发风湿病,均需及时报告医生,并给予相应治疗和护理。

4.皮肤护理 保持皮肤清洁,衣被勤换洗。出疹期皮肤瘙痒严重时,不要使用刺激性强的肥皂,避免加重皮肤瘙痒感,剪短指甲,以免抓伤皮肤引起继发感染,可用炉甘石洗剂涂擦局部。当脱皮不完全时,可用消毒剪刀剪除,不可人为剥离,以免损伤皮肤引起感染。

5.预防感染传播

(1)**控制传染源**:猩红热患儿至少隔离 1 周,连续 3 次咽拭子培养阴性后解除隔离。与患儿有密切接触的易感儿应医学观察 7d,有条件可做咽拭子培养。

(2)**切断传播途径**:室内经常开窗通风换气,被患儿分泌物污染的物品,可用消毒液浸泡、煮沸或日光暴晒等措施处理。

(3)**保护易感者**:临床还没有可供使用的疫苗,猩红热流行期间应避免去人群密集的公共场所。

6.健康教育 向家长讲解猩红热的临床表现、疾病预后以及隔离等相关知识,消除家长思想顾虑,打喷嚏或咳嗽时用肘部遮住口鼻,防止细菌传播。猩红热流行期间,对咽峡炎和扁桃体炎,应按猩红热隔离治疗。

第五节 手足口病

情境导入

患儿男,1 岁,3d 前在小区广场玩耍回家后,晚上就出现发热,体温 39℃,在家自行服用布洛芬,2d 前患儿出现精神萎靡,食欲差,体温持续徘徊在 38~39℃,同时下颌处出现几个小的红色疹子,几小时后红色的小疹子开始变大,并逐渐发展为疱疹,手、脚部也开始出现红疹。

工作任务:

1.该患儿可能是什么疾病?

2.该患儿通过什么途径被感染的?

手足口病(hand, foot and mouth disease)是由肠道病毒引起的传染性疾病,多发生于 5 岁以下儿童,同一儿童可因感染不同血清学的肠道病毒而多次发病。大多数患儿临床症状轻微,可引起发热、手、足、口腔等部位出现斑丘疹、疱疹,少数患儿可引起心肌炎、肺水肿、无菌性脑膜脑炎等并发症,病情进展迅速,可导致死亡。

【病因】

病原体以柯萨奇病毒 A16 型(CoxA16)和肠道病毒 71 型(EV71)最为常见。肠道病毒颗粒小,直径为 24~30nm,对外界抵抗力较强,耐低温,对乙醚、来苏儿等消毒剂及胃酸、胆汁有抵抗力;高锰酸钾、甲醛、碘酊、漂白粉、紫外线等均可将其灭活。

【发病机制】

手足口病的发病机制目前还不完全清楚。肠道病毒由消化道或呼吸道侵入机体后,在局部黏膜或淋巴组织中繁殖,而后进入血液循环导致病毒血症。并随血液播散至脑膜、脑、脊髓、心脏、皮肤、黏膜等器官继续复制,引起炎症反应并出现相应临床表现。

【流行病学】

手足口病患者和隐性感染者为本病的传染源,以粪-口途径为主要传播方式,也可通过空气飞沫传播,或者接触患者疱疹液、污染的物品而感染。人群对 CoxA16 及 EV71 型肠道病毒普遍易感,成人一般通过隐性感染获得相应抗体,本病常见于 6 个月至 5 岁儿童,3 岁以下儿童发病率最高,本病全年散发,以夏秋季多见。

【护理评估】

1. 健康史 应询问有无与手足口病患儿接触史,本病的起病和发展经过,以及疫苗接种情况;社区是否有手足口病的流行等;近期有无接受过主动或被动免疫。

2. 身体状况

(1) **潜伏期**:2~10d,平均为 3~5d。

(2) **前驱期**:患儿可有发热、食欲缺乏、乏力等症状。

(3) **皮疹期**:在患儿手、足、口及臀部散在出现皮疹和疱疹,偶尔见于躯干,具有不痛、不痒、不结痂、不结瘢的"四不特征",同一患儿手、足、口、臀部病损不一定同时都出现。口腔黏膜内多为疱疹,周围有红晕,以舌、颊黏膜、硬腭等处多见,也可见于齿龈、咽等部位,常发生溃疡,可因口腔溃疡疼痛,患儿出现流涎、拒食等不适症状。皮疹消退后不留痕迹或色素沉着。患儿多数一周内痊愈,预后良好。

3. 并发症

(1) **无菌性脑膜炎、脑炎、脑脊髓炎等**:患儿急起高热、头痛、呕吐、精神差、易激惹、烦躁、嗜睡甚至昏迷;颈抵抗、肢体抖动、肌阵挛、眼球运动障碍、抽搐或急性迟缓性麻痹等,患儿腱反射减弱,脑膜刺激征常在起病 1~3d 后逐渐明显,脑脊液中细胞数增多,糖和氯化物正常,婴幼儿临床表现较重。

(2) **心肌炎**:患儿出现面色苍白、呼吸困难、心前区不适、心率增快、心悸等。迅速出现心脏扩大、心音低钝、心肌收缩力下降等表现。

(3) **肺水肿、肺出血**:患儿出现呼吸急促、呼吸节律改变、口唇发绀、咳嗽加重、有白色或粉红色泡沫样痰、肺部可闻及湿性啰音。

4. 辅助检查

(1) **血常规**:白细胞总数正常或稍升高,中性粒细胞减少,淋巴细胞相对增高。

(2) **血生化**:部分病例可见轻度谷丙转氨酶、谷草转氨酶、肌酸激酶同工酶升高,病情危重者可有肌钙蛋白和血糖升高。

(3) **血气分析**:呼吸系统受累时可出现动脉血氧分压降低、血氧饱和度降低、二氧化碳分压升高以及酸中毒等。

(4) **脑脊液检查**:神经系统受累时可表现为外观清亮,压力增高,细胞计数增多,蛋白正常或轻度增高,糖和氯化物正常。

(5)**血清学检查**:急性期与恢复期血清 CoxA16 及 EV71 等肠道病毒中和抗体有 4 倍以上的升高。

(6)**病原学检查**:从鼻咽拭子、气道分泌物、疱疹液、粪便中分离出肠道病毒即可确诊。

5. 心理 – 社会状况　评估家长对本病的了解程度和护理能力,观察是否有焦虑、恐惧等心理,针对具体情况做好家长的心理安慰。

6. 诊断要点　根据流行病学资料、急性起病、发热(部分病例可无发热)伴有手、足、口、臀部皮疹以及从鼻咽拭子、气道分泌物、疱疹液、粪便中分离出肠道病毒即可确诊。

7. 治疗要点　本病目前尚无特效治疗方法,主要是对症治疗,适当休息,做好口腔和皮肤的护理。

【常见护理诊断 / 问题】

1. 体温过高　与病毒血症及继发感染有关。

2. 皮肤完整性受损　与肠道病毒引起的皮疹等有关。

3. 有传播感染的危险　与病原体的排出有关。

4. 潜在并发症:无菌性脑膜脑炎、心肌炎、肺水肿、肺出血等。

【护理目标】

1. 患儿体温正常。

2. 患儿皮肤黏膜保持完整性。

3. 患儿不将疾病传染给其他人。

4. 患儿无心肌炎等并发症的发生,如果发生并发症,患儿生命体征维持在正常范围。

【护理措施】

1. 维持体温正常　患儿应卧床休息,保持室内空气新鲜,室温 18~22℃,湿度 50%~60%,低度或中度发热,可给予多喝温水,洗温水浴等物理降温,体温超过 38.5℃,遵医嘱使用退热剂。补充足够的水和营养,给予清淡、易消化的流质或半流质,禁食辛辣等刺激性食物。

2. 皮肤黏膜的护理

(1)**皮肤护理**:保持患儿皮肤清洁,衣服、被褥应清洁、舒适、柔软,经常更换。剪短指甲,防止抓破皮疹,引起继发感染。臀部有皮疹的患儿,应随时清理粪便,保持臀部清洁干燥。皮疹初期可涂炉甘石洗剂,疱疹破溃时可涂抗生素药膏或 0.5% 碘伏,防止感染。

(2)**口腔黏膜护理**:保持患儿口腔清洁,饭前饭后用生理盐水漱口,对不会漱口的患儿,可以用棉棒蘸生理盐水清洁口腔,并鼓励患儿多饮水。避免进食冰冷、辛辣等刺激性食物,食物温度不宜过高。局部可用维生素 B$_2$ 粉、鱼肝油等直接涂在溃疡面上,亦可用喷剂以减轻疼痛,促使糜烂早日愈合,预防细菌继发感染。

3. 病情观察　主要观察呼吸、心率、血氧饱和度等。若患儿出现头痛、呕吐、烦躁不安或嗜睡、惊厥、脑膜刺激征阳性,应考虑无菌性脑膜炎或脑炎;若患儿出现面色苍白、呼吸困难、心前区不适、心悸等,应考虑心肌炎;如患儿出现呼吸急促、口唇发绀、咳嗽加重、有白色或粉红色泡沫样痰,应考虑肺水肿、肺出血;均应及时报告医生,给予相应处理。

4. 用药护理　有颅内压增高者可给予甘露醇等脱水剂治疗,每次 0.5~1.0g/kg,每 4~8h 一次,20~30min 快速注射;酌情应用糖皮质激素治疗,地塞米松 0.2~0.5g/(kg·d),静脉注射免疫球蛋白等药物。

5. 预防感染的传播

(1)**控制传染源**:患儿应采取消化道、呼吸道等隔离措施,一般隔离 2 周。

(2)**切断传播途径**:病室内空气新鲜,每日用紫外线消毒患儿房间。患儿呼吸道分泌物和粪便应消毒处理,玩具、食具等可用含氯的消毒液擦拭或浸泡。医护人员接触患儿前后均应消毒双手。

（3）**保护易感者**：易感者可接种 EV71 手足口病灭活疫苗，满 6 月龄小儿即可接种。

6. 健康教育 向家长讲解手足口病的临床表现、传播途径、疾病预后以及隔离等相关知识，消除家长思想顾虑。指导家长做好病情观察、口腔及皮肤护理，如果病情变化，及时通知医务人员。教育儿童饭前便后洗手，儿童玩具以及其他接触的用具应及时消毒处理，手足口病流行期间，尽量避免带孩子到人群密集、空气不流通的公共场所。

【护理评价】

1. 患儿体温是否在正常范围。
2. 患儿皮肤黏膜是否完整。
3. 患儿有无将疾病传染给其他人。
4. 患儿是否发生心肌炎等并发症，如果发生并发症，是否得到及时处理。

第六节 结 核 病

> **情境导入**
>
> 患儿，男，1 岁半，3 周前开始出现咳嗽，以白天为主，妈妈以为孩子只是普通感冒，给予口服小儿感冒药，症状未减轻，后来咳嗽加重，晚上也开始咳嗽。妈妈带患儿到医院就诊，结果胸部 CT 提示双肺结核可能性大，以肺结核收住入院。入院后，医生询问患儿妈妈家里是否有人患肺结核。患儿妈妈说：孩子的爸爸 2 个月前被确诊为肺结核，当时没有及时带孩子到医院检查。
>
> **工作任务：**
> 1. 患儿被感染的途径是什么？
> 2. 如何指导家长给患儿正确用药？

一、概述

结核病（tuberculosis）是由结核分枝杆菌引起的一种慢性传染病，全身各个脏器均可受累，但以肺结核最常见。原发性肺结核是小儿结核病最常见类型，严重病例可引起血行播散，发生粟粒性肺结核或结核性脑膜炎，结核性脑膜炎是小儿结核病导致死亡的主要原因。

【病因】

结核分枝杆菌属分枝杆菌，具抗酸性，为需氧菌，革兰氏染色阳性，抗酸染色呈红色，结核分枝杆菌分为人型、牛型、鸟型、鼠型等四型，对人有致病性的主要是人型和牛型，其中人型是人类结核病的主要病原体。结核分枝杆菌对外界抵抗力较强，但对湿热敏感，65℃ 30min 即可灭活，干热 100℃ 20min 灭活，痰液中的结核分枝杆菌用 5% 苯酚或 20% 漂白粉 24h 才可灭活。

ER 16-3

显微镜下的结核分枝杆菌

【发病机制】

小儿对结核菌及其代谢产物具有较高的敏感性，小儿初次接触结核分枝杆菌后是否发展为结核病，取决于细菌数量、毒力以及机体免疫力，尤其是细胞免疫的强弱。机体感染结核分枝杆菌后，在产生免疫力的同时，也产生变态反应，均为致敏 T 细胞介导的，是同一细胞免疫过程的两种不同表现。

【流行病学】

开放性肺结核患者是主要的传染源，正规化疗 2~4 周后，随着痰菌排量减少而传染性降低。呼吸道为主要传染途径，小儿吸入带结核分枝杆菌的飞沫或尘埃后即可引起感染，形成肺部原发病灶。少数经消化道传染者，产生肠道原发病灶；经皮肤或胎盘传染者极少。生活贫困、居住拥挤、营养不良、卫生环境差、社会经济落后、HIV感染等是人群结核病高发的原因。

知识拓展

卡介苗历史

卡介苗是一种预防结核病的疫苗，是由法国科学家阿尔伯特·卡迈特（Albert Calmette）和卡米尔·介兰（Camille Guerin）发明的。他们在20世纪初期，以一种较弱的结核分枝杆菌为基础，进行了多年的研究和实验。通过一系列的试验，阿尔伯特·卡迈特和卡米尔·介兰发现，他们改良后的结核菌可以有效地抵御结核分枝杆菌，并且可以产生免疫力预防结核病的发生。

1921年，卡介苗首次在法国进行人体试验，并成功预防了结核病感染。世界卫生组织在20世纪50年代开展了广泛结核病控制运动，在全世界推广卡介苗。

现在，卡介苗已成为全球预防结核病的重要手段之一，也是许多国家常规的预防措施，尤其是在一些发展中国家，由于结核病的高发性，卡介苗被广泛使用。

【辅助检查】

1. 结核菌素试验 属于迟发型变态反应。小儿感染结核分枝杆菌4~8周后，其结核菌素试验呈阳性反应。

（1）**试验方法**：常用结核菌纯蛋白衍生物（PPD）制品，用0.1ml（含结核菌素5个单位）在左前臂掌侧中下1/3交界处皮内注射，形成直径6~10mm的皮丘。对有明显结核接触史或结核过敏现象（结节性红斑、疱疹性结膜炎）等，宜用1个结核菌素单位的PPD开始试验，以防止局部过度反应及可能的病灶反应。

（2）**结果判断**：接种后48~72h，一般以72h为准观察反应结果。测量局部硬结的直径，取横径和纵径两者的平均值来判断反应强度；若硬结平均直径小于5mm为阴性（－）；5~9mm为阳性（＋）；10~19mm为中度阳性（＋＋）；≥20mm为强阳性（＋＋＋）；除硬结外还可见水疱、溃疡、淋巴管炎等为极强阳性（＋＋＋＋）。

（3）**临床意义**

1）阳性反应：①接种过卡介苗后；②年长儿无明显临床症状而呈阳性反应，表示曾经感染过结核分枝杆菌，但不一定有活动病灶；③3岁以下，尤其是1岁以下未接种过卡介苗者，阳性反应多表示体内有新的结核病灶，年龄愈小，活动性结核可能性越大；④强阳性反应，表示体内有活动性结核病灶；⑤由阴转阳，或反应强度从原先小于10mm增至大于10mm，且增幅超过6mm，表示新近有感染。

2）阴性反应：①从未感染过结核分枝杆菌。②结合变态反应前期（初次感染后4~8周内）。③假阴性反应，机体免疫功能低下或反应受抑制所致，如重症结核病；急性传染病如麻疹、水痘等；重度营养不良；原发或继发免疫缺陷病等。④检测技术误差或结核菌素失效。

2. 实验室检查

（1）**结核分枝杆菌检查**：从痰液、胃液、脑脊液、浆膜腔液中找到结核分枝杆菌是确诊的重要手段。

（2）**免疫学诊断及分子生物学诊断**：用酶联免疫吸附试验（ELISA）检测结核病患者的血清、脑脊液等抗结核分枝杆菌抗体；用分子生物学方法如聚合酶链反应（PCR）等能快速检测标本中结核分枝杆菌核酸物质。

（3）**血沉**：血沉大多增快，为反应结核病活动性指标之一。

3. **影像学检查**　胸部 X 线检查是筛查小儿结核病不可缺少的重要手段，可确定结核病的范围、性质、类型和病灶进展情况，定期复查有助于结核与非结核疾病的区别，亦可观察治疗效果。胸部 CT 检查有助于发现隐蔽性病灶。

ER 16-4

肺结核胸部
X 线片

4. **其他辅助检查**

（1）**纤维支气管镜检查**：有助于支气管内膜结核及支气管淋巴结结核的诊断。

（2）**周围淋巴结穿刺液涂片检查**：可发现特异性结核改变，如结核结节或干酪样坏死，有助于结核病的诊断和鉴别诊断。

（3）**肺穿刺活检或胸腔镜取肺活检**：对特殊疑难病例确诊有帮助。

【治疗要点】

1. **一般治疗**　注意休息，加强营养。给予高蛋白、高维生素饮食。居室阳光充足，空气流通。

2. **抗结核药物**　治疗的目的：①杀灭病灶中的结核分枝杆菌；②防止血行播散，应遵循早期、联合、全程、规律、适量、分段治疗的原则。

（1）**常用的抗结核药物**（表 16-2）

1）杀菌药物：全效杀菌药物如异烟肼（INH）、利福平（RFP）；半效杀菌药物如链霉素（SM）、吡嗪酰胺（PZA）。

2）抑菌药物：常用的有乙胺丁醇（EMB）、乙硫异烟胺（ETH）。

表 16-2　小儿抗结核药物

药物	计量 /(kg·d⁻¹)	给药途径	主要副作用
异烟肼（INH）	10mg（≤300mg/d）	口服（肌内注射、静脉滴注）	肝毒性、末梢神经炎、过敏、皮疹和发热
利福平（RFP）	10mg（≤450mg/d）	口服	肝毒性、恶心、呕吐和流感样症状
链霉素（SM）	20~30mg（≤0.75g/d）	肌内注射	第Ⅷ对脑神经损害、肾毒性、过敏、皮疹和发热
吡嗪酰胺（PZA）	20~30mg（≤0.75g/d）	口服	肝毒性、高尿酸血症、关节痛、过敏和发热
乙胺丁醇（EMB）	15~25mg	口服	皮疹、视神经炎
乙硫异烟胺（ETH）	10~15mg	口服	胃肠道反应、肝毒性末梢神经炎、过敏、皮疹、发热

（2）**化疗方案**

1）标准疗法：一般用于无明显自觉症状的原发性肺结核。每日服用 INH、RFP 和 / 或 EMB，疗程 9~12 个月。

2）两阶段疗法：用于活动性原发性肺结核、急性粟粒性结核病及结核性脑膜炎。①强化治疗阶段：联用 3~4 种杀菌药物。目的在于迅速杀灭敏感菌及生长繁殖活跃的细菌与代谢低下的细菌，防止或减少耐药菌株的产生，为化疗的关键阶段。当长程化疗时，此阶段一般需 3~4 个月，短程化疗时此阶段一般为 2 个月；②巩固治疗阶段：联用 2 种抗结核药物，目的在于杀灭持续存在的细菌以巩固疗效，防止复发。在长程化疗时，此阶段可长达 12~18 个月，短程化疗时此阶段一般为 4 个月。

3）短程疗法：为结核病现代疗法的重大进展，可选用以下几种 6~9 个月短程化疗方案：①2HRZ/4HR（数字为月数，以下同）；②2SHRZ/4HR；③2EHRZ/4HR。若无 PZA，则将疗程延长至 9 个月。

【预防措施】

1. **控制传染源**　结核菌涂片阳性的患者是主要传染源，早期发现、合理治疗结核菌涂片阳性的患者预防小儿结核病的根本措施。

2. **普及卡介苗接种**　卡介苗（BCG）接种是预防小儿结核病的有效措施，可降低发病率和死亡率,我国计划免疫要求在全国城乡普及新生儿卡介苗接种。

下列情况禁止接种卡介苗:①先天性胸腺发育不全或重症联合免疫缺陷病患者;②急性传染病恢复期;③注射局部有湿疹或患全身性皮肤病;④结核菌素试验阳性。

3. 预防性抗结核治疗

(1)**方法**:异烟肼(INH)每日10mg/kg,不超过300mg,疗程6~9个月;或异烟肼(INH)每日10mg/kg不超过300mg,联合利福平(RFP)每日10mg/kg不超过300mg,疗程3个月。

(2)**适应证**:①密切接触家庭内开放性肺结核者;②3岁以下婴幼儿未接种卡介苗而结核菌素试验阳性者;③结核菌素试验新近由阴性转为阳性者;④结核菌素试验阳性伴结核中毒症状者;⑤结核菌素试验阳性,新患麻疹或百日咳的小儿;⑥结核菌素试验阳性且需较长时间使用肾上腺皮质激素或其他免疫抑制剂者。

二、原发性肺结核

原发性肺结核(primary pulmonary tuberculosis)是结核分枝杆菌初次侵入肺部后发生的原发感染,是小儿肺结核最主要的类型,占儿童各型肺结核总数的85.3%,包括原发复合征和支气管淋巴结结核。原发复合征由肺原发病灶、局部淋巴结病变和两者之间的淋巴管炎组成;支气管淋巴结结核以胸腔内肿大的淋巴结为主。肺部原发病灶或因其范围较小,或被纵隔影掩盖,X线片无法查出,或原发病灶已经吸收,仅遗留局部肿大的淋巴结,故在临床上两者并为一型,即原发性肺结核。大多预后良好,但也可继续发展甚至恶化,导致干酪性肺炎等;若发生血行播散,可导致急性粟粒性结核或结核性脑膜炎。

原发复合征
示意图

原发性肺结核的病理转归:

1. 吸收好转 病变完全吸收、钙化或硬结(隐伏或痊愈)。此种转归最常见,出现钙化表示病变至少已有6~12个月。

2. 进展 ①原发病灶扩大,产生空洞;②支气管淋巴结周围炎,形成淋巴结支气管瘘,导致支气管内膜结核或干酪性肺炎;③支气管淋巴结肿大,造成肺不张或阻塞性肺气肿;④结核性胸膜炎。

3. 恶化 血型播散导致急性粟粒性肺结核或全身性粟粒性结核病。

【发病机制】

结核分枝杆菌由呼吸道进入肺部,引起结核性细支气管炎,继而形成结核结节或结核性肺炎。

【护理评估】

1. 健康史 应询问患儿有无与开放性结核病患者接触史;患儿是否接种过卡介苗;有无营养不良、居住环境拥挤等情况;近期有无患过其他急性传染病,如麻疹、百日咳等。

2. 身体状况 临床症状轻重不一。轻者可无症状,仅做胸部X线检查时被发现。年长儿童一般起病缓慢,有低热、盗汗、食欲减退、疲乏等结核中毒症状。婴幼儿或症状较重者可以急性起病,高热达39~40℃,持续2~3周后转为低热,并伴有结核中毒症状,干咳和轻度呼吸困难是最常见的症状。部分患儿可有疱疹性结膜炎、皮肤结节性红斑等结核变态反应表现。当胸内淋巴结高度肿大时可产生不同的压迫症状,如压迫气管分叉处可出现类似百日咳样痉咳;压迫支气管使其部分阻塞时可引起喘鸣;压迫喉返神经可导致声音嘶哑。

体检可见周围淋巴结有不同程度肿大,而肺部体征不明显,与肺内病变不一致。婴儿可伴肝大。

3. 辅助检查

(1)X线检查:原发复合征X线胸片表现为典型哑铃状"双极影"。支气管淋巴结结核X线表现为肺门淋巴结肿大。

(2)CT扫描:在显示小的原发灶、淋巴结肿大、胸膜改变和空洞方面优于X线检查。对疑似原发复合征但胸部平片正常的病例有助于诊断。

（3）**纤维支气管镜检查**：结核病变蔓延至支气管内造成支气管结核，纤维支气管镜检查有助于诊断。

4. 心理－社会状况　评估患儿家长对结核病的病情、治疗、隔离方法的认识程度，及时给予心理安慰。

5. 诊断要点　根据结核病史、临床表现、实验室检查、结核菌素试验及肺部影像学资料即可做出诊断。

6. 治疗要点　无明显者症状者选用标准疗法，疗程为9~12个月。活动性原发性肺结核采用直接督导下短程化疗（DOTS），强化治疗阶段联用3~4种杀菌药，常选用的方案为2HRZ/4HR。

【**常见护理诊断/问题**】

1. 营养失调：低于机体需要量　与食欲缺乏、疾病消耗过多有关。

2. 活动无耐力　与结核分枝杆菌感染有关。

3. 有传播感染的可能　与排出结核分枝杆菌有关。

4. 知识缺乏：家长及患儿缺乏结核病的相关知识。

【**护理措施**】

1. 饮食护理　结核病是一种慢性消耗性疾病，饮食护理特别重要。应给予患儿高热量、高蛋白、高维生素的食物，如牛奶、鸡蛋、瘦肉、新鲜蔬菜和水果等以增强机体抵抗力，促进机体修复能力，使病灶尽早愈合。注意变换食物制作的花样，以增加食欲。

2. 建立合理的生活制度　室内空气新鲜、阳光充足。除病情严重需卧床休息外，一般可适当活动，增强抵抗力，保证患儿充足的睡眠时间。结核病患儿出汗多，应及时更换衣服，避免受凉引起上呼吸道感染。积极防治其他各种急性传染病，如麻疹、百日咳等，防止加重病情。避免与开放性结核患者接触而导致重复感染。

3. 用药护理　遵医嘱应用抗结核药物治疗。抗结核药物疗程长，因此在用药期间应密切观察可能出现的不良反应。有些药物对肝肾有损伤，应定期检查尿常规、肝功能。有些药物对颅内神经有损伤，发现患儿表现异常及时报告医生。

4. 预防感染的传播　原发性肺结核患儿活动期严格实行呼吸道隔离措施。对患儿呼吸道的分泌物、餐具、痰杯等用物应及时进行消毒处理。

5. 心理护理　护士应多与患儿及家长沟通，使患儿及家长了解结核病病程长，治疗用药时间长，介绍病情及用药情况，使他们做好准备。患儿常惧怕服药、打针，担心受到同龄小朋友的冷遇或担心学业受到影响；家长担心疾病威胁儿童生命和自身的经济承受力等。应给予支持和鼓励，使他们消除顾虑，树立战胜疾病的信心。

6. 健康教育　向患儿家长介绍结核病的临床表现、传播途径以及药物治疗的原则。强调药物治疗期间，注意观察用药过程中可能出现的不良反应，不可私自停药。指导家长做好患儿的日常生活护理和饮食护理。

三、结核性脑膜炎

结核性脑膜炎（tuberculous meningitis）简称结脑，是结核分枝杆菌侵犯脑膜所引起的炎症，是小儿结核病中最严重的类型。其多见于3岁以内的婴幼儿，约占60%，常在结核原发感染后1年以内，尤其在初染结核3~6个月内最易发生。结脑常由结核分枝杆菌经血行播散所致，为全身粟粒性结核病的一部分。自普及卡介苗接种和有效抗结核药物应用以来，本病的发病率较过去明显降低，预后有很大改进，但若诊断不及时和治疗不当，病死率及后遗症的发生率仍较高，故早期诊断和合理治疗是改善本病预后的关键。

【发病机制】

由于小儿神经系统发育不成熟,血-脑脊液屏障功能不完善,免疫功能低下,入侵的结核杆菌易通过血行播散而引起结核性脑膜炎。结核性脑膜炎亦可由脑实质或脑膜的结核病灶破溃,结核分枝杆菌进入脑脊液及蛛网膜下腔所致。偶尔可见脊柱、中耳或乳突结核病灶直接蔓延侵犯脑膜所致。

【护理评估】

1. 健康史　应询问患儿有无与开放性结核病患者的接触史,是否按时接种过卡介苗,既往有无结核病史,近期有无其他急性传染病史,如麻疹、水痘等。有无早期性格改变、呕吐、消瘦等表现。

2. 身体状况　典型结核性脑膜炎多起病缓慢,临床表现分为三期。

(1) **早期(前驱期)**:持续1~2周,主要表现为性格改变,如少言、懒动、易倦、烦躁、易怒等,可有低热、厌食、消瘦、便秘、呕吐等,年长儿可诉头痛。

(2) **中期(脑膜刺激征期)**:持续1~2周,因颅内高压增高出现剧烈头痛、喷射性呕吐、嗜睡或烦躁不安、惊厥。脑膜刺激征明显(颈强直、凯尔尼格征和布鲁津斯基征)阳性。婴幼儿表现为前囟隆起、颅缝裂开。此期还可出现脑神经受损的表现,最常见为面神经瘫痪,其次为动眼神经和展神经瘫痪。部分患儿出现语言障碍、运动障碍等脑炎表现。

(3) **晚期(昏迷期)**:持续1~3周,上述症状逐渐加重,由意识模糊、半昏迷进入昏迷。阵挛性或强制性惊厥频繁发作。患儿极度消瘦,呈舟状腹,常伴水、电解质代谢紊乱。明显颅内高压及脑积水时,呼吸节律不规则,婴儿前囟膨隆,颅缝裂开,头皮静脉怒张等。最终可因颅内压力急剧增高引起脑疝导致呼吸及循环中枢麻痹而死亡。

3. 辅助检查

(1) **脑脊液检查**:压力增高,外观透明或呈毛玻璃样,静置12~24h后,可有蜘蛛网状薄膜形成,取之涂片可查到结核分枝杆菌。白细胞总数(50~500)×10⁶/L,分类以淋巴细胞为主,糖和氯化物含量均降低是典型结核性脑膜炎的改变,蛋白量增高,一般为1.0~3.0g/L。脑脊液结核分枝杆菌培养或涂片查到结核分枝杆菌是诊断结脑的可靠依据。尚可对脑脊液进行聚合酶链反应和抗结核抗体测定,其结果有助于结脑的诊断。

(2) **结核菌素试验**:阳性对诊断有帮助,但高达50%患儿呈阴性反应。

(3) **其他检查**:抗结核抗体测定是以ELISA法检测结核性脑膜炎患儿脑脊液PPD-IgM抗体和PPD-IgG抗体,其水平常高于血清中的水平;约85%的结核性脑膜炎患儿胸片有结核病改变,其中90%为活动性病变。

4. 心理-社会状况　评估患儿及家长对疾病的认识程度;家长是否因为病情较重出现紧张焦虑情绪以及家庭经济承受能力;了解社区群众对结核病认知情况。

5. 诊断要点　根据结核病史、临床表现、脑脊液的检查以及脑脊液中查见结核分枝杆菌即可做出诊断。

6. 治疗要点　主要抓住抗结核治疗和降低颅内压两个环节。

(1) **抗结核治疗**:联合应用易于透过血脑屏障的抗结核杀菌药物,分段治疗。①强化治疗阶段联合使用INH、RFP、PZA及SM,疗程3~4个月;②巩固治疗阶段继续应用INH、RFP或EMB 9~12个月。抗结核药物总疗程不少于12个月或脑脊液恢复正常后继续治疗6个月。

(2) **降低颅内压**:常用脱水剂如20%甘露醇,一般剂量为每次0.5~1.0g/kg,于30min内快速静脉注入,4~6h 1次,脑疝时可加大剂量至每次2g/kg。2~3d后逐渐减量,7~10d后停用;利尿剂如乙酰唑胺一般在停用甘露醇前1~2d加用该药,每日20~40mg/kg口服,可用1~3个月或更长时间。对药物降低颅内压无效或疑有脑疝者,可行侧脑室穿刺引流术。

(3) **应用肾上腺皮质激素**:早期使用能够减轻炎症渗出,降低颅内压,减轻结核中毒症状,并可减少粘连,减轻或防止脑水肿的发生。常用泼尼松,每日 1~2mg/kg,一个月后逐渐减量,疗程 8~12 周。

【常见护理诊断/问题】

1. **营养失调:低于机体需要量** 与摄入不足、消耗增多有关。

2. **有皮肤完整性受损的危险** 与长期卧床、排泄物刺激有关。

3. **有传播感染的危险** 与结核分枝杆菌的排出有关。

4. **潜在并发症**:颅内压增高。

5. **焦虑** 与病情危重、预后差有关。

【护理目标】

1. 患儿摄入的营养达到机体需要量,体重在标准范围之内。

2. 患儿皮肤保持完整,无压力性损伤出现。

3. 患儿不将疾病传给他人或无新感染的表现。

4. 患儿无脑疝发生,生命体征维持在正常范围内。

5. 患儿及家长情绪稳定,能积极配合治疗和护理。

【护理措施】

1. **饮食护理** 患儿应给予足够热量、高蛋白及高维生素的流质及半流质饮食,增强机体抵抗力。能够自行进食者,应协助进食,耐心喂养。对昏迷、不能吞咽者,可行鼻饲或静脉补液,维持水、电解质平衡;鼻饲时速度不宜过快,以避免呕吐。

2. **加强皮肤护理** 保持被褥床单干燥、整洁,每次呕吐后及时清除颈部、耳部等残留的呕吐物。对于昏迷或瘫痪患儿,给予每 2h 翻身、拍背 1 次,防止褥疮和坠积性肺炎。骨隆突处放置气垫或软垫。对眼睑不能闭合者,可涂眼膏或用纱布覆盖,保护角膜。每日清洁口腔 2~3 次,以避免口腔不洁引起细菌感染。

3. **预防感染的传播** 大部分结核病患儿伴有肺部结核病灶,应采取呼吸道隔离措施,并对患儿呼吸道分泌物、餐具、痰杯等进行消毒处理。

4. **病情观察** 密切观察患儿体温、呼吸、脉搏、血压、神志、瞳孔大小和尿量及早发现颅内高压或脑疝,以便及时采取急救措施;患儿应绝对卧床休息,保持室内安静,护理操作尽量集中进行,减少对患儿的刺激;遵医嘱使用降颅内压药物,如肾上腺皮质激素、20% 甘露醇、利尿剂等,必要时配合医生行腰椎穿刺术或侧脑室引流术,做好术后护理,腰椎穿刺后应嘱患儿去枕平卧 4~6h,应用抗结核药物,有效控制颅内感染;惊厥发作时,取平卧位,头偏向于一侧,以免舌根后坠堵塞喉头,解开衣领,及时清除口鼻分泌物及呕吐物,防止误吸导致窒息或发生吸入性肺炎,在齿间放置牙垫,以避免舌咬伤。

5. **健康教育** 向家长讲解结核病的药物治疗以及预防等相关知识。指导家长坚持全程、规范用药,并注意观察药物的不良反应。要保证患儿休息、供给充足营养,适当进行户外活动,提高机体抵抗力。合理安排饮食,供给充足的营养。避免与开放性结核患者接触,防止发生重复感染。部分留有后遗症的患儿,指导家长对瘫痪肢体进行功能锻炼,帮助肢体功能恢复,防止肌挛缩。若患儿有失语和智力低下,应及时进行语言训练和适当教育。

【护理评价】

1. 患儿营养是否改善。

2. 患儿皮肤是否完整。

3. 患儿是否发生并发症或发生并发症是否得到及时处理。

4. 患儿及家长是否能积极配合治疗和护理以及是否出现新感染的表现。

5. 患儿及家长情绪是否稳定,是否能够积极配合治疗和护理。

(张 森)

1. 患儿,女,4岁,2周前与一麻疹患儿有密切接触史,3d前出现发热、咳嗽,使用抗生素治疗效果不明显。查体:体温39.5℃,精神差、结膜充血,在口腔两侧下磨牙相对应的颊黏膜上,可见直径约1.0mm灰白色小点,周围有红晕,耳后发际发现有少量淡红色斑丘疹,肺部可闻及少量湿性啰音,以"麻疹"收入院。

请思考:

(1)该患儿目前首优的护理诊断是什么?

(2)请给出该患儿当前要采取的护理措施和病情观察要点。

2. 患儿,女,3岁,因双足部、双手部及口周疱疹2d收住入院。患儿2d前因不慎受凉后出现双足部、双手部及口周开始出现散在分布的米粒大小的疱疹,疱疹周围有红晕,疱疹内液体较少,伴有鼻塞、流涕等症状,曾就医于村卫生室,给予口服药物治疗,但治疗效果不佳且症状逐渐加重,不思饮食来到我院就医,以"手足口病"收住入院。

体格检查:T 38℃,R 22次/min,P 90次/min。患儿精神尚可,神志清晰,咽部充血,口腔内可见约3mm大小疱疹,足背、足底以及手掌、手背部均可见米粒大小疱疹。余未见异常。血常规:WBC 10.0×10^6/L,N 50%,L 50%。

请思考:

(1)该患儿的主要护理诊断/问题是什么?

(2)该患儿的主要护理措施有哪些?

3. 患儿,男,4岁,半年前患原发性肺结核,曾服用抗结核药物治疗3个月,临床症状消失后家长自行停药。近1月来,患儿出现消瘦、咳嗽等症状。5d前出现烦躁、头痛、呕吐。查体:患儿意识障碍,颈强直,克尼格征(+),布鲁津斯基征(+),余未见异常。辅助检查:结核菌素试验阳性;脑脊液显示:压力增高,外观呈毛玻璃状,白细胞总数350×10^6/L,以淋巴细胞为主,糖和氯化物含量降低,蛋白定量增加。

练习题

请思考:

(1)患儿出现呕吐的原因是什么?

(2)患儿的护理措施有哪些?

第十七章 | 儿童护理实训

实训一 生长发育测量技术

【实训目的及内容】

1. 掌握儿童生长发育各项指标的测量方法。评价儿童体格发育和营养状况，指导家长对生长发育偏离儿童进行干预。

2. 具备与家长及儿童沟通交流能力，在社区实践中要按护士素质要求做好准备，仪表大方，态度和蔼，语言温和恰当，关心、爱护儿童。

【实训地点及方法】

1. 实训地点 社区家庭或幼儿园。

2. 实训方法

(1) 带教老师分组，每 4~6 人为一组，在组长带领下每组对社区家庭(幼儿园)2~3 名婴幼儿进行体重、身高(身长)、坐高的测量，测量后进行生长发育水平评估。

(2) 各小组将收集到的资料整理后讨论，做出 PPT，进行展示(要求要有数据支撑、内容丰富、有指导建议)，以小组为单位评分。

(3) 每位学生写出实践报告，交老师批阅。

【实训前准备】

1. 联系实践的社区家庭或幼儿园，与社区及家长沟通并做好准备。

2. 室内安静、整洁，光线明亮，温度、湿度适宜。

3. 用物准备 体重测量仪、身高(长)测量仪、皮尺、清洁布、记录本、笔；表格(2015 年中国九市儿童体格发育测量值)；儿童生长发育曲线图。

4. 护士准备 护士服、鞋帽整洁，向家长解释操作目的，洗手、戴口罩。

【操作步骤】

(一)体重测量

用物：磅秤(盘式、坐式、立式)、尿布、衣服、毛毯、清洁布、记录本、笔。

1. 婴儿体重测量法

(1) 核对婴儿姓名、性别、年龄。

(2) 把清洁布铺在婴儿磅秤的秤盘上，将磅秤刻度调至零点。

(3) 先称出干净的衣服、尿布、毛毯的重量，并记录。

(4) 婴儿更换已称过的干净衣服、尿布和毛毯后，轻放于秤盘内，护士两手守护在婴儿附近，以保证安全。等磅秤稳定、读数恒定后读数，后者重量减去前者重量即为婴儿体重(夏天可直接脱去婴儿衣服和尿布直接测量裸体体重)。

(5) 穿好衣物，将婴儿抱给家长。

(6) 记录测量结果，精确到 0.01kg，签名，将测量结果告知家长。

(7) 整理用物，洗手。

2. 1 岁以上儿童体重测量法

(1) 核对儿童姓名、性别、年龄。

(2) 年龄较大儿童可穿单衣坐于儿童磅秤或站在成人磅秤上测量，待儿童站稳、读数恒定后读数。

(3) 穿好衣物，将儿童交给家长。

(4) 记录测量结果，精确到 0.01kg，签名，将测量结果告知家长。

(5) 整理用物，洗手。

3. 注意事项

(1) 每次测体重前必须先校正磅秤。

(2) 在晨起空腹、排尿排便后或进食后 2h 测量为佳。如需每日测量体重，最好固定在同一时间、同一磅秤进行。

(3) 被测者应脱去外衣、帽子和鞋袜。若室温低、儿童体质弱，也可先穿衣测量，然后减去衣物重量。如儿童测量不合作，可由成人抱着儿童一起称重，称后减去儿童衣服及成人体重即得儿童体重。

ER 17-1

婴幼儿体重测量法

(4) 测量时儿童不可摇动或接触其他物体。

(5) 若测得数值与前次差异较大时，要重新测量核对。

(6) 注意安全和保暖。

（二）身高（长）和坐高（顶臀长）测量

用物：卧式测量床、立位测量器或有身高量杆的磅秤、坐高计、清洁布、记录本、笔。

1. 卧位身长和顶臀长测量法（3 岁以下儿童）

(1) 核对儿童姓名、性别、年龄。

(2) 将清洁布铺在测量板上，脱去儿童帽子和鞋袜，将其仰卧于测量板底中线上。

(3) 将头扶正，使头顶轻贴测量板顶端，测量者左手按住小儿双膝使两腿伸直，脚跟贴住测量板，右手推动滑板贴于两足底且两侧标尺刻度读数相同，读出身长厘米数，读数精确至 0.1cm。

(4) 将小儿双腿抬起，双腿与底板垂直呈 90°，推滑板至压紧臀部，读出顶臀长厘米数，读数准确至 0.1cm。

(5) 穿好衣物，将儿童交给家长。

(6) 记录身长及顶臀长测量结果，签名，将测量结果告知家长。

(7) 整理用物，洗手。

2. 立位身高和坐高测量法（3 岁以上儿童）

(1) 核对儿童姓名、性别、年龄。

(2) 脱去帽子、鞋袜，让儿童站在立位测量器或有身高量杆的磅秤上，面向前方，取立正姿势，双眼平视，两臂放松下垂，手掌向内，手指并拢，足跟靠拢，足尖分开约 60°，足跟、臀部、双肩胛和枕骨粗隆都接触测量杆。

(3) 测量者轻推头顶推板至头顶，推板与量杆呈 90°，读出身高厘米数，读数准确至 0.1cm。

(4) 儿童坐于坐高计上，两大腿与躯干成直角而与地面平行，头与肩部的位置与量身高的要求相同。坐稳后读出坐高厘米数，读数准确至 0.1cm。

(5) 穿好衣物，将儿童交给家长。

(6) 记录身高及坐高测量结果，签名，将测量结果告知家长。

(7) 整理用物，洗手。

3. 注意事项

(1) 由于婴幼儿易动，推动滑板时动作应轻快，并准确读数。

(2) 当儿童立位测量时，头部保持正直的标准是眼眶下缘与外耳道口上缘处于同一水平面上。

（3）小儿站直的标准是足跟、臀部、双肩胛和枕骨粗隆都紧贴测量杆。

（4）推板应与测量杆呈90°。

（三）生长发育水平评估

ER 17-2

婴幼儿身长
测量法

1. 对照2015年中国九市儿童体格发育测量值，评价所测儿童体重、身高（身长）所在等级水平。

2. 将所测儿童体重、身高（身长）数值标记于生长发育曲线图上进行比较，评价其生长发育等级水平。

3. 若有偏离，询问家长、评估原因，指导家长采取措施进行干预。

【课后评价与反思】

通过对儿童生长发育各项指标的测量和评估，为生长发育偏离儿童制订干预措施，并谈谈参加本次实践的体会。

（成豆豆）

实训二　人工喂养技术

一、配奶法

【实训目的及内容】

1. 掌握全脂奶、稀释奶、酸奶和脱脂奶的配制方法，为不同婴儿提供适宜的食物。

2. 具备慎独、严谨、认真的态度。

【实训地点及方法】

1. 实训地点　学校护理模拟实训室或医院配奶室。

2. 实训方法

（1）由老师集中演示操作方法后分组，每4~6人为一组进行操作。

（2）每组分别配制全脂奶、稀释奶、酸奶和脱脂奶。

【实训前准备】

1. 环境准备　室内光线充足，房间要求便于打扫洗刷，并有防蝇防尘设备。设有配奶桌，大水池，洗刷瓶子用的大盆，消毒柜/箱（或蒸笼），各种钢精锅、壶，电冰箱及存放配奶用具及配奶人员衣、帽、鞋等用品的各种柜子。

2. 用物准备　配奶卡、奶瓶、奶嘴、瓶筐、量杯、搅拌棒、汤匙、漏斗、消毒锅、奶瓶刷、天平秤、汤匙、奶锅、小碗、电磁炉或者电炉等。

3. 食品准备　温水、鲜牛奶、配方奶粉、全脂奶粉、糖、10%乳酸溶液或5%柠檬酸溶液或橘子汁。

4. 护士准备　剪指甲、换鞋，戴帽子、口罩，洗手，关好门窗。

【操作步骤】

1. 普通牛奶配制法　全奶、2:1奶。

按配奶的要求，计算出婴儿全日的牛奶、糖及水量，用量杯量出所需水量及鲜牛奶量，用天平秤称出所需的糖量并放入鲜牛奶中，搅拌棒调匀，将牛奶准确地分装入奶瓶中，盖上奶瓶盖，挂上床号牌（床号牌上注明床号、姓名、每次奶量及时间），竖放置于消毒锅内（水应该淹没至奶瓶2/3处），消毒10~15min，待凉后放入冰箱内备用。或将鲜牛奶用小火直接煮沸3~5min，冷却后再分装入奶瓶中，放在冰箱内备用。

加糖：100ml牛奶加5~8g糖，用天平秤称出所需糖量。

加水稀释奶：分别按配奶方要求加水，2:1（两份牛奶加1份水）稀释奶。

2. 奶粉配制法

（1）**配方奶粉配制法**：仔细阅读配方奶粉外包装上的配制方法。先用奶瓶准确量取温开水（开水必须完全煮沸，静置时间不超过 30min，水温在 50~70℃），然后用奶粉包装自带的小勺准确量取奶粉，用搅拌棒刮平，奶粉与水的比例精确，充分摇匀奶液。

（2）**全脂奶粉配制法**：按容积比例 1∶4。方法：取 1 平汤匙奶粉加 4 汤匙水；或按重量比例 1∶8。方法：1g 奶粉加 8g 水，先将所需的水（70℃左右的温开水）置于奶瓶后加入所需的奶粉调匀即可。

3. 酸乳配制法 酸乳配制比例为 100ml 鲜牛奶中加入 10% 乳酸 3~5ml 或原橘子汁 6~8ml 或 5% 柠檬酸 2~5ml。配制时先将鲜牛奶煮沸，冷却至 40℃后方可加入乳酸，加乳酸时应注意：①缓慢加入，边加边搅拌，加得太快或温度过高可形成大凝块，不利于消化；②喂前再用热水温热，不可煮沸，否则会使乳凝块过大。

4. 脱脂乳配制法 目前采用抽掉乳皮法，牛奶煮沸后，冷却 8~12h，去除上面乳皮即可。

二、喂奶法

【实训目的及内容】

1. 学会奶瓶哺喂法、滴管哺喂法及鼻饲法喂养，满足不同婴儿的进食需要。

2. 具备严肃、认真的态度，操作规范，对婴儿爱护、关心、有耐心。

【实训地点及方法】

1. 实训地点 学校护理模拟实训室或医院儿科病房。

2. 实训方法 由老师集中演示操作方法后分组，每 4~6 人为一组进行操作，每组选 1 名学生进行演练，其他人观摩并对操作步骤进行评议。

【实训前准备】

1. 用物准备

（1）**奶瓶或滴管喂奶法**：已装牛奶的奶瓶、无菌奶嘴、套橡皮管的消毒滴管、大广口杯、小口杯、托盘、小饭巾、记录单。

（2）**管饲法**：已装牛奶的小杯、大广口杯、注射器、治疗碗、消毒纱布、胶布，必要时准备听诊器。

2. 护士准备 换鞋，戴帽、口罩，洗手，穿专用工作衣。

【操作步骤】

1. 奶瓶喂奶法

（1）取出温好的奶液，检查是否变质。核对床号、姓名、奶液种类和奶量。

（2）根据年龄大小选用合适的奶嘴，1~3 个月婴儿应选用在奶瓶倒置时奶液一滴滴流出，两滴之间稍有间隔者；4~6 个月可选用乳汁能连续滴出者；6 个月以上应选奶液呈线状流出者。

（3）携用物到床旁，为婴儿更换尿布，护士洗手，抱起婴儿成哺喂姿势。使婴儿头部枕在护理人员左臂上呈半卧位，不能抱起者应把头垫高并取侧卧位，给婴儿围上饭巾。

（4）护士右手将奶瓶倒置，先滴 1~2 滴于左前臂的掌侧，测试奶液温度，以温热（40℃左右）不烫手为宜，同时检查奶嘴孔大小。

（5）轻触婴儿一侧面颊，刺激其吸吮反射，使其含住奶嘴，倾斜奶瓶，让奶液始终充满奶嘴，防止婴儿吞入空气，哺喂过程中要注意观察婴儿。

（6）喂毕采用趴肩抱、竖托抱将婴儿竖起来，轻轻拍背，帮助婴儿排出胃内空气（待婴儿"打嗝"排出吞咽的空气），然后将婴儿放回床上右侧卧位（可适当抬高头肩部）约半小时。

（7）整理用物，及时清洗、消毒备用，记录摄入奶量及哺乳情况。

2. 口滴法

（1）携用物到床旁，为婴儿更换尿布，护士洗手。

（2）用小杯盛入奶液，放于盛有热水的大广口杯中以保持温度。

（3）抱起婴儿成哺喂姿势，使婴儿头部枕在护士左臂上呈半卧位，不能抱起者应把头垫高并取侧卧位，给婴儿围上饭巾。

（4）用滴管吸取奶液，滴 1~2 滴奶液于护士前臂的掌侧，测试奶液温度。

（5）用滴管吸奶液，轻按婴儿下颌，先滴 1 滴奶液在婴儿口颊内，注视婴儿有下咽动作后再滴第 2 滴，每次滴入量视婴儿吞咽情况而定，奶液切勿过多，以免呛咳。

（6）喂毕用饭巾擦净嘴角，将婴儿竖抱起轻拍背，使咽下的空气排出，然后将婴儿放回床上右侧卧约半小时。

（7）整理用物，及时清洗、消毒备用，记录摄入奶量及哺乳情况。

3. 管饲法

（1）携用物到床旁，为婴儿更换尿布，护士洗手。

（2）检查胃管确实在胃内（抽出胃液或胃内容物），将温好的奶液吸入注射器（硅胶管较细，灌注时需接上粗针头），缓慢注入并观察婴儿的呼吸情况，奶液注射完毕后，用少量清水把残留在胃管中的奶液送入胃内。

（3）需保留胃管者，灌注完毕，拔掉注射器，将胃管帽拧紧，再用胶布固定于面颊部以免脱出；不需保留胃管者，按成人管饲法拔掉胃管。

（4）整理用物，及时清洗、消毒备用，记录哺喂情况及喂奶量。

【注意事项】

1. 奶瓶哺喂时奶液要始终充满奶嘴，以免吸入气体引起腹胀或呕吐。

2. 奶瓶颈部不要压在婴儿唇上，以免妨碍吸吮和吞咽。

3. 婴儿吸吮过急有呛咳时，应暂停哺喂，轻拍后背，稍休息片刻再喂。

4. 注意观察病情，如有腹胀可适当减量，以防呕吐或影响呼吸。

5. 母乳不足而加喂牛奶者，应先喂母乳后再喂配奶。

【课后评价与反思】

1. 评价学生的合作精神和态度。

2. 评价各小组操作步骤是否规范，计算结果是否正确。

3. 要求学生写出本次实训课的报告并谈谈参加本次实训的体会。

（丁晓霜）

实训三　辅食制作

【实训目的及内容】

1. 掌握婴儿辅食添加的原则。

2. 学会婴儿辅食制作方法，为不同婴儿提供适宜的食物。

3. 具备严肃、认真的实训态度。

【实训地点及方法】

1. 实训地点　学校护理模拟实训室。

2. 实训方法

（1）由老师集中演示操作方法后分组，每 4~6 人为一组进行操作。

（2）每组分别制作汁、泥、末、碎状辅食。

【实训前准备】

1. 环境准备　室内光线充足，房间要求便于打扫洗刷，并有防蝇防尘设备。设有操作台，水池，洗刷餐具用的大盆,消毒柜、电冰箱、存放餐具及操作人员衣、帽、鞋等用品的各种柜子。

2. **用物准备** 电磁炉、锅、铲、不锈钢勺子、筷子、砧板、刀、削皮器、食材(青菜、鸡蛋、香蕉、西红柿、肉、肝、鱼等)、量杯、带过滤网的奶瓶数个、料理机、植物油、盐等。

3. **护士准备** 剪指甲、换鞋、戴好帽子、口罩、洗手、清洗炊具餐具、清洗食材、关好门窗。

【操作步骤】

1. **汁类制作**

(1)**菜汁**:青菜切碎,入水中煮沸 4~5min,然后用过滤网滤出菜水,装入奶瓶或杯中。

(2)**番茄汁**:将番茄洗净放入沸水煮 2min,去皮后用汤勺挤压番茄使肉汁流出,盛入瓶中。

(3)**橘子或橙汁**:橘子或橙子洗净对切,然后放在榨汁机中榨出汁,倒入瓶中。

2. **泥状食物制作**

(1)**蛋黄**:煮好的蛋黄 1/4 个用米汤或牛奶调成糊状。

(2)**鱼泥**:将鲜鱼去内脏洗干净,放入锅中蒸熟或加水煮熟,去净骨刺,挤压成泥。

(3)**水果泥**:将水果用匙刮成泥状。

(4)**菜泥**:青菜细剁成泥,在碗中盖上盖子蒸熟;胡萝卜、土豆、红薯等块状蔬菜宜用文火煮烂或蒸熟后挤压成泥状。

3. **末状食物制作**

(1)**肉末(肝沫)**:将精瘦猪肉或猪肝洗净、切成块,放入锅内加适量水上火煮熟。将煮熟的肉块捞出、切碎、剁成肉末,加入精盐、香油、搅拌均匀即可。

(2)**烂面**:将面条折成 1~2cm 细段,煮至烂熟,加入少许精盐、香油即可。

4. **碎食物制作**

(1)**软饭、稠粥**:比常规米饭多加水,延长时间煮软烂即可。

(2)**豆制品**:切碎,用植物油炒熟,加入少许精盐即可。

5. 整理、清洗用物、洗手。

【注意事项】

1. 注意清洁卫生。操作前洗手并清洗案板、炊具、餐具等。制作辅食中的生熟食品分开,避免交叉感染。

2. 选择天然、新鲜的原材料。

3. 尽量采用蒸、煮、炖、煨等方式,并尽量保持食物的原味,减少营养素的流失;避免使用油炸、烧烤等不健康的烹饪方式,食物煮熟,煮透。

4. 辅食现吃现做,特别是菜汁和果汁,不要给宝宝吃存留的食物。

【课后评价与反思】

1. 评价学生的合作精神和态度。

2. 评价学生操作步骤是否规范。

3. 要求学生写出本次实训课的报告并谈谈参加本次实训的体会。

(刘 宇)

实训四　婴儿沐浴

【实训目的及内容】

1. 掌握婴儿沐浴的方法,保持婴儿皮肤清洁,促进血液循环,促使婴儿舒适,便于观察婴儿全身情况。

2. 具备耐心细致的工作态度,与婴儿进行良好互动,关心体贴婴儿。

【实训地点及方法】

1. 实训地点 学校护理模拟实训室或医院沐浴室。

2. 实训方法

（1）由老师集中演示操作方法后分组，每3~5人为一组进行操作。

（2）每组选1名学生进行演练，其他人观摩并对操作步骤进行评议。

【实训前准备】

1. 用物准备

（1）护理盘：无菌纱布块、75%乙醇、无菌棉签、液状石蜡、婴儿洗发液、婴儿沐浴液、爽身粉、护臀霜（或鞣酸软膏）、体温计、水温计、弯盘、指甲剪。

（2）浴巾、大小毛巾、小毛毯、清洁衣裤、清洁尿布、围裙。

2. 环境准备 浴室内安静，关闭门窗，屏风遮挡，室温调至26~28℃。

3. 护士准备 评估婴儿情况，检查全身皮肤完整性，着装整齐，修剪指甲，洗手。

【操作步骤】

1. 调节水温至37~39℃。系上围裙，按使用顺序摆好。摆放一条大毛巾于浴台上，以免洗浴时婴儿滑入洗浴盆内。

2. 抱婴儿到沐浴处，松解衣服，检查全身情况。脱去衣服，保留尿布（若需要时更换尿布，依需要测体重），用大毛巾包裹婴儿全身。

3. 面部擦洗 用小毛巾的不同部位依次擦洗双眼（内眦→外眦）→前额→面颊→下颏→耳部。注意擦洗耳后皮肤，用棉签清洁鼻孔。

4. 头部洗浴 抱起婴儿，左手托住枕部，左手拇指和中指分别将双耳郭向前反折，遮盖外耳道口，以防止水流入耳内。左臂及腋下夹住婴儿躯干及下肢，右手将沐浴液涂于头部进行洗浴，洗浴完毕用清水冲净，用大毛巾吸干头发。

5. 身体洗浴 ①入盆：去除包被、尿布。测试水温，温热浴台。操作者左手握住婴儿左臂靠近肩处，使其颈枕于操作者左前臂，再以右前臂托住婴儿左腿，右手握住婴儿左腿靠近腹股沟处，轻轻将婴儿放于浴台上。②洗浴：依次洗浴颈部、胸部、腹部、腋下、上肢及手、会阴、下肢，边洗边冲净。当洗背部及臀部时，左、右手交接婴儿，使婴儿俯于操作者的右前臂上，依次洗浴后颈部、背部、臀部。女婴自上而下轻轻清洗阴唇，男婴洗净包皮处污垢，注意观察皮肤情况，洗净皮肤皱褶处。

6. 脐部护理 脐带未脱落时用75%乙醇消毒脐带残端和脐周。

7. 皮肤和臀部护理 必要时臀部涂抹护臀霜，兜好尿布，穿上清洁衣裤，检查指甲及腕带，视情况修剪指甲，注意保暖。

新生儿沐浴

8. 鼻、耳护理 用消毒棉签吸净外鼻孔及外耳道可能残存的水渍。

9. 整理用物，洗手并记录。

【注意事项】

1. 在沐浴过程中，注意观察婴儿面色、呼吸，如有异常应立即停止操作；注意洗净皮肤皱褶处，并轻轻吸干水分。沐浴应在婴儿进食后1h进行，以免发生呕吐或溢奶。

2. 动作轻稳，防止坠落，注意保暖，减少暴露时间，注意水温，防止烫伤。

3. 头皮有皮脂结痂时，可涂液状石蜡浸润，去除结痂后再清洗干净，切不可用力擦拭，以免出血。

【课后评价与反思】

1. 评价学生的合作精神和态度。

2. 评价各小组操作步骤是否规范，有无安全隐患。

3. 要求学生写出本次实训课的报告并谈谈参加本次实训的体会。

（蔡 健）

实训五　婴儿抚触

【实训目的及内容】

1. 学会婴儿抚触，促进婴儿血液循环，促进神经系统的发育，有利于食物的消化和吸收，增进情感交流。

2. 具备严谨的工作态度和责任心，动作轻柔，能关心体贴婴儿。

【实训地点及方法】

1. 实训地点　学校护理模拟实训室或医院抚触室。

2. 实训方法

(1) 由老师集中演示操作方法后分组，每3~5人为一组进行操作。

(2) 每组选1名学生进行演练，其他人观摩并对操作步骤进行评议。

【实训前准备】

1. 用物准备　干毛巾、润肤油、清洁衣服、尿布。

2. 环境准备　室内安静，关闭门窗，调节室温在26~28℃，播放舒缓的音乐。

3. 护士准备　评估婴儿身体情况，包括出生情况、体温、沐浴后情况、皮肤完整性等。修剪指甲，洗手。

【操作步骤】

1. 取适量润肤油，涂抹均匀，并预热双手。按头面部、胸部、腹部、四肢、手足、背部顺序依次进行抚触。

2. 头面部抚触

(1) 双手拇指指腹从前额中心处向太阳穴推压，到达太阳穴时，轻轻按压。

(2) 双手拇指指腹从下颌中央向耳前方推压，划出微笑状。

(3) 两手掌面从前额发际抚触向脑后，停止于耳后乳突处，轻轻按压。

3. 胸部抚触　双手放在婴儿两侧肋下缘，向对侧肩部交叉推进，在胸部划出一个大的交叉，两手交替进行。注意避开乳头。

4. 腹部抚触　按顺时针方向按摩腹部，可做出"I LOVE YOU"的亲情体验，并在操作过程中向婴儿传递爱与关怀。

(1) 双手交替横放在婴儿上腹部，紧靠胸部下方，从上腹部轻轻施压按摩至下腹部，反复按摩多次，每次保持有一只手接触小儿的腹部。

(2) 用手从小儿右下腹部向上经中上腹滑向左上腹，平移手指到左下腹（呈倒"U"字形），然后回到右下腹重复按摩5次。

5. 四肢抚触　两手交替握住婴儿上臂向腕部推动，分段搓、揉肌肉群及关节。用双手拇指从婴儿手掌根按摩至指端，并轻轻提拉婴儿手指，同法按摩下肢和足部。

6. 背部抚触　婴儿呈俯卧位，操作者双手掌分别从脊柱向两侧滑动按摩。将手掌放在婴儿背部上方靠近肩部，从上往下交叉滑动至对侧臀部按摩。双手掌放于婴儿的臀部正上方的骶尾凹陷，旋转按摩数次。

ER 17-4

婴儿抚触

7. 为婴儿穿衣，包好尿布，整理用物。

【注意事项】

1. 每日可进行2~3次，每个抚触动作重复4~6次，每次抚触15min为宜。

2. 抚触动作要到位，用力适当，开始动作要轻柔，然后逐渐加力，让婴儿慢慢适应。

3. 抚触过程中注意观察婴儿的反应，若有哭闹、肌张力增加、肤色改变、呕吐等则应停止抚触。

4. 抚触时进行感情交流，避免受外界打扰。在做完全身抚触后，肌肉已完全放松，帮助婴儿活动各关节,伸展四肢。其主要动作为上、下肢的伸展。

【课后评价与反思】

1. 评价学生的合作精神和态度。

2. 评价各小组操作步骤是否规范,有无情感交流。

3. 要求学生写出本次实训课的报告并谈谈参加本次实训的体会。

（蔡 健）

实训六　口服给药技术

【实训目的及内容】

1. 掌握患儿口服给药方法。

2. 熟悉口服给药的注意事项。

3. 在口服给药过程中关心和爱护患儿,动作要轻柔、熟练、准确。

【实训地点及方法】

1. 实训地点　医院儿科病房或护理实训室。

2. 实训方法

(1) 由老师集中演示操作方法后分组,每 4~6 人为一组进行操作。

(2) 每人练习口服给药。

【实训前准备】

（一）患儿准备

1. 按医嘱查对患儿床号、姓名、药名、剂量、浓度、用法、时间。

2. 了解患儿病情及治疗情况、口腔状况及吞咽能力、用药史及药物过敏史、心理状态及配合程度等。

3. 向患儿及家长解释药物应用目的、作用及操作过程中可能出现的不适。

（二）护士准备

1. 洗手、戴口罩;研碎药片,可放少许糖浆水搅匀。

2. 用消毒液擦盘、台、车,按医嘱备齐药品及用物。

（三）用物准备

治疗车、药杯、药品、药盘、治疗巾、药卡、研钵、搅棒(放于清洁冷开水瓶中)、小毛巾、小水壶内盛温开水、糖浆等摆放整齐合理。

（四）环境准备

室内清洁、光线充足、温度和湿度适宜。

【操作步骤】

1. 将药车推入病房,床边核对床号、姓名、药名、剂量、浓度、用法、时间。

2. 取合适体位,将患儿头部抬高,头侧位,围上小毛巾。

3. 左手固定患儿前额并轻捏其双颊,右手拿药杯或药匙从口角顺口颊方向慢慢倒入药液,药杯或药匙在口角旁停留片刻,直至慢慢倒入药物。年龄较小患儿可用滴管法或去掉针头的注射器给药。

4. 服药后喂服少许温开水或糖浆水,仍使患儿头侧位,待咽下后恢复正常体位。

5. 再次核对上述床边核对的七项,观察服药后反应;整理用物,记录用药情况。

【注意事项】

1. 口服给药法是临床普遍使用的给药方法。患儿多用溶剂、滴剂,也可将药片捣碎,加糖水调匀。任何药不要混于乳中哺喂；年长患儿可用片剂或丸剂，应鼓励并教会自己服药。

2. 患儿完全平卧或哽咽时给药可致呛咳，应抱起患儿或抬高其头部，面部稍偏向一侧，从患儿的口角处顺口颊方向慢慢倒入药液，勿捏双侧鼻孔喂药，可用拇指和示指轻捏双颊，使之吞咽，待药液咽下后，才将药匙拿开，以防患儿将药液吐出。

3. 患儿喂药应在喂奶前或两次喂奶间进行，以免因服药时呕吐而将奶吐出引起误吸。若出现恶心应暂停，轻拍其背部，以防呛咳。

4. 注意观察服药后反应，如有异常及时与医生联系，酌情处理。

【课后评价与反思】

1. 评价学生的合作精神和态度。

2. 评价各小组操作步骤是否规范，计算结果是否正确。

3. 要求学生写出本次实训课的报告并谈谈参加本次实训的体会。

（丁晓霜）

实训七　暖箱、光疗箱使用技术

一、暖箱使用技术

【实训目的及内容】

1. 掌握暖箱使用方法，以保持其体温的恒定，促进早产儿或患儿发育。

2. 具备慎独、严肃、认真的态度，动作轻柔，关爱患儿，有爱婴观念。

【实训地点及方法】

1. **实训地点**　学校儿科护理模拟实训室或新生儿病房。

2. **实训方法**　由老师集中演示操作方法后分组，每 4~6 人为一组进行操作。

【实训前准备】

1. **环境准备**　保持适宜的环境温度（24~26℃），湿度 55%~65%，避开阳光直射及各种冷热风直吹。

2. **用物准备**　消毒后备用的暖箱、灭菌注射用水、干净的床单、遮光布、快速手消毒液，必要时准备手足保护套、人工皮等。

3. **护士准备**　着装整洁，洗手、戴口罩。

【操作步骤】

（一）入暖箱

1. 患儿全身裸露，只穿尿不湿，修剪指甲。评估患儿诊断、体重、胎龄、日龄、基础体温等。评估暖箱是否处于备用状态，电源插头是否与病房内的电源插座吻合。

2. 携用物到床旁，核对患儿信息，向家长解释使用暖箱的目的。

3. 检查暖箱，暖箱水槽内加入灭菌注射用水至水位指示线，铺好床单位。

4. 接通电源，打开电源开关、暖箱开关。根据患儿体重、日龄、胎龄选择合适的温度和湿度，预热暖箱。

5. 暖箱的温度一般根据患儿的胎龄、出生体重及日龄而定，维持在中性温度（图 17-29），暖箱的湿度一般为 60%~80%。如果患儿体温不升，暖箱设置的温度应比患儿体温高 1~2℃，预热时间需 30~60min。如为硬肿症患儿，则按硬肿症复温原则调节箱温。

6. 暖箱达到预定温度和湿度后，核对患儿信息。打开暖箱门，将患儿轻轻抱入暖箱。根据病情选择合适的体位（侧卧位，仰卧位，俯卧位等），关闭暖箱门，如果使用暖箱的肤控模式，当调节箱温时,应将温度探头置患儿腹部较平坦处,通常用胶布固定探头于上腹部,设置探头肤温使患儿体温保持在中性温度。

（二）出暖箱

暖箱护理操作

1. 核对医嘱、患儿腕带、床头卡,为患儿穿好衣服,包好包被,放入婴儿床。

2. 关闭暖箱开关、电源开关,切断电源,整理用物,终末消毒处理(彻底拆卸暖箱各部件,用一次性医用消毒湿巾擦拭或采用500~1 000mg/L含氯消毒剂浸泡消毒。组装好暖箱后张贴已消毒的标识备用)。

【注意事项】

1. **中性温度的选择** 暖箱内的早产儿需要每日根据体重和日龄调节中性温度(图17-28)。

2. 每日测4次温,保持体温36.5~37.5℃,并记录暖箱温度和患儿体温。

3. 使用肤温模式时肤温探头应固定妥当,避免因肤温探头脱落,造成体温不升的假象,导致箱温调节失控。

4. 注意观察患儿情况和暖箱状态,如暖箱报警,应及时查找原因,妥善处理,严禁骤然提高暖箱温度,以免患儿体温上升造成不良后果。

5. 所有操作集中进行,减少开门次数和时间。打开暖箱门操作时应注意安全,操作后及时关闭,避免患儿坠落。

6. 不要在暖箱旁大声说话,轻柔开、关治疗窗,避免外界声、光干扰。

7. 使用中的暖箱应每日更换湿化水并清洁,用一次性消毒湿巾或采用500~1 000mg/L含氯消毒剂擦拭。使用时间达1周时需更换暖箱,彻底清洁、消毒,定期进行细菌监测。

二、光疗箱使用技术

【实训目的及内容】

1. 掌握光疗箱使用方法,治疗新生儿高胆红素血症,降低血清胆红素浓度。

2. 具备慎独、严肃、认真的态度,动作轻柔,关爱患儿,有爱婴观念。

【实训地点及方法】

1. **实训地点** 学校儿科护理模拟实训室或新生儿病房。

2. **实训方法** 由老师集中演示操作方法后分组,每4~6人为一组进行操作。

【实训前准备】

1. **环境准备** 保持适宜的环境温度(22~24℃),保持安静。

2. **用物准备** 遮光眼罩、尿布,袜子,手套,光疗眼罩,光疗箱、光疗灯或光疗毯,光疗灯管和反射板应清洁无灰尘,光疗箱需预热至30℃。

3. **护士准备** 操作前洗手。

【操作步骤】

1. 评估患儿,了解孕周、体重、日龄、疾病诊断、胆红素检查结果,观察患儿皮肤黄染程度,测量体温。检查光疗箱有无损坏、漏电、松脱,光疗灯有无破损、灯管有无不亮。接上电源,箱温预热至30~32℃(早产儿32~35℃),相对湿度55%~65%。

2. 携用物到床旁,核对患儿信息与医嘱,向家长解释光照疗法的目的。

3. 将患儿全身裸露,以增加照射皮肤面积。用光疗专用尿布遮盖会阴部,尿布应尽量缩小面积,男婴注意保护阴囊;修剪指甲,给患儿四肢骨隆突处用透明薄膜保护性粘贴,防止患儿烦躁引起皮肤抓伤,可用小袜子保护双足跟及双踝;用光疗眼罩遮盖患儿双眼,避免光线损伤患儿的视网膜。光疗箱或光疗灯附近如有其他患儿,也应遮挡设备,避免对其他患儿造成影响。

4. 核对患儿信息与医嘱,将患儿置于光疗箱中央,关上光疗箱箱门,连接心电监护仪,持续进行监护,及时发现病情变化。开启光疗灯,将患儿小床上的床头卡等移至光疗箱上,记录光疗开始时间。

5. 每4h测体温一次或根据病情、体温情况随时测量,根据患儿体温调节箱温,维持患儿体温稳定。

6. 每2h更换体位一次,仰卧、俯卧交替。

7. 每小时进行巡视,观察患儿精神反应、呼吸、脉搏、皮肤颜色和完整性、大小便,四肢肌张力有无变化,有无呼吸暂停、烦躁、嗜睡、发热、腹胀、腹泻、呕吐、惊厥等症状,评估黄疸进展程度并记录。

8. 保持光疗箱的清洁,以免影响患儿的舒适度和光疗效果。

9. 光疗结束后,关闭光疗灯。取下眼罩及袜子,检查皮肤黄染消退的情况及皮肤完整性。给患儿穿好衣服,解下光疗箱上的床头卡。核对患儿信息与床头卡一致,核对后将床头卡移至小床。抱患儿到床单位,安置患儿。记录光疗后皮肤黄染消退情况。

ER 17-6

蓝光治疗的护理

10. 记录出光疗箱时间及灯管使用时间。切断光疗箱电源,布类物品统一消毒处理,清洁消毒光疗设备,标记清洁消毒时间与日期。

【注意事项】

1. 患儿入箱前须进行皮肤清洁,禁忌在皮肤上涂粉剂和油类。

2. 患儿光疗时随时观察患儿眼罩、尿布有无脱落,注意皮肤有无破损。

3. 患儿光疗时较烦躁容易移动体位,因此,在光疗过程中,注意观察患儿在光疗箱中的位置,及时纠正不良体位。

4. 当患儿光疗时,体温维持在36.5~37.2℃,如体温高于37.8℃或者低于35℃,应暂时停止光疗。

5. 光疗过程中患儿出现烦躁、嗜睡、高热、皮疹、呕吐、拒奶、腹泻及脱水等症状时,及时与医生联系,妥善处理。

6. 保持光疗箱的清洁,一旦被汗水、呕吐物、大小便污染应立即擦拭干净,保持其通透度,以免妨碍光线透过,影响治疗效果。

7. 灯管与患儿的距离需遵照设备说明调节,使用时间达到设备规定时限必须更换。

【课后评价与反思】

1. 评价学生的合作精神和态度。

2. 评价各小组操作步骤是否规范。

3. 要求学生写出本次实训课的报告并谈谈参加本次实训的体会。

(杨 凡)

实训八 静脉输液护理技术

【实训目的及内容】

1. 掌握患儿静脉留置针穿刺、封管、再次输液及拔管操作。

2. 具备慎独、严肃、认真的态度,动作轻柔,关爱患儿,有爱婴观念。

【实训地点及方法】

1. 实训地点 学校儿科护理模拟实训室或医院处置室。

2. 实训方法

(1) 由老师集中演示操作方法后分组,每4~6人为一组进行操作。

(2) 每人练习静脉留置针穿刺术。

【实训前准备】

1. 环境准备 保持适宜的环境温度（26~28℃），保持安静。清洁、明亮、宽敞，操作前半小时停止扫地及更换床单。

2. 用物准备 治疗盘、治疗巾、复合碘消毒棉签或消毒液、无菌棉签、输液器、液体及药物、静脉留置针、输液接头、透明敷贴、弯盘、止血带、胶布、手表，根据需要备剃刀、固定物。

3. 护士准备 操作前洗手、戴口罩。

【操作步骤】

（一）穿刺

1. 评估患儿病情、年龄、意识状态、对静脉留置针输液目的及优点的认识程度、心理状态，穿刺部位的皮肤及血管状况。选择头皮静脉时应剃去穿刺部位及周围的头发，洗净擦干。协助患儿排尿，为小婴儿更换尿布。

2. 按医嘱准备液体及药物，检查药液、输液器，按医嘱加入药物，并将输液器针头插入输液瓶塞内，关闭调节器。

3. 携用物至患儿床旁，核对患儿信息与医嘱单，向家长解释静脉留置管术的目的并取得配合。

4. 再次核对药液，无误后将输液瓶挂于输液架上，打开调节器，使液体缓慢流出，直至排尽输液器和针头内的空气，关闭调节器。检查输液器有无气泡，妥善悬挂于输液架上。

5. 备好胶布，检查留置针型号、有效期以及有无漏气，打开留置针包装、无菌透明敷料外包装放置治疗盘备用。

6. 选择静脉，铺治疗巾于穿刺静脉肢体下面，必要时约束患儿。

7. 在静脉穿刺点上方5~6cm处扎止血带，消毒皮肤。

8. 再次检查留置针包装，确认合格后取出留置针，连接留置针与输液接头，再将输液接头连接输液器并排气，垂直向下除去护针帽，一手固定导管座，左右转动针芯松动外套管，再次核对患儿信息与医嘱单。

9. 一手拇指及示指持针翼，一手绷紧皮肤，嘱患儿或协助患儿握拳，使针尖斜面向上，以15°~30°穿刺静脉，见回血后降低角度再进入少许以保证外套管在静脉内。左手稳定留置针，右手将针芯抽出0.5~1cm，左手将外套管慢慢向前移动，全部送入静脉内，右手抽出针芯放入锐器收集器中。松开止血带，嘱患儿或协助患儿松拳。

10. 打开调节器，观察输液是否通畅，用无菌透明敷贴对留置针管做密闭式固定，用注明置管日期和时间的透明胶布固定三叉接口，再用胶布高举平台法固定输液接头及输液管。

11. 根据患儿的年龄、病情和药物性质调节滴速，安置患儿于舒适体位，最后核对患儿信息与医嘱单，签字并向患儿家长交代注意事项。

（二）封管

输液完毕，旋开输液器及输液接头连接处，消毒输液接头接触面及螺纹，将有封管液的注射器乳头连接输液接头，脉冲式推注封管液，确认无药液残留及血液时断开注射器，夹闭延长管。

（三）再次输液

消毒输液接头接触面及螺纹，松开留置针延长管，用适量生理盐水冲管，再将输液器末端与输液接头螺纹旋紧即可。

（四）拔管

移除胶布与透明敷贴，关闭调节器，拔出留置针，局部按压至不出血为止，将输液器与留置针分类处理。整理病床单位，清理用物，洗手，记录。

【注意事项】

1. 选择粗直、弹性好、易于固定的静脉，避开关节和静脉瓣。

静脉留置针及
输液操作

2. 在满足治疗前提下选用最小型号、最短的留置针。

3. 妥善固定，告知患儿及家长注意不要抓挠留置针，护士应注意观察。

4. 不应在穿刺肢体一侧上端使用血压袖带和止血带。

5. 用药后应正压封管，根据使用说明定期更换透明敷贴和留置针，敷贴如有潮湿、渗血应及时更换，发生留置针相关并发症，应拔管。

【课后评价与反思】

1. 评价学生的合作精神和态度。

2. 评价各小组操作步骤是否规范。

3. 要求学生写出本次实训课的报告并谈谈参加本次实训的体会。

（杨 凡）

实训九　儿童心肺复苏技术

呼吸心搏骤停（cardiopulmonary arrest，CPA）是临床上最危急的情况，主要表现为呼吸、心脏停搏，意识丧失或抽搐，脉搏消失，血压测不出。如得不到及时、正确的抢救，患儿将因全身严重缺氧而由临床死亡转为生物学死亡。心肺复苏术（cardiopulmonary resuscitation，CPR）是指使心搏、呼吸骤停情况下使患儿迅速恢复呼吸、循环功能所采取的急救措施。

【实训目的及内容】

1. 掌握心肺复苏技术，使心搏、呼吸骤停患儿在最短的时间内建立有效呼吸，恢复全身血液供应和氧供应。

2. 具备关心和爱护儿童的素质和态度，动作熟练、准确。

【实训地点及方法】

1. **实训地点**　医院儿科病房或护理实训室。

2. **实训方法**

（1）由老师集中演示操作方法后分组，每3~5人为一组进行操作。

（2）每人练习心肺复苏技术。

【实训前准备】

1. **迅速评估**　首先评估现场是否安全。其次评估患儿的反应、呼吸，同时检查动脉有无搏动（婴儿触摸肱动脉，儿童触摸颈动脉），此操作在10s内完成。

2. **启动急救医疗服务系统**　如果无呼吸或仅是喘息，不能触及搏动，判断为心搏骤停，应立即启动急救医疗服务系统。

【操作步骤】

儿童的基础生命支持程序为C-A-B方法，即胸外按压（chest compression/circulation，C）、开放气道（airway，A）、建立呼吸（breathing/ventilation，B），同成人一样。但新生儿心搏骤停的原因多为呼吸因素（已明确为心脏原因者除外），其基础生命支持程序为A-B-C方法。

1. **胸外按压**　为达到最佳效果，应将患儿放置于硬板上，取仰卧位。对于新生儿和婴儿，可使用双指按压法或双手环抱拇指按压法。双指按压法：急救者一手托住患儿背部，另一手示指和中指置于患儿乳头连线下方按压胸骨（图17-1）；双手环抱拇指按压法：急救者将两手掌及四手指托住患儿胸廓及背部，两拇指垂直按压胸骨下1/3处。对于儿童，可使用单手按压法：急救者一只手固定患儿头部，以利于通气，另一只手掌根部按压患儿胸骨平乳头水平处（图17-2）。对于年长儿，可使用双手按压法：急救者一手重叠放于另一手背上，十指相扣，下方的手指抬起，手掌根部垂直按压患儿胸骨下半部（图17-3）。注意不要按压到剑突和肋骨。按压深度至少为胸部前后径的1/3

（婴儿约4cm，儿童约5cm，不超过6cm），按压频率为100~120次/min，每次按压后让胸廓完全回弹，以保障心脏血流的充盈。应保持胸外按压的连续性，尽量减少中断。

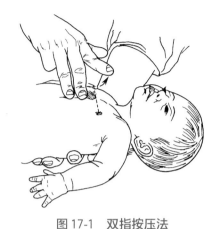

图17-1　双指按压法

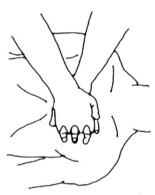

图17-2　单手按压法

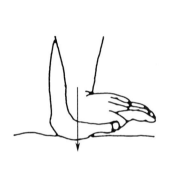

图17-3　双手按压法

2. 开放气道　开放气道和实施有效的人工通气是儿童心肺复苏成功的关键措施之一。首先应清理口、鼻、咽分泌物、异物或呕吐物，开放气道可采用仰头抬颏法和托颌法。

（1）**仰头抬颏法**：急救者一只手掌小鱼际部位置于患儿前额，另一只手示指和中指将下颌骨上提，使下颌角和耳垂的连线与地面垂直。注意手指勿挤压颏下软组织，以免阻塞气道（图17-4）。

（2）**托颌法**：适用于疑有颈椎损伤者，急救者将双手置于患儿头部两侧，握住下颌角向上托下颌，使头部后仰，下颌角和耳垂连线与地面呈60°（儿童）或30°（婴儿）（图17-5）。

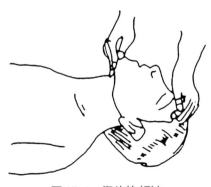

图17-4　仰头抬颏法

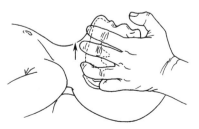

图17-5　托颌法

3. 建立呼吸　气道通畅后，患儿可能会出现自主呼吸；如仍无自主呼吸，应采用人工辅助通气，以维持气体交换。

(1) **口对口人工呼吸**：此法适用于现场急救。急救者先深吸一口气，后口对口封住，同时拇指和示指紧捏患儿鼻孔，保持患儿头后倾，将气吹入，同时观察患儿胸廓抬起。停止吹气后，放开鼻孔，使患儿肺内气体自然排出。如患儿是 1 岁以下的婴儿，采用口对口鼻吹气。吹气与排气的时间之比为 1:2，新生儿 40~60 次 /min，婴儿 30~40 次 /min，儿童 18~20 次 /min。2020 版《美国心脏学会心肺复苏和心血管急救指南》建议对于有脉搏但呼吸动力缺乏或不足的婴儿和儿童，每 2~3s 通气 1 次（通气 20~30 次 /min），因为婴儿及儿童心搏骤停的原因多为气道异物梗阻，身体缺氧为首要因素，需要多通气。

(2) **复苏气囊面罩通气**：选择合适的复苏气囊面罩，急救者一手固定面罩，采用 E-C 手法，使其罩住患儿口鼻形成密闭的空间，并保证气道通畅，一手有节律地挤压、放松气囊，注意观察患儿的胸廓起伏情况，了解辅助通气效果。

(3) **胸外按压与人工呼吸的比例**：当单人复苏婴儿和儿童时，在胸外按压 30 次和开放气道后，立即给予 2 次有效的人工呼吸，即胸外按压与人工呼吸比为 30:2；若双人复苏则为 15:2。

4. 评估现急救是否有效　复苏过程中要评估患儿的复苏情况（新生儿窒息 A-B-C 需要每隔 30s 评估一次，成人 C-A-B 是每 5 个循环约 2min 为一个周期），以确定下一步采取的抢救措施。

(1) **复苏成功的标志**：①扪及大动脉搏动，血压 >60mmHg（8kPa）；②口唇、甲床等处颜色转红；③自主呼吸恢复；④扩大的瞳孔缩小，对光反射恢复；⑤肌张力增强。

(2) **考虑停止复苏的指征**：进行了 30min 以上的心肺复苏仍有以下临床表现：①深昏迷，对疼痛刺激无任何反应；②自主呼吸持续停止；③瞳孔散大、固定；④脑干反射全部或大部分消失；⑤无心跳和脉搏。

【注意事项】

1. 呼吸、心搏骤停一经确定，应争分夺秒积极抢救，须在 4min 内建立人工循环，因心搏、呼吸停止 4~6min，大脑即发生不可逆转的损害，即使复苏成功，也会留有不同程度的神经系统后遗症。

2. 胸外心脏按压时要准确定位，用力适宜，以防发生骨折或心肺损伤；按压放松时手指抬起，但不离开胸壁皮肤，避免反复定位而延误抢救时间。按压中应保持连续性，尽量减少中断（中断时间限制在 10s 以内）。

3. 当人工呼吸时，吹气应均匀，不可用力过猛，以免肺泡破裂；观察患儿胸廓起伏情况，了解通气效果，如胸廓无抬起或抬起不明显，应考虑气道不通畅。

4. 先进行抢救，心肺复苏后再评估患儿有无相关的病因及病史。各种原因造成的窒息缺氧是儿童心搏、呼吸骤停的主要原因，应了解患儿出生史、疾病史，尽快明确心搏、呼吸骤停的原因。

5. C-A-B 三步是基础生命支持阶段，是用基本技术现场急救；D-E-F[D（drugs）：应用复苏药物；E（ECG）：心电监护；F（fibrillation treatment）：电除颤，消除心室纤颤]是高级生命支持阶段，是应用辅助设备和特殊技术建立和维持有效的通气，促进心脏复跳。

6. 复苏成功后应密切监测患儿意识、体温、呼吸、心率、血压、尿量、肤色、血氧饱和度缺氧引起的各系统症状，并做好记录。

【课后评价与反思】

1. 评价学生的小组合作精神和协作态度。

2. 评价各小组操作步骤是否规范。

3. 要求学生写出本次实训课的报告并谈谈急救的意义。

（潘　秀）

实训十　气道异物清除术

【实训目的及内容】

1. 掌握气道异物清除术，能够简单有效地抢救食物、异物卡喉所致的窒息。

2. 具备严肃认真、沉着冷静的态度。

【实训地点及方法】

1. 实训地点　学校护理模拟实训室或医院急诊室。

2. 实训方法

（1）由老师集中演示操作方法后分组，每3~5人为一组进行操作。

（2）每组选1名学生进行演练，其他人观摩并对操作步骤进行评议。

【实训前准备】

1. 环境准备　环境安全、光线充足。

2. 护士准备　能正确判断气道异物梗阻，掌握气道异物清除术。

【操作步骤】

1. 儿童气道异物梗阻的处理　腹部冲击法：施救者站在被救者身后，两手臂从身后绕过伸到肚脐与肋骨中间的地方，一手握成拳，将握拳的拇指侧紧贴患者腹部，放于脐与剑突间的腹中线上，另一手包住拳头，然后快速有力地向内、向上方冲击腹部，反复冲击直至将异物排出。

2. 1 岁以内婴儿气道异物梗阻的处理　拍背/冲胸法：施救者坐下或单膝跪下，将患儿俯卧于在一侧前臂上，以大腿为支撑，头低于躯干，一手托住下颌角并固定头部并打开气道。另一只手掌根在患儿两肩胛骨中间用力叩击5次。再用手掌托住婴儿的头部和颈部，小心将婴儿翻转过来，以大腿为支撑，头低于躯干。一手固定患儿头颈位置，一手伸出示指、中指，快速压迫患儿两乳头连线中点5次。背部拍击和胸部冲击交替进行，直至将异物排出或患儿失去反应。在每次翻转时，应查看婴儿口中有无可见的异物，如有则将其移除。

【注意事项】

1. 如患者失去知觉，施救者不应实施气道异物清除术，立即开始包括胸外按压和人工通气的CPR。

2. 当每次打开气道进行通气时，观察喉咙后面是否有堵塞物存在，如果发现易于移除的异物，应小心移除。

3. 对于无法看到的异物，切勿用手指去抠除，有可能将异物推入气道，从而造成进一步的梗阻或损伤。

【课后评价与反思】

1. 评价学生的合作精神和态度。

2. 评价各小组操作步骤是否规范，有无情感交流。

3. 要求学生写出本次实训课的报告并谈谈参加本次实训的体会。

（蔡　健）

附表1　7岁以下儿童年龄别体重的百分位数值

年龄	年龄别体重的百分位数值 /kg													
	男							女						
	P_3	P_{10}	P_{25}	P_{50}	P_{75}	P_{90}	P_{97}	P_3	P_{10}	P_{25}	P_{50}	P_{75}	P_{90}	P_{97}
0月	2.8	3.0	3.2	3.5	3.7	4.0	4.2	2.7	2.9	3.1	3.3	3.6	3.8	4.1
1月	3.7	3.9	4.2	4.6	4.9	5.2	5.6	3.5	3.7	4.0	4.3	4.6	4.9	5.3
2月	4.7	5.0	5.4	5.8	6.2	6.7	7.1	4.4	4.7	5.0	5.4	5.8	6.2	6.6
3月	5.5	5.9	6.3	6.8	7.3	7.8	8.3	5.1	5.4	5.8	6.2	6.7	7.2	7.6
4月	6.1	6.5	7.0	7.5	8.1	8.6	9.2	5.6	6.0	6.4	6.9	7.4	7.9	8.4
5月	6.6	7.0	7.5	8.0	8.6	9.2	9.8	6.0	6.4	6.9	7.4	7.9	8.5	9.1
6月	6.9	7.4	7.9	8.4	9.1	9.7	10.3	6.4	6.8	7.2	7.8	8.4	9.0	9.6
7月	7.2	7.7	8.2	8.8	9.5	10.1	10.8	6.7	7.1	7.6	8.1	8.8	9.4	10.0
8月	7.5	8.0	8.5	9.1	9.8	10.4	11.1	6.9	7.4	7.9	8.4	9.1	9.7	10.4
9月	7.7	8.2	8.7	9.4	10.1	10.8	11.5	7.2	7.6	8.1	8.7	9.4	10.0	10.8
10月	7.9	8.4	9.0	9.6	10.3	11.0	11.8	7.4	7.8	8.3	9.0	9.6	10.3	11.1
11月	8.1	8.6	9.2	9.8	10.6	11.3	12.0	7.6	8.0	8.6	9.2	9.9	10.6	11.4
1岁	8.3	8.8	9.4	10.1	10.8	11.5	12.3	7.7	8.2	8.8	9.4	10.1	10.9	11.6
1岁1月	8.4	9.0	9.6	10.3	11.0	11.7	12.5	7.9	8.4	9.0	9.6	10.4	11.1	11.9
1岁2月	8.6	9.2	9.7	10.5	11.2	12.0	12.8	8.1	8.6	9.2	9.8	10.6	11.3	12.2
1岁3月	8.8	9.3	9.9	10.7	11.4	12.2	13.0	8.3	8.8	9.3	10.0	10.8	11.6	12.4
1岁4月	9.0	9.5	10.1	10.9	11.7	12.4	13.3	8.4	9.0	9.5	10.3	11.0	11.8	12.7
1岁5月	9.1	9.7	10.3	11.1	11.9	12.7	13.5	8.6	9.1	9.7	10.5	11.3	12.1	12.9
1岁6月	9.3	9.9	10.5	11.3	12.1	12.9	13.8	8.8	9.3	9.9	10.7	11.5	12.3	13.2
1岁7月	9.5	10.1	10.7	11.5	12.3	13.2	14.0	9.0	9.5	10.1	10.9	11.7	12.6	13.5
1岁8月	9.7	10.3	10.9	11.7	12.6	13.4	14.3	9.1	9.7	10.3	11.1	12.0	12.8	13.8
1岁9月	9.8	10.5	11.1	11.9	12.8	13.7	14.6	9.3	9.9	10.5	11.3	12.2	13.1	14.0
1岁10月	10.0	10.6	11.3	12.2	13.0	13.9	14.8	9.5	10.1	10.7	11.5	12.4	13.3	14.3
1岁11月	10.2	10.8	11.5	12.4	13.3	14.2	15.1	9.7	10.3	10.9	11.7	12.6	13.6	14.6
2岁	10.4	11.0	11.7	12.6	13.5	14.4	15.4	9.8	10.4	11.1	11.9	12.9	13.8	14.8
2岁3月	10.8	11.5	12.2	13.1	14.1	15.1	16.1	10.3	10.9	11.6	12.5	13.5	14.4	15.5
2岁6月	11.2	12.0	12.7	13.7	14.7	15.7	16.7	10.7	11.4	12.1	13.0	14.1	15.1	16.2
2岁9月	11.6	12.4	13.2	14.2	15.2	16.3	17.4	11.1	11.8	12.6	13.6	14.6	15.7	16.9
3岁	12.0	12.8	13.6	14.6	15.8	16.9	18.0	11.5	12.3	13.1	14.1	15.3	16.4	17.7
3岁3月	12.4	13.2	14.1	15.2	16.3	17.5	18.7	12.0	12.7	13.6	14.7	15.9	17.1	18.4
3岁6月	12.8	13.7	14.6	15.7	16.9	18.1	19.4	12.4	13.2	14.1	15.2	16.4	17.7	19.1
3岁9月	13.2	14.1	15.1	16.2	17.5	18.7	20.1	12.8	13.6	14.5	15.7	17.0	18.3	19.8
4岁	13.6	14.5	15.5	16.7	18.1	19.4	20.8	13.1	14.0	15.0	16.2	17.6	18.9	20.5
4岁3月	14.0	15.0	16.0	17.3	18.7	20.1	21.6	13.5	14.4	15.4	16.7	18.1	19.6	21.1
4岁6月	14.5	15.4	16.5	17.9	19.3	20.8	22.4	13.9	14.8	15.9	17.2	18.7	20.2	21.9
4岁9月	14.9	15.9	17.1	18.4	20.0	21.6	23.3	14.3	15.3	16.4	17.8	19.3	20.9	22.6
5岁	15.3	16.4	17.6	19.1	20.7	22.4	24.2	14.7	15.8	16.9	18.4	20.0	21.6	23.4
5岁3月	15.8	16.9	18.1	19.7	21.4	23.2	25.1	15.1	16.2	17.5	19.0	20.7	22.4	24.3
5岁6月	16.2	17.4	18.7	20.3	22.2	24.0	26.0	15.5	16.7	18.0	19.6	21.4	23.2	25.1
5岁9月	16.6	17.9	19.3	21.0	22.9	24.8	27.0	15.9	17.1	18.5	20.2	22.0	23.9	26.0
6岁	17.1	18.3	19.8	21.6	23.6	25.7	27.9	16.3	17.6	19.0	20.7	22.7	24.7	26.8
6岁3月	17.5	18.8	20.3	22.2	24.3	26.5	28.9	16.7	18.0	19.5	21.3	23.3	25.4	27.6
6岁6月	17.8	19.2	20.8	22.8	25.0	27.3	29.8	17.0	18.4	19.9	21.8	24.0	26.1	28.5
6岁9月	18.2	19.7	21.3	23.4	25.7	28.0	30.6	17.4	18.8	20.4	22.4	24.6	26.8	29.3

注：年龄为整月或整岁。

附表 2 7 岁以下儿童年龄别身长 / 身高的百分位数值

单位：cm

年龄	年龄别身长 / 身高的百分位数值													
	男							女						
	-3SD	-2SD	-1SD	中位数	+1SD	+2SD	+3SD	-3SD	-2SD	-1SD	中位数	+1SD	+2SD	+3SD
0 月	45.4	47.3	49.2	51.2	53.1	55.0	56.9	44.7	46.6	48.4	50.3	52.2	54.1	55.9
1 月	49.1	51.1	53.1	55.1	57.2	59.2	61.2	48.2	50.1	52.1	54.1	56.1	58.1	60.0
2 月	52.6	54.7	56.8	59.0	61.1	63.2	65.4	51.5	53.5	55.6	57.7	59.8	61.9	63.9
3 月	55.5	57.8	60.0	62.2	64.4	66.6	68.9	54.3	56.4	58.6	60.8	62.9	65.1	67.2
4 月	58.0	60.3	62.5	64.8	67.1	69.4	71.7	56.6	58.8	61.0	63.3	65.5	67.7	69.9
5 月	59.9	62.3	64.6	66.9	69.3	71.6	74.0	58.5	60.7	63.0	65.3	67.6	69.9	72.2
6 月	61.6	64.0	66.3	68.7	71.1	73.5	75.9	60.1	62.4	64.7	67.1	69.4	71.7	74.1
7 月	63.0	65.4	67.9	70.3	72.7	75.1	77.6	61.5	63.9	66.3	68.7	71.0	73.4	75.8
8 月	64.3	66.8	69.3	71.7	74.2	76.7	79.1	62.8	65.3	67.7	70.1	72.5	75.0	77.4
9 月	65.5	68.0	70.5	73.1	75.6	78.1	80.6	64.1	66.5	69.0	71.5	73.9	76.4	78.9
10 月	66.7	69.2	71.8	74.3	76.9	79.4	82.0	65.3	67.8	70.3	72.8	75.3	77.8	80.3
11 月	67.8	70.3	72.9	75.5	78.1	80.7	83.3	66.4	68.9	71.5	74.0	76.6	79.1	81.7
1 岁	68.8	71.4	74.1	76.7	79.3	81.9	84.6	67.5	70.1	72.6	75.2	77.8	80.4	83.0
1 岁 1 月	69.8	72.5	75.1	77.8	80.5	83.1	85.8	68.5	71.1	73.8	76.4	79.0	81.7	84.3
1 岁 2 月	70.8	73.5	76.2	78.9	81.6	84.3	87.0	69.5	72.2	74.9	77.5	80.2	82.9	85.6
1 岁 3 月	71.7	74.5	77.2	80.0	82.7	85.5	88.2	70.5	73.2	75.9	78.6	81.4	84.1	86.8
1 岁 4 月	72.7	75.5	78.2	81.0	83.8	86.6	89.4	71.5	74.2	77.0	79.7	82.5	85.2	88.0
1 岁 5 月	73.6	76.4	79.2	82.1	84.9	87.7	90.5	72.4	75.2	78.0	80.8	83.6	86.4	89.2
1 岁 6 月	74.5	77.4	80.2	83.1	86.0	88.8	91.7	73.3	76.2	79.0	81.9	84.7	87.5	90.4
1 岁 7 月	75.4	78.3	81.2	84.1	87.0	89.9	92.7	74.3	77.1	80.0	82.9	85.8	88.6	91.5
1 岁 8 月	76.3	79.2	82.2	85.1	88.0	91.0	93.9	75.1	78.1	81.0	83.9	86.8	89.7	92.6
1 岁 9 月	77.1	80.1	83.1	86.1	89.1	92.0	95.0	76.0	79.0	81.9	84.9	87.8	90.8	93.7
1 岁 10 月	78.0	81.0	84.0	87.0	90.1	93.1	96.1	76.9	79.9	82.8	85.8	88.8	91.8	94.8
1 岁 11 月	78.8	81.9	84.9	88.0	91.0	94.1	97.2	77.7	80.7	83.7	86.8	89.8	92.8	95.9
2 岁	78.9	82.0	85.1	88.2	91.3	94.4	97.5	77.8	80.8	83.9	87.0	90.1	93.1	96.2
2 岁 3 月	81.2	84.4	87.6	90.8	94.0	97.2	100.4	80.0	83.2	86.4	89.5	92.7	95.9	99.1
2 岁 6 月	83.3	86.6	89.9	93.2	96.5	99.8	103.1	82.1	85.3	88.6	91.9	95.2	98.5	101.7
2 岁 9 月	85.2	88.6	92.0	95.4	98.8	102.2	105.6	84.0	87.3	90.7	94.1	97.5	100.9	104.2
3 岁	87.0	90.5	94.0	97.5	101.0	104.5	108.0	85.8	89.3	92.7	96.2	99.7	103.2	106.6
3 岁 3 月	88.6	92.2	95.9	99.5	103.1	106.7	110.3	87.5	91.1	94.6	98.2	101.8	105.3	108.9
3 岁 6 月	90.3	93.9	97.6	101.3	105.0	108.7	112.4	89.1	92.8	96.4	100.1	103.7	107.4	111.0
3 岁 9 月	91.8	95.6	99.4	103.1	106.9	110.7	114.5	90.7	94.4	98.2	101.9	105.6	109.4	113.1
4 岁	93.3	97.2	101.0	104.9	108.8	112.6	116.5	92.2	96.0	99.8	103.7	107.5	111.3	115.1
4 岁 3 月	94.8	98.8	102.7	106.6	110.6	114.5	118.5	93.7	97.6	101.5	105.4	109.3	113.2	117.2
4 岁 6 月	96.3	100.3	104.4	108.4	112.4	116.5	120.5	95.2	99.2	103.2	107.2	111.2	115.2	119.2
4 岁 9 月	97.8	102.0	106.1	110.2	114.3	118.4	122.5	96.8	100.8	104.9	109.0	113.1	117.2	121.2
5 岁	99.4	103.6	107.8	112.0	116.2	120.4	124.6	98.3	102.5	106.6	110.8	115.0	119.1	123.3
5 岁 3 月	100.9	105.2	109.5	113.7	118.0	122.3	126.6	99.8	104.1	108.3	112.6	116.8	121.1	125.3
5 岁 6 月	102.3	106.7	111.1	115.5	119.8	124.2	128.6	101.2	105.6	109.9	114.3	118.6	123.0	127.3
5 岁 9 月	103.8	108.2	112.7	117.1	121.6	126.1	130.5	102.6	107.1	111.5	115.9	120.4	124.8	129.2
6 岁	105.2	109.7	114.3	118.8	123.3	127.9	132.4	104.0	108.5	113.0	117.5	122.0	126.5	131.0
6 岁 3 月	106.5	111.2	115.8	120.4	125.0	129.7	134.3	105.3	109.9	114.5	119.1	123.7	128.2	132.8
6 岁 6 月	107.9	112.6	117.3	122.0	126.7	131.4	136.1	106.6	111.3	115.9	120.6	125.3	129.9	134.6
6 岁 9 月	109.2	113.9	118.7	123.5	128.3	133.1	137.9	107.9	112.6	117.3	122.1	126.8	131.6	136.3

注：2 岁以下适用于身长，2~7 岁以下适用于身高。年龄为整月或整岁。

参考文献

［1］ 王卫平,孙琨,常立文. 儿科学[M]. 9版. 北京:人民卫生出版社,2018.

［2］ 范玲. 儿童护理学[M]. 4版. 北京:人民卫生出版社,2022.

［3］ 王天有,申昆玲,沈颖. 诸福棠实用儿科学:上册[M]. 9版. 北京:人民卫生出版社,2022.

［4］ 崔焱,张玉侠. 儿科护理学[M]. 7版. 北京:人民卫生出版社,2021.

［5］ 兰萌,徐利云,董志甫. 儿童护理[M]. 2版. 北京:高等教育出版社,2021.

［6］ 许玲. 儿童护理学[M]. 3版. 北京:人民卫生出版社,2019.

［7］ 邵肖梅,叶鸿瑁,丘小汕. 实用新生儿学[M]. 5版. 北京:人民卫生出版社,2019.

［8］ 丁文龙,刘学政. 系统解剖学[M]. 9版. 北京:人民卫生出版社,2018.

［9］ 中国新生儿复苏项目专家组,中华医学会围产医学分会新生儿复苏学组. 中国新生儿复苏指南(2021年修订)[J]. 中华围产医学杂志,2022,25(1):4-12.

［10］ 中华医学会儿科学分会新生儿学组,中华儿科杂志编辑委员会. 亚低温治疗新生儿缺氧缺血性脑病专家共识(2022). 中华儿科杂志,2022,60(10):983-989.